内科系统病症诊疗进展

徐启梅　邵朋　邹晓敏　蔺兴娟　李明武　王元伟◎主编

吉林科学技术出版社

图书在版编目（CIP）数据

内科系统病症诊疗进展/徐启梅等主编. --长春:
吉林科学技术出版社，2024.3
ISBN 978-7-5744-1173-9

Ⅰ.①内… Ⅱ.①徐… Ⅲ.①内科-疾病-诊疗
Ⅳ.①R5

中国国家版本馆 CIP 数据核字(2024)第 064455 号

内科系统病症诊疗进展

主　　编　徐启梅　等
出 版 人　宛　霞
责任编辑　梁丽玲
封面设计　树人教育
制　　版　树人教育
幅面尺寸　185mm×260mm
开　　本　16
字　　数　310 千字
印　　张　13.25
印　　数　1~1500 册
版　　次　2024 年 3 月第 1 版
印　　次　2024 年12月第 1 次印刷

出　　版　吉林科学技术出版社
发　　行　吉林科学技术出版社
地　　址　长春市福祉大路5788 号出版大厦A 座
邮　　编　130118
发行部电话/传真　0431-81629529 81629530 81629531
81629532 81629533 81629534
储运部电话　0431-86059116
编辑部电话　0431-81629510
印　　刷　廊坊市印艺阁数字科技有限公司

书　　号　ISBN 978-7-5744-1173-9
定　　价　80.00元

编 委 会

主　编　徐启梅（临沂市人民医院）
邵　朋（济宁市汶上县中医院）
邹晓敏（张家洼街道社区卫生服务中心）
蔺兴娟（潍坊市第二人民医院）
李明武（诸城市瓦店卫生院）
王元伟（山东省惠民县胡集镇卫生院）

目　　录

第一章 呼吸系统疾病

第一节 急性呼吸道感染

急性呼吸道感染为呼吸系统感染的总称，根据呼吸系统的解剖结构，又分为急性上呼吸道感染和急性下呼吸道感染。急性上呼吸道感染简称上感，为外鼻孔至环状软骨下缘(包括鼻、咽和喉)的急性炎症的总称，是最为常见的急性呼吸道感染性疾病。上呼吸道感染大多数由病毒引起，少数为细菌所致，包括普通感冒、流行性感冒、急性病毒性咽炎和喉炎、急性疱疹性咽峡炎、急性咽结膜炎、急性扁桃体炎等。此类感染病情通常较轻，病程短，可自愈，预后良好。急性下呼吸道感染为气管及其以下部分的急性炎症的总称，包括急性气管-支气管炎、急性细支气管炎、社区获得性肺炎(CAP)、医院获得性肺炎(HAP)等。导致急性下呼吸道感染的病原体种类较多，其中细菌性感染占大多数，支原体、衣原体等非典型病原体导致的感染也并不少见。下呼吸道感染虽然本质上都是细菌、病毒等感染，但由于感染的病原体不同、部位不同、严重程度不同，因此，其临床表现及治疗方式并不完全一致。

一、病因

(一)上呼吸道感染

急性上感约有70%～80%由病毒引起，包括鼻病毒、冠状病毒、腺病毒、流感和副流感病毒以及呼吸道合胞病毒、埃可病毒和柯萨奇病毒等。另有20%～30%的上感为细菌引起，可单纯发生或继发于病毒感染后发生，多见口腔定植菌溶血性链球菌，其次为流感嗜血杆菌、肺炎链球菌和葡萄球菌等，偶见革兰氏阴性杆菌。但接触病原体后是否发病，还取决于传播途径和人群易感性。淋雨、受凉、气候突变、过度劳累等可降低呼吸道局部防御功能，致使原存的病毒或细菌迅速繁殖，或者直接接触携带病原体的患者，由喷嚏、空气以及污染的手和用具诱发本病。老幼体弱，免疫功能低下或有慢性呼吸道疾病，如鼻窦炎、扁桃体炎者更易发病。

(二)下呼吸道感染

(1)急性气管-支气管炎主要为病毒感染，包括流感病毒A和B、副流感病毒、呼吸道合胞病毒、腺病毒、冠状病毒和鼻病毒，百日咳杆菌、肺炎支原体和衣原体也是急性气管-支气管炎的重要病因。

(2)急性细支气管炎：除吸入性损伤、药物等因素导致的急性细支气管炎外，细菌及病毒感染为急性细支气管炎常见的病因。其中呼吸道合胞病毒是最常见的病原体，其次是副流感病毒1、2、3型,此外还有腺病毒、鼻病毒、肠道病毒、流感病毒和肺炎支原体等,少见的病原体还包括冠状病毒、风疹病毒、腮腺炎病毒、带状疱疹病毒和微小病毒等。

(3)CAP是指在医院外罹患的感染性肺实质炎症,包括具有明确潜伏期的病原体感染而在入院后潜伏期内发病的肺炎。CAP常见的病原体有:肺炎链球菌、流感嗜血杆菌、金黄色葡萄球菌、军团菌、各种革兰阴性菌、肺炎支原体和衣原体、结核分枝杆菌、病毒、厌氧菌等,其中肺炎支原体和肺炎链球菌是我国成人CAP的重要致病原。随着病毒检测技术的提高,呼吸道病毒在我国成人CAP病原学中的地位逐渐受到重视。我国成人CAP患者中病毒检出率为15.0%~34.9%,其中以流感病毒占首位,其他病毒包括副流感病毒、鼻病毒、腺病毒、人偏肺病毒及呼吸道合胞病毒等,其中有5.8%~65.7%病毒检测阳性的患者合并细菌或非典型病原体感染。

(4)医院获得性肺炎:在入院≥48小时后在医院内发生的肺炎,包括在医院内获得感染而于出院后48小时内发生的肺炎。HAP中最为常见的类型为呼吸机相关性肺炎(VAP),约占HAP的80%。HAP病原体以细菌最为常见,占所有感染类型的90%。在免疫抑制剂特别是造血干细胞移植和实体器官移植真菌、病毒、结核分枝杆菌等是重要的病原体。HAP的感染来源主要包括两方面:

①内源性感染:a.原发性内源性感染:由正常潜在病原微生物所致,这些微生物常存在于有肺损伤或气管插管患者的口咽部和胃肠道。b.继发性内源性感染:由住院期间继发定植于口咽部或胃肠道的细菌引起。c.血源性途径:定植于支气管的微生物极少来源于血液,偶尔因金黄色葡萄球菌入血导致多发性肺炎脓肿。

②外源性感染:主要包括接触传播和空气传播。

二、病理生理

(一)上呼吸道感染

上呼吸道感染时,病毒与气道上皮细胞特异性结合并在呼吸道的上皮细胞及局部淋巴组织中复制,引起细胞病变及炎症反应。病毒感染后释放的炎性介质(包括激肽、白三烯、IL-1、IL-6、IL-8和TNF等)导致血管通透性增加,鼻腔腺体分泌增加,出现流涕、鼻塞、发热、全身疼痛等症状。这些症状往往在病毒感染后的16小时内出现,24~48小时达高峰,在2~3天内达到病毒排出高峰。病毒还可直接感染下呼吸道,导致相关的炎症反应,诱发气道高反应性及上调支气管上皮细胞表面的黏附分子表达等,导致下呼吸道功能障碍。

(二)下呼吸道感染

发生在气管-支气管部位的感染主要表现为局部的炎症反应,包括黏膜充血、水肿,纤毛上皮细胞损伤、脱落,上皮基底膜裸露,淋巴细胞及中性粒细胞浸润等。而细支气管炎时主要为病毒感染诱发Ⅰ型变态反应,导致气道反应性增高。病变主要发生在细支气管,肺泡也可累及,其发生的炎症反应与一般的炎症反应相似,但其病理生理改变则非常严重。受累上皮细胞纤毛脱落、坏死,继之细胞增生形成无纤毛的扁平或柱状上皮细胞,杯状细胞增多,黏液分泌增加，纤维素、炎性细胞及脱落的上皮细胞等组成的渗出物堵塞管腔，导致小灶性肺萎陷或急性阻塞性肺气肿。发生在肺部的感染其发病机制有所不同，病理形态学改变是各种各样的，其病理生理改变与致病菌有关，多以各种类型的炎性渗出、细胞及组织坏死等为主。

三、临床表现

急性呼吸道感染临床表现随感染部位及致病菌的不同差异较大，上呼吸道感染和下呼吸道感染更为明显。

（一）上呼吸道感染

1.普通感冒

多数患者早期症状以鼻部卡他症状为主，表现为鼻塞、喷嚏、流清水样鼻涕等，2～3 天后可变为稠涕，也可有咽部不适或烧灼感，多伴有乏力、畏寒、四肢酸痛、头痛及食欲缺乏等全身症状。多数患者症状较轻，可伴有发热，儿童的感冒症状较成人表现重，发热程度也较成人严重，可达 39℃以上。无并发症的普通感冒一般 5～7 天后可痊愈。

2.流行性感冒

与普通感冒症状相似，不同的是流行性感冒鼻炎症状不明显，全身不适及肌肉酸痛等全身症状较普通感冒明显，并伴有呼吸系统症状，如咳嗽和咽痛，常可出现高热、持续性发热或间歇性发热。流行性感冒患者如无并发症，急性症状可于 2～5 天消退，大多数病例 1 周内可缓解，但仍有极少数患者，尤其是老年患者，康复往往比较缓慢，咳嗽和全身症状可持续 2～4 周。

3.以咽炎为主要表现的上呼吸道感染

(1)病毒性咽炎和喉炎：主要表现为咽部发痒和灼热感，咽部疼痛持续不久。急性喉炎的特征为声嘶、讲话困难、咳嗽时有疼痛，常有发热、咽炎或咳嗽。查体可见喉部充血、水肿，局部淋巴结可见轻度肿大、触痛。

(2)疱疹性咽峡炎：常由柯萨奇病毒 A 引起，主要表现为咽痛、发热，查体可见咽部充血，软腭、咽及扁桃体表面灰白色疱疹及浅表溃疡，多有红晕。

(3)咽结膜炎：主要由柯萨奇病毒及腺病毒引起，临床主要表现为咽痛、畏光、流泪、咽及结合膜充血，伴有发热，多在夏季发生，儿童多见。

(4)细菌性咽-扁桃体炎：多为溶血性链球菌引起，起病急，临床表现为明显的咽痛、畏寒、发热，体温可达 39℃以上。查体可见咽部明显充血，扁桃体肿大、充血，表面可有黄色点状渗出物，颌下淋巴结肿大，压痛。

（二）下呼吸道感染

1.急性气管-支气管炎

起病前往往先出现上呼吸道感染症状，开始主要表现为干咳，后可出现咳痰。咳嗽症状在受凉、吸入冷空气、晨起、睡觉及体位改变或体力活动后加重。咳嗽一般持续 1～3 周，偶尔会延至 4 周或更长时间。部分患者由于气道高反应性而出现支气管痉挛，可出现喘息、喘鸣及胸闷等症状。肺部查体表现为呼吸音增粗、干湿性啰音等，支气管痉挛时可出现哮鸣音，部分患者也可无明显体征。胸部 X 线片或胸部 CT 一般无明显异常或仅有肺纹理增粗。

2.急性细支气管炎

多见于1岁以内的婴幼儿,临床表现差异较大。最常见的临床表现为以鼻塞、流涕和喷嚏为首发症状,继而出现咳嗽、喘息、呼吸及心率增快、发热等症状,可伴有呕吐、食欲减退等表现。患儿最突出的症状为喘憋性呼吸困难,病情严重时呼吸浅快,可伴有呼气性喘鸣,缺氧严重时可出现明显的“三凹征”、鼻翼扇动、烦躁不安等症状。肺部叩诊呈过清音,听诊呼吸音减低,可闻及满布哮鸣音,喘憋减轻时可闻及细湿啰音。

3.CAP

一般包括咳嗽、咳痰、胸痛等症状,伴有发热、寒战。咳嗽可为干咳,也可为咳黏痰、脓性痰、铁锈痰或血痰。其他肺外的临床表现包括头痛、恶心、呕吐、腹痛、腹泻、肌肉酸痛等。根据CAP感染病原体的不同,临床上可将肺炎分为典型肺炎和非典型肺炎两类,前者常常为化脓性病原菌所致,后者为肺炎支原体、肺炎衣原体、军团菌等非典型病原体所致。非典型肺炎起病常较为隐匿,常以干咳或咳少量黏痰为临床特征。除此之外,不同致病菌导致的非典型肺炎还可出现不同的肺外表现,如斑疹伤寒立克次体肺炎可出现全身皮疹,可伴有畏光、眼痛、眼结膜和脸部充血,神经迟钝、昏迷等神经系统症状,以及腹胀、黄疸等消化道症状,也可并发中毒性心肌炎而出现心律失常、奔马律等心脏表现;支原体肺炎除呼吸道症状外还可伴有耳痛、皮疹,少数患者还可伴发胃肠炎、心包炎、心肌炎、脑膜炎、脊髓炎等肺外表现。CAP患者肺部听诊可闻及湿啰音,出现肺实变时叩诊呈实音,触觉语颤和语音增强。胸部X线片或CT可见斑片状渗出影,这为CAP实验室检查特征性变化之一。

4.HAP

由于患者在住院期间接受的不同治疗方式以及受严重的原发病和基础疾病的影响(如激素、免疫抑制剂的使用、气管切开、气管插管、呼吸机辅助通气、昏迷等),HAP的起病较为隐匿,发热和呼吸道症状往往不典型。对于昏迷、机械通气等原发病较重的患者可仅表现为发绀加重、气道阻力上升或肺顺应性下降等间接表现。部分患者起病急骤,患者可在短时间内迅速出现呼吸衰竭或使原有呼吸衰竭状态加重而难以逆转。肺部查体体征可表现为肺实变体征和轻重不一的湿啰音。肺部X线片或CT显示肺泡浸润和实变,也可仅表现为支气管肺炎。重症患者也可因合并肺损伤、肺水肿或肺不张而难以鉴别。

四、诊治思路及措施

(一)诊断思路

1.病情严重程度的判断

虽然上呼吸道感染患者绝大多数病情较轻,但极个别患者仍有因肺部或肺外并发症死亡的可能,因此,无论是上呼吸道感染还是下呼吸道感染,一旦患者出现严重的呼吸系统损害(如呼吸衰竭、急性呼吸窘迫综合征等)或严重的肺外器官损害时(如急性心肌炎、神经系统损害、严重的肝脏及肾脏损害、脓毒症等),均提示为重症患者,应给予高度关注和积极的救治。对于不存在上述表现,但存在可能的窒息风险的上呼吸道感染(如高度肿大的扁桃体炎、小儿急性喉炎等),也应给予高度警惕。

2.上呼吸道感染与下呼吸道感染的鉴别诊断(见表 1-1-1)

表 1-1-1　上呼吸道感染与下呼吸道感染鉴别要点

症状及体征	上呼吸道感染	下呼吸道感染
肌肉酸痛	多有	多无
咽部不适、咽痛	多有	多无
鼻塞、流涕	多有	多无
咽部充血	多有	多无
扁桃体肿大	多有	多无
咳嗽、咳痰	无	多有
喘息	无	多有
呼吸困难	无	多有
胸痛	无	多有
肺实变体征或湿啰音	无	多有
发热	可有	多有
胸部 X 线片/胸部 CT	无异常	肺炎时可见肺部渗出影

3.病原学诊断

急性呼吸道感染的病原学检测主要用于明确诊断及治疗,包括病原的血清学检查、涂片及培养等,对于大多数轻症急性呼吸道感染的病例并不需要行病原学检查,在进行鉴别诊断、疑似特殊病原菌感染或进行流行病学研究及防控时可选做。对于需要住院的、严重的急性呼吸道感染病例,在诊治过程中通常需要进行病原学检查,一旦有明确的病原学检查结果后,应根据病原学检查结果给予针对性的治疗。

4.实验室检查对诊断的提示

(1)血常规:细菌导致的急性呼吸道感染多会出现白细胞及中性粒细胞比值增高,但严重的感染亦可出现白细胞降低。病毒感染时一般白细胞及中性粒细胞比值正常或降低。

(2)降钙素原(PCT):PCT 增高时多提示为细菌导致的急性呼吸道感染。

(3)血沉、C 反应蛋白:在急性呼吸道感染时会出现不同程度的增高,对鉴别诊断意义不大。

5.影像学检查对诊断的提示

为鉴别上呼吸道感染与下呼吸道感染的重要手段,对疑似下呼吸道感染的患者应常规进行胸部 X 线片或胸部 CT 检查。

6.诊断依据

(1)普通感冒依据典型的临床症状并在排除其他疾病的前提下可明确诊断。

(2)流行性感冒:①疑似病例:具备流行病学病史和临床症状;②确诊病例:疑似病例,同时具有明确的病原学(病毒)检测结果。

(3)以咽炎为主要表现的上呼吸道感染依据咽部的临床表现结合咽部查体所见多可明确诊断。

(4)气管-支气管炎根据临床症状、体征、胸部X线或CT表现多可做出临床诊断。

(5)细支气管炎主要依据流行病学资料、患儿年龄及临床表现特征等进行诊断,在呼吸道分泌物,特别是鼻分泌物中分离到病毒可确诊。

(6)CAP的临床诊断标准:符合以下任何1项,并除外肺结核、肺部肿瘤、非感染性肺间质性疾病、肺水肿、肺不张、肺栓塞、肺嗜酸粒细胞浸润症及肺血管炎等后,可建立临床诊断。

①社区发病。

②肺炎相关临床表现:a.新近出现的咳嗽、咳痰或原有呼吸道疾病症状加重,伴或不伴脓痰、胸痛、呼吸困难及咯血;b.发热;c.肺实变体征和(或)闻及湿啰音;d.外周血白细胞$>10\times10^9$/L或$<4\times10^9$/L,伴或不伴细胞核左移。

③胸部影像学检查显示新出现的斑片状浸润影、叶或段实变影、磨玻璃影或间质性改变,伴或不伴胸腔积液。

符合下列1项主要标准或≥3项次要标准者可诊断为重症肺炎,需密切观察,积极救治,有条件时收住ICU治疗:a.主要标准:需要气管插管行机械通气治疗;脓毒症休克经积极液体复苏后仍需要血管活性药物治疗。b.次要标准:呼吸频率≥30次/分钟;氧合指数≤250mmHg;多肺叶浸润;意识障碍和(或)定向障碍;血尿素氮≥7.14mmol/L;收缩压<90mmHg,需要积极的液体复苏。

(7)HAP的诊断符合以下第1条和2～5中的任何一条可临床诊断。①新出现或进展性肺部浸润性病变。②发热>38℃。③近期出现的咳嗽、咳痰,或原有呼吸道症状加重,并出现脓痰,伴或不伴胸痛。④肺部实变体征或(和)湿性啰音。⑤WBC$>10\times10^9$/L,中性粒细胞百分比增高,伴或不伴核左移。

(二)治疗

1.急性上呼吸道感染的治疗方案

总的治疗原则为以对症治疗、缓解症状为主,注意休息、适当补充水分,保持室内空气流通,避免继发细菌感染。

(1)一般治疗:适当休息,发热、病情较重或老年体弱患者应卧床休息,多饮水,清淡饮食,保持鼻、咽及口腔卫生。

(2)改善症状的药物治疗:临床上多不单用,市场上用于治疗上呼吸道感染的药物大多为复方制剂,含有下述各类药物或其他药物中的两种或多种,使用时应只选用其中的一种。

①减充血剂:可使肿胀的鼻黏膜和鼻窦的血管收缩,有助于缓解上呼吸道感染引起的鼻塞、流涕、打喷嚏等症状。伪麻黄碱为普通感冒患者最常用的减充血剂。

②抗组胺药:具有抗过敏作用,有助于消除或减轻打喷嚏和流涕等症状,常用的有马来酸氯苯那敏、苯海拉明等。

③镇咳药:包括中枢性镇咳药和周围性镇咳药,如可待因、右美沙芬那可丁等。

④祛痰药:可提高咳嗽对气道分泌物的清除率,常用的有氨溴索、溴乙新、乙酰半胱氨酸、羧甲司坦等。

⑤解热镇痛药:主要诊断患者发热、咽痛和全身酸痛等症状,常用的有对乙酰氨基酚、布洛

芬等。

(3)抗病毒药物:普通感冒无需使用抗病毒药物治疗,流行性感冒时可选用,常用的抗流感病毒药物可分为两类:①离子通道 M2 阻滞剂,常用的有金刚烷胺、金刚乙胺。②神经氨酸酶抑制剂,常用的有奥司他韦和扎那米韦。

(4)抗菌药物:病毒引起的急性上呼吸道感染不建议使用抗菌药物治疗,只有当合并细菌感染时,才考虑使用抗菌药物。

2.急性下呼吸道感染的治疗方案

(1)抗感染治疗对于存在细菌感染导致的下呼吸道感染病例,应尽早使用抗生素抗感染治疗,治疗方案包括经验性的抗感染治疗和目标性的抗感染治疗。在病原学结果尚未得到的情况下,需要根据患者年龄、基础疾病、临床特点、实验室及影像学检查、疾病严重程度、肝肾功能、既往用药和药物敏感性情况分析最有可能的病原并评估耐药风险,选择恰当的抗感染药物和给药方案。病原学结果回报后,应根据药敏结果进行目标性治疗。

(2)抗病毒治疗:对于病毒导致的急性下呼吸道感染,可选择性地应用抗病毒药物治疗。

(3)辅助治疗:包括氧疗、退热、镇咳、化痰等治疗措施,可根据下呼吸道感染的病情选用。

(4)重症下呼吸道感染的治疗:包括持续的呼吸功能及生命体征的监测,及时纠正呼吸功能衰竭、维持血流动力学稳定、维持水电解质及酸碱平衡等治疗。

(5)并发症的治疗:严重的下呼吸道感染可能会伴发脏器功能损伤、脓毒症等并发症,在治疗的过程中应根据可能出现或已经出现的并发症采取相应的治疗措施。

五、注意事项

(1)流行性感冒可并发病毒性肺炎和继发性细菌性肺炎,部分患者继发的肺炎可能为致命性,因此,一旦流行性感冒并发肺炎时应给予高度警惕。其他流行性感冒的并发症包括脑炎、脑膜炎、腮腺炎、心肌炎、心包炎、横纹肌溶解症、急性肌炎等。

(2)小儿感冒时,比成人的临床表现严重,发热可达 39℃以上,可出现某些下呼吸道和消化道症状。

(3)老年人和儿童容易出现感冒并发症,伴有基础疾病的普通感冒患者临床症状较重、迁延,容易出现并发症时病程延长。

(4)对于一些具有高度传染性的病原体导致的急性呼吸道感染(如 SARS、甲型 H1N1 流感等)应按照国家卫健委相关法规做好隔离、防护及传染病上报工作。

(5)对于病毒导致的急性呼吸道感染病例,原则上不推荐使用抗菌素治疗,除非在不能除外有细菌感染的可能性或有明确的细菌感染证据时方可应用,并且一旦有体外细菌培养的药敏结果后,应根据药敏结果选用敏感抗菌素进行目标性治疗。

(6)急性呼吸道感染的患者,一旦存在入住 ICU 的适应证,应及时转入 ICU 救治,以免贻误病情。

(7)老年 CAP 患者临床表现可不典型,仅表现为食欲减退、精神状态异常、乏力、尿失禁等症状，呼吸急促为老年 CAP 的一个敏感的指标，咳嗽、咳痰、发热、胸痛等典型肺炎表现不明显，容易出现漏诊和误诊。因此，对于老年患者，一旦出现上述不典型症状或发热时，应尽早进行胸部影像学检查以明确。

(8)18 岁以下患者、孕妇禁用喹诺酮类抗生素，在需要抗感染治疗时，应根据病情严格按照抗菌药物的适应证、禁忌症、不良反应等合理选用抗菌药物。

(9)对于老年患者、存在基础疾病、脏器功能不全(如肝、肾功能不全或肝、肾功能衰竭的患者)等情况的患者，应充分评估患者病情及脏器功能，结合抗菌药物的药代动力学、不良反应、禁忌症等合理选用抗菌药物。

第二节 支气管哮喘

支气管哮喘简称哮喘，是由多种细胞(如嗜酸粒细胞、肥大细胞、T 淋巴细胞、中性粒细胞、平滑肌细胞、气道上皮细胞等)和细胞组分参与的气道慢性炎症性疾病。主要特征包括气道慢性炎症，气道对多种刺激因素呈现的高反应性，广泛多变的可逆性气流受限以及随病程延长而导致的一系列气道结构的改变，即气道重构。临床表现为反复发作的喘息、气急、胸闷或咳嗽等症状，常在夜间及凌晨发作或加重，多数患者可自行缓解或经治疗后缓解。根据全球和我国哮喘防治指南提供的资料，经过长期规范化治疗和管理，80%以上的患者可以达到哮喘的临床控制。

一、流行病学

哮喘是世界上最常见的慢性疾病之一，全球约有 3 亿哮喘患者。各国哮喘患病率为 1%～30%不等，我国约为 0.5%～5%，且呈逐年上升趋势。一般认为发达国家哮喘患病率高于发展中国家，城市高于农村。哮喘死亡率为 1.6～36.7/10 万，多与哮喘长期控制不佳、最后一次发作时治疗不及时有关，其中大部分是可预防的。我国已成为全球哮喘病死率最高的国家之一。

二、病因和发病机制

(一)病因

哮喘是一种复杂的、具有多基因遗传倾向的疾病，其发病具有家族集聚现象，亲缘关系越近，患病率越高。近年来，点阵单核苷酸多态性基因分型技术，也称全基因组关联研究(GWAS)的发展给哮喘的易感基因研究带来了革命性的突破。目前采用 GWAS 鉴定了多个哮喘易感基因位点，如 5q12,22,23,17q12～17,9q24 等。具有哮喘易感基因的人群发病与否受环境因素的影响较大，深入研究基因，环境相互作用将有助于揭示哮喘发病的遗传机制。

环境因素包括变应原性因素，如室内变应原(尘螨、家养宠物、蟑螂)、室外变应原(花粉、草粉)、职业性变应原(油漆、饲料、活性染料)、食物(鱼、虾、蛋类、牛奶)、药物(阿司匹林、抗生素)和非变应原性因素，如大气污染、吸烟、运动、肥胖等。

(二)发病机制

哮喘的发病机制尚未完全阐明，目前可概括为气道免疫-炎症机制、神经调节机制及其相互作用。

1.气道免疫-炎症机制

(1)气道炎症形成机制:气道慢性炎症反应是由多种炎症细胞、炎症介质和细胞因子共同参与、相互作用的结果。

当外源性变应原通过吸入、食入或接触等途径进入机体后被抗原递呈细胞(如树突状细胞、巨噬细胞、嗜酸粒细胞)内吞并激活T细胞。一方面,活化的辅助性Th2细胞产生白介素(IL)如IL-4、IL-5和IL-13等激活B淋巴细胞,使之合成特异性IgE,后者结合于肥大细胞和嗜碱粒细胞等表面的IgE受体。若变应原再次进入体内,可与结合在细胞表面的IgE交联,使该细胞合成并释放多种活性介质导致气道平滑肌收缩、黏液分泌增加和炎症细胞浸润,产生哮喘的临床症状,这是一个典型的变态反应过程。另一方面,活化的辅助性Th2细胞分泌的IL等细胞因子可直接激活肥大细胞、嗜酸粒细胞及肺泡巨噬细胞等,并使之聚集在气道。这些细胞进一步分泌多种炎症介质和细胞因子,如组胺、白三烯、前列腺素、活性神经肽、血小板活化因子、嗜酸粒细胞趋化因子及转化生长因子(TGF)等,构成了一个与炎症细胞相互作用的复杂网络,导致气道慢性炎症。近年来认识到嗜酸粒细胞在哮喘发病中不仅发挥着终末效应细胞的作用,还具有免疫调节作用。Th17细胞在以中性粒细胞浸润为主的激素抵抗型哮喘和重症哮喘发病中起到了重要作用。

根据变应原吸入后哮喘发生的时间,可分为早发型哮喘反应、迟发型哮喘反应和双相型哮喘反应。早发哮喘反应几乎在吸入变应原的同时立即发生,15～30分钟达高峰,2小时后逐渐恢复正常。迟发哮喘反应约6小时左右发生,持续时间长,可达数天。约半数以上患者出现迟发哮喘反应。

(2)气道高反应性(AHR):是指气道对各种刺激因子如变应原、理化因素、运动、药物等呈现的高度敏感状态,表现为患者接触这些刺激因子时气道出现过强或过早的收缩反应。AHR是哮喘的基本特征,可通过支气管激发试验来量化和评估,有症状的哮喘患者几乎都存在AHR。目前普遍认为气道慢性炎症是导致AHR的重要机制之一,当气道受到变应原或其他刺激后,多种炎症细胞释放炎症介质和细胞因子,气道上皮损害、上皮下神经末梢裸露等,从而导致气道高反应性。AHR常有家族倾向,受遗传因素的影响。无症状的气道高反应性者出现典型哮喘症状的风险明显增加。然而,出现AHR者并非都是哮喘,如长期吸烟、接触臭氧、病毒性上呼吸道感染、慢性阻塞性肺疾病等也可出现AHR,但程度相对较轻。

(3)气道重构:是哮喘的重要病理特征,表现为气道上皮细胞黏液化生、平滑肌肥大/增生、上皮下胶原沉积和纤维化、血管增生等,多出现在反复发作、长期没有得到良好控制的哮喘患者身上。气道重构使哮喘患者对吸入激素的敏感性降低,出现不可逆气流受限以及持续存在的AHR。气道重构的发生主要与持续存在的气道炎症和反复的气道上皮损伤/修复有关。除了炎症细胞参与气道重构外,TGF-β、血管内皮生长因子、白三烯、基质金属蛋白酶-9、解聚素-金属蛋白酶-33等多种炎症介质也参与了气道重构的形成。

2.神经调节机制

神经因素是哮喘发病的重要环节之一。支气管受复杂的自主神经支配,除肾上腺素能神经、胆碱能神经外,还有非肾上腺素能非胆碱能(NANC)神经系统。哮喘患者β-肾上腺素受体功能低下，而患者对吸入组胺和乙酰甲胆碱反应性显著增高，提示存在胆碱能神经张力的增加。NANC 能释放舒张支气管平滑肌的神经介质如血管活性肠肽、一氧化氮及收缩支气管平滑肌的介质如 P 物质、神经激肽，两者平衡失调，则可引起支气管平滑肌收缩。此外，从感觉神经末梢释放的 P 物质、降钙素基因相关肽、神经激肽 A 等导致血管扩张、血管通透性增加和炎症渗出，即为神经源性炎症。神经源性炎症能通过局部轴突反射释放感觉神经肽而引起哮喘发作。

三、病理

气道慢性炎症作为哮喘的基本特征，存在于所有的哮喘患者，表现为气道上皮下肥大细胞、嗜酸粒细胞、巨噬细胞、淋巴细胞及中性粒细胞等的浸润，以及气道黏膜下组织水肿、微血管通透性增加、支气管平滑肌痉挛、纤毛上皮细胞脱落、杯状细胞增生及气道分泌物增加等病理改变。若哮喘长期反复发作，可见支气管平滑肌肥大/增生、气道上皮细胞黏液化生、上皮下胶原沉积和纤维化、血管增生以及基底膜增厚等气道重构的表现。

四、临床表现

(一)症状

典型症状为发作性伴有哮鸣音的呼气性呼吸困难。症状可在数分钟内发生，并持续数小时至数天，可经平喘药物治疗后缓解或自行缓解。夜间及凌晨发作或加重是哮喘的重要临床特征。有些患者尤其是青少年，其哮喘症状在运动时出现，称为运动性哮喘。此外，临床上还存在没有喘息症状的不典型哮喘，患者可表现为发作性咳嗽、胸闷或其他症状。以咳嗽为唯一症状的不典型哮喘称为咳嗽变异性哮喘(CVA)。以胸闷为唯一症状的不典型哮喘称为胸闷变异性哮喘(CTVA)。

(二)体征

发作时典型的体征是双肺可闻及广泛的哮鸣音，呼气音延长。但非常严重的哮喘发作，哮鸣音反而减弱，甚至完全消失，表现为“沉默肺”，是病情危重的表现。非发作期体检可无异常发现，故未闻及哮鸣音，不能排除哮喘。

五、辅助检查

(一)血常规

红细胞及血红蛋白大都在正常范围内，如伴有较长期而严重的肺气肿或肺源性心脏病者，则二者均可增高。白细胞总数及中性粒细胞一般均正常，如有感染时则相应增高，嗜酸粒细胞一般在 6%以上，可高至 30%。

(二)痰液检查

多呈白色泡沫状，大都含有水晶样的哮喘珠，质较坚，呈颗粒样。并发感染时痰呈黄或绿色，较浓厚而黏稠。咳嗽较剧时，支气管壁的毛细血管可破裂，有痰中带血。显微镜检查可发现库什曼螺旋体及雷盾晶体。如痰经染色，则可发现多量的嗜酸粒细胞，对哮喘的诊断帮助较大。并发感染时，则嗜酸粒细胞数量降低，而代之以中性粒细胞增多。脱落细胞学检查可发现有大量柱状纤毛上皮细胞。一般哮喘患者的痰液中，并无致病菌发现，普通细菌以卡他细菌及草绿色链球菌为最多见。同一患者在不同时间培养，可得不同细菌。

（三）血生化

哮喘患者血液中电解质都在正常范围之内，即使长期应用促皮质激素或皮质激素后，亦无明显细胞外液的电解质紊乱现象。血中的空腹血糖、非蛋白氮、钠、钾、氯、钙、磷及碱性磷酸酶等均在正常范围以内。

（四）X 线检查

在无并发症的支气管哮喘患者中，胸部 X 线片都无特殊发现。有 X 线变化者多见于经常性发作的外源性儿童哮喘患者，如肺野透亮度增强，支气管壁增厚，肺主动脉弓突出，两膈下降，窄长心影，中部及周围肺野心血管直径均匀性缩小，肺门阴影增深等。在中部和周围肺野可见散在小块浓密阴影，在短期内出现提示肺段短暂的黏液栓阻塞引起的继发性局限性肺不张。

（五）肺功能检查

1.通气功能

（1）哮喘患者呼气流速、气道阻力和静态肺容量测定：喘息症状发作时累及大、小气道，但最主要的病变部位在小支气管，而且是弥散性的。小支气管的横截面积又远远大于大气道，再加上吸气过程是主动的，呼气过程是被动的，因此呼气阻力一般大于吸气阻力，FEV_1、最大呼气流速（PEF）、用力肺活量（FVC）均明显下降。正常人第 1 秒用力呼气容积和用力肺活量之比（FEV_1/FVC）应大于 75%，而哮喘患者在哮喘发作时一般小于 70%。

用简易峰流速仪测定 PEF 也可以评估气流阻塞的程度，其值越低，气流阻塞就越严重。根据每日监测并计算出的最大呼气流速的变异率估计哮喘病情的稳定性，一般来说，变异率越小，病情越稳定。

（2）支气管激发试验：对有症状的患者，无明显体征，如诊断哮喘病可做支气管激发试验，了解气道是否存在高反应性。用变应原吸入后的气道阻力指标 FEV_1 或 PEF，和基础值比较，降低 20%为阳性，表明存在气道高反应性，可做出诊断。

（3）支气管舒张试验：有哮喘体征，为了鉴别诊断，反映气道病变的可逆性，吸入支气管扩张药（沙丁胺醇 200～400μg）后测定的气道阻力指标 FEV_1 或 PEF，和基础值比较，2006 年版 GINA 阳性的判断标准，要求第 1 秒用力呼气容积（FEV_1）增加≥12%，且 FEV_1 增加绝对值≥200mL。如果测最大呼气峰流速 PEF，吸入支气管舒张药后每分钟 PEF 增加 60L，或比治疗前增加≥20%，或昼夜变异率>20%（每日 2 次测定>10%）有助于确诊哮喘。

2.弥散功能

常用一氧化碳弥散量来表示。单纯哮喘，无并发症的患者的肺弥散功能一般是正常的，但严重哮喘患者可降低。

3.动脉血气体分析

哮喘严重发作时可有缺氧，PaO_2 和 SaO_2 降低，由于过度通气可使 $PaCO_2$ 下降，pH 上升，表现呼吸性碱中毒。如重症哮喘，病情进一步发展，气道阻塞严重，可有缺氧及 CO_2 潴留，$PaCO_2$ 上升，表现呼吸性酸中毒。如缺氧明显，可合并代谢性酸中毒。

(六)血压、脉搏及心电图检查

极严重的哮喘发作患者可有血压减低和奇脉。心电图显示心动过速，电轴偏右，P 波高尖等。其他患者上述检查一般正常。

六、诊断要点

(1)反复发作喘息，呼吸困难，胸闷或咳嗽。发作与接触变应原、病毒感染、运动或某些刺激物有关。

(2)发作时双肺可闻及散在或弥散性以呼气期为主的哮鸣音。

(3)上述症状可经治疗缓解或自行缓解。

(4)排除可能引起喘息或呼吸困难的其他疾病。

(5)对症状不典型者(如无明显喘息或体征)，应至少具备以下一项试验阳性。①若基础 FEV_1(或 PEF)＜80％正常值，吸入 β_2 受体激动药后 FEV_1(或 PFF)增加 15％以上；②PEF 变异率(用呼气峰流速仪清晨及夜间各测一次)≥20％；③支气管激发试验或运动激发试验阳性。

有些患者主要表现为咳嗽，称为咳嗽变异性哮喘或过敏性咳嗽，其诊断标准(小儿年龄不分大小)：①咳嗽持续或反复发作＞1 个月，常在夜间(或清晨)发作，痰少，运动后加重；②没有发热和其他感染表现或经较长期抗生素治疗无效；③用支气管扩张药可使咳嗽发作缓解；④肺功能检查确认有气道高反应性；⑤个人过敏史或家族过敏史和(或)变应原皮试阳性等可作为辅助诊断。

七、鉴别诊断

哮喘急性发作时，患者都会有不同程度的呼吸困难。呼吸困难的第一个症状就是气促，患者的主诉通常为胸闷、憋气、胸部压迫感。症状的出现常与接触变应原或激发因素(如冷空气、异味等)有关，也常发生于劳作后，或继发于呼吸道感染(如气管炎)之后。但任何原因引起的缺氧也可出现类似症状。由此可见，胸闷、憋气不是哮喘所特有，应该注意区别，以免导致误诊和误治。非哮喘所致的呼吸困难可见于下列几种情况。

(一)慢性支气管炎和肺气肿

慢性支气管炎常发生于吸烟或接触粉尘及其他刺激性烟雾职业的人，其中尤以长期吸烟为最常见的病因。因此，患者多为中老年人，大多有长期咳嗽、咳痰史，每年在寒冷季节时症状加剧。一个人如果每年持续咳嗽 3 个月以上，连续 2 年，并排除其他可引起咳嗽、咳痰的原因，即可诊断为慢性支气管炎。病程较长的慢性支气管炎患者的气管也可造成气流的受限，可并发肺气肿、发生通气功能障碍，而且常易发生急性呼吸道细菌或病毒感染。慢性阻塞性肺疾病

(COPD)的患者与哮喘患者一样,运动常常引起症状的发作,但两者有区别。COPD 患者一般是在运动或劳作后发生喘息和呼吸困难,而哮喘患者通常是在运动过程中症状发作或加重。

(二)心源性哮喘

大多数发生于老年人,特别是原有高血压病、冠心病者,也常见于风湿性心脏病、心肌病的患者。其心功能太差,肺循环淤血。这时,即使肺通气功能正常,也会因肺循环障碍、肺泡与其周围的毛细血管的气体交换不足而缺氧。急性左心功能不全(常见于急性广泛心肌梗死)还可出现喘息症状,称为心源性哮喘。其特点为夜间出现阵发性呼吸困难,不能平卧,咳嗽频繁,且有多量血性泡沫痰,与哮喘有别。心源性哮喘是非常严重的病症,如治疗延误,往往危及患者的生命,应紧急诊治。

(三)肺癌

大部分肺癌发生于支气管腔内,肿瘤的生长增大必将导致支气管腔的狭窄,造成通气功能的障碍。位于气管腔内的癌症,对气流的影响更为严重,可以引起缺氧,使患者喘息,甚至误诊为哮喘。发生于大气管的肺癌常常引起阻塞性肺炎。当感染或肺炎形成以后,患者的气促、咳嗽、喘鸣等症状更加明显,有时还会造成混淆。但是,肺癌引起的咳嗽,喘息症状往往是逐渐形成,进行性加重,常有咯血丝痰或少量血痰的现象,平喘药物治疗无效。此外,发生于气管内的支气管癌也可引起呼吸困难,但这时的呼吸困难为吸气性呼吸困难,即空气吸不进肺,而哮喘的呼吸困难是呼气性呼吸困难,即肺里的气体不容易排出。

(四)胸腔积液

胸腔积液常常由结核病引起,液体积存于肺外一侧或双侧的胸膜腔内。少量的积液不会引起呼吸困难,但如果积液量较多,就可能使肺受压迫,因而出现通气和换气障碍。患者得不到足够的氧气,从而出现胸闷、气短、憋气等症状。胸腔积液与哮喘的鉴别诊断比较容易,胸部透视或摄胸部 X 线片就可区分。当然,两者的症状也不同。结核性胸膜炎的患者一般有发热、胸痛的症状,而哮喘患者除非并发感染,通常无发热,除非伴有气胸,否则,无胸痛。胸腔积液引起的呼吸困难经胸腔穿刺,积液引流以后症状很快缓解,而平喘药无效。

(五)自发性气胸

病程长的哮喘患者,由于肺气肿和肺大疱的形成,偶可在哮喘急性发作时并发气胸,使呼吸困难的症状突然加重。患者和医师如果忽略了并发气胸的可能性,误认为是哮喘发作加剧,而反复使用平喘药物,就必将延误治疗。并发气胸时的特征是出现胸部重压感,大多为单侧性,吸气性呼吸困难,且平喘药物治疗无效。通过医师仔细地检查,或者胸部 X 线检查即可及时做出诊断,关键在于不失时机地检查治疗。

(六)肺栓塞

肺栓塞是肺动脉被某种栓子堵住,以致血流不通的严重病症。肺栓塞的早期症状都是显著的胸闷、憋气、呼吸困难,这些症状可使患者坐卧不安,极为难忍。血气分析显示明显的低氧血症,但一般肺部听不到哮鸣音,平喘药无效,这些都是与哮喘明显不同之处。进一步的确诊须借助于核素的肺通气/灌注扫描和肺动脉造影等。

（七）弥散性肺间质纤维化

这是一组病因极其复杂的疾病综合征，大部分患者病因不清楚，如所谓特发性肺间质纤维化，少数患者的病因较清楚，最常见为系统性红斑狼疮、类风湿关节炎、系统性进行性硬皮病、皮肌炎、干燥综合征等。弥散性肺间质纤维化患者的病情变化可急可缓，突出症状是进行性呼吸困难。因此，多数患者主诉胸闷、憋气，也可表现刺激性干咳嗽。但这些症状一般无季节性、其发作性的特点也不突出，除非并发感染。肺部无哮鸣音，但有时肺部可听到爆裂音。肺功能检查显示限制性通气功能障碍。这些特点均与哮喘不同。

（八）高通气综合征

这是一组由于通气过度，超过生理代谢所需要的病症，通常可由焦虑和某种应激反应所引起。因此，过度通气激发试验也可引起同样的临床症状。过度通气的结果是呼吸性碱中毒，从而表现出呼吸深或快、呼吸困难、气短、胸闷、憋气、心悸、头昏、视物模糊、手指麻木等症状。严重者可出现手指，甚至上肢强直、口周麻木发紧、晕厥、精神紧张、焦虑、恐惧等症状。这组综合征不同于哮喘，它并不由器质性疾病所引起。因此，各种内脏的功能检查一般都正常，也无变应原。症状的发作无季节性，肺部无哮鸣音。只有过度通气激发试验才能做出本病的诊断，乙酰胆碱或组胺吸入均不能诱发本病症。吸入皮质激素和支气管扩张剂均不是本综合征的适应证。

八、治疗

目前尚无特效的治疗方法，但长期规范化治疗可使哮喘症状得到控制，减少复发乃至不发作。长期使用最少量或不用药物能使患者活动不受限制，并能与正常人一样生活、工作和学习。

（一）脱离变应原

部分患者能找到引起哮喘发作的变应原或其他非特异刺激因素，立即使患者脱离变应原的接触是防治哮喘最有效的方法。

（二）药物治疗

治疗哮喘药物主要分为两类。

1.缓解哮喘发作

此类药物主要作用为舒张支气管，故也称支气管舒张药。

（1）β_2 肾上腺素受体激动剂（简称 β_2 受体激动剂）：β_2 受体激动剂是控制哮喘急性发作的首选药物。常用的短效 β_2 受体激动剂有沙丁胺醇、特布他林和非诺特罗，作用时间为 4～6 小时。长效 β_2 受体激动剂有福莫特罗、沙美特罗及丙卡特罗，作用时间为 10～12 小时。不主张长效 β_2 受体激动剂单独使用，须与吸入激素联合应用。但福莫特罗可作为应急缓解气道痉挛的药物。肾上腺素、麻黄素和异丙肾上腺素，因其心血管不良反应多而已被高选择性的 β_2 受体激动剂所代替。

用药方法可采用吸入，包括定量气雾剂（MDI）吸入、干粉吸入、持续雾化吸入等，也可采用口服或静脉注射。首选吸入法。常用剂量为沙丁胺醇或特布他林 MDI，每喷 100μg，每天 3～4 次，每次 1～2 喷。通常 5～10 分钟即可见效，可维持 4～6 小时。长效 β_2 受体激动剂如福莫特罗 4.5μg，每天 2 次，每次一喷，可维持 12 小时。持续雾化吸入多用于重症和儿童患者，使用方法简单易于配合，如沙丁胺醇 5mg 稀释在 5～20mL 溶液中雾化吸入。沙丁胺醇或特布他林一般口服用法为 2.4～2.5mg，每日 3 次，15～30 分钟起效，但心悸、骨骼肌震颤等不良反应较多。β_2 受体激动剂的缓释型及控制型制剂疗效维持时间较长，用于防治反复发作性哮喘和夜间哮喘。注射用药，用于严重哮喘。一般每次用量为沙丁胺醇 0.5mg，滴速 2～4μg/min，易引起心悸，只在其他疗法无效时使用。

(2)抗胆碱药：吸入抗胆碱药与 β_2 受体激动剂联合吸入有协同作用，尤其适用于夜间哮喘及多痰的患者。可用 MDI，每日 3 次，每次 25～75μg 或用 100～150μg/mL 的溶液持续雾化吸入。约 10 分钟起效，维持 4～6 小时。不良反应少，少数患者有口苦或口干感。近年发展的选择性 M_1、M_3 受体拮抗剂如泰乌托品作用更强，持续时间更久(可达 24 小时)、不良反应更少。

(3)茶碱类：茶碱类是目前治疗哮喘的有效药物。茶碱与糖皮质激素合用具有协同作用。口服给药：包括氨茶碱和控(缓)释茶碱，静脉注射氨茶碱首次剂量为 4～6mg/kg，注射速度不宜超过 0.25mg/(kg · min)，静脉滴注维持量为 0.6～0.8mg/(kg · h)。日注射量一般不超过 1.0g。静脉给药主要应用于重、危症哮喘。

最好在用药中监测血浆氨茶碱浓度，其安全有效浓度为 6～15μg/mL。发热、妊娠、小儿或老年，患有肝、心、肾功能障碍及甲状腺功能亢进者尤需慎用。合用西咪替丁(甲氰咪胍)、喹诺酮类、大环内酯类药物等应减少用药量。

2.控制或预防哮喘发作

此类药物主要治疗哮喘的气道炎症，亦称抗炎药。

(1)糖皮质激素：由于哮喘的病理基础是慢性非特异性炎症，糖皮质激素是当前控制哮喘发作最有效的药物。可分为吸入、口服和静脉用药。

吸入治疗是目前推荐长期抗感染治疗哮喘的最常用方法。常用吸入药物有倍氯米松(BDP)、布地奈德、氟替卡松、莫米松等，后两者生物活性更强，作用更持久。通常需规律吸入一周以上方能生效。根据哮喘病情，吸入剂量(BDP 或等效量其他皮质激素)为轻度持续者一般 200～500μg/d，中度持续者一般 500～1000μg/d，重度持续者一般＞1000μg/d(不宜超过 2000μg/d)(氟替卡松剂量减半)。吸入治疗药物全身性不良反应少，少数患者可引起口咽念珠菌感染、声音嘶哑或呼吸道不适，吸药后用清水漱口可减轻局部反应和胃肠吸收。长期使用较大剂量(＞1000μg/d)者应注意预防全身性不良反应，如肾上腺皮质功能抑制、骨质疏松等。

口服剂：有泼尼松(泼尼松)、泼尼松龙(泼尼松龙)。用于吸入糖皮质激素无效或需要短期加强的患者。起始 30～60mg/d，症状缓解后逐渐减量至≤10mg/d。然后停用，或改用吸入剂。

静脉用药：重度或严重哮喘发作时应及早应用琥珀酸氢化可的松，注射后 4～6 小时起作用，常用量 100～400mg/d，或甲泼尼龙(80～160mg/d)起效时间更短(2～4 小时)。地塞米松因在体内半衰期较长、不良反应较多，宜慎用，一般 10～30mg/d。症状缓解后逐渐减量，然后改口服和吸入制剂维持。

(2)LT 调节剂:通过调节 LT 的生物活性而发挥抗炎作用,同时可舒张支气管平滑肌。可以作为轻度哮喘的一种控制药物的选择。常用半胱氨酰 LT 受体拮抗剂,如孟鲁司特 10mg,每天 1 次。或扎鲁司特 20mg,每日 2 次,不良反应通常较轻微,停药后可恢复正常。

(3)其他药物:酮替酚和新一代组胺 H_1 受体拮抗剂阿司咪唑、曲尼斯特、氯雷他定在轻症哮喘和季节性哮喘有一定效果,也可与 β_2 受体激动剂联合用药。

(三)急性发作期的治疗

急性发作的治疗目的是尽快缓解气道阻塞,纠正低氧血症,恢复肺功能,预防进一步恶化或再次发作,防止并发症。一般根据病情的分度进行综合性治疗。

1.轻度

每日定时吸入糖皮质激素(200～500μg BDP);出现症状时吸入短效 β_2 受体激动剂,可间断吸入。效果不佳时可加用口服 β_2 受体激动剂控释片或小量茶碱控释片(200mg/d),或加用抗胆碱药如异丙托溴胺气雾剂吸入。

2.中度

吸入剂量一般为每日 500～1000μg BDP;规则吸入 P2 激动剂或联合抗胆碱药吸入或口服长效 β_2 受体激动剂。亦可加用口服 LT 拮抗剂,若不能缓解,可持续雾化吸入 β_2 受体激动剂(或联合用抗胆碱药吸入),或口服糖皮质激素(＜60mg/d)。必要时可用氨茶碱静脉注射。

3.重度至危重度

持续雾化吸入 β_2 受体激动剂,或合并抗胆碱药;或静脉滴注氨茶碱或沙丁胺醇。加用口服 LT 拮抗剂。静脉滴注糖皮质激素如琥珀酸氢化可的松或甲泼尼龙或地塞米松(剂量见前)。待病情得到控制和缓解后(一般 3～5 天),改为口服给药。注意维持水、电解质平衡,纠正酸碱失衡,当 pH＜7.20,且合并代谢性酸中毒时,应适当补碱;可给予氧疗,如病情恶化缺氧不能纠正时,进行无创通气或插管机械通气。若并发气胸,在胸腔引流气体下仍可机械通气。此外应预防下呼吸道感染等。

(四)哮喘非急性发作期的治疗

对于大多数未经治疗的持续性哮喘患者,初始治疗应从第 2 级治疗方案开始,如果初始评估提示哮喘处于严重未控制,治疗应从第 3 级方案开始。从第 2 级到第 5 级的治疗方案中都有不同的哮喘控制药物可供选择。而在每一步中缓解药物都应该按需使用,以迅速缓解哮喘症状。

其他可供选择的缓解用药包括:吸入型抗胆碱能药物、短效或长效口服 β_2 受体激动剂、短效茶碱等。除非规律地联合使用吸入型糖皮质激素,否则不建议规律使用短效和长效 B 受体激动剂。

由于哮喘的复发性以及多变性,需不断评估哮喘的控制水平,治疗方法则依据控制水平进行调整。如果目前的治疗方案不能够使哮喘得到控制,治疗方案应该升级直至达到哮喘控制为止。当哮喘控制维持至少 3 个月后,治疗方案可以降级。通常情况下,患者在初诊后 1～3 个月回访,以后每 3 个月随访一次。如出现哮喘发作时,应在 2 周至 1 个月内进行回访。对大多数控制剂来说,最大的治疗效果可能要在 3～4 个月后才能显现,只有在这种治疗策略维持

3～4个月后,仍未达到哮喘控制,才考虑增加剂量。对所有达到控制的患者,必须通过常规跟踪及阶段性地减少剂量来寻求最小控制剂量。大多数患者可以达到并维持哮喘控制,但一部分难治性哮喘患者可能无法达成同样水平的控制。

以上方案为基本原则,但必须个体化,联合应用,以最小量、最简单的联合,不良反应最少,达到最佳控制症状为原则。

(五)免疫疗法

分为特异性和非特异性两种,前者又称脱敏疗法(或称减敏疗法)。由于有60%的哮喘发病与特异性变应原有关,采用特异性变应原作定期反复皮下注射,以产生免疫耐受性,使患者脱(减)敏。脱敏治疗需要在有抢救措施的医院进行。

非特异性疗法,如注射卡介苗、转移因子、疫苗等生物品抑制变应原反应的过程,有一定辅助的疗效。目前采用基因工程制备的人工重组抗IgE单克隆抗体治疗中、重度变应性哮喘,已取得较好效果。

九、哮喘的教育与管理

哮喘患者的教育与管理是提高疗效,减少复发,提高患者生活质量的重要措施。在医师指导下患者要学会自我管理、学会控制病情。应使患者了解或掌握以下内容:①相信通过长期、适当、充分的治疗,完全可以有效地控制哮喘发作;②了解哮喘的激发因素,结合每个人具体情况,找出各自的促激发因素,以及避免诱因的方法;③简单了解哮喘的本质和发病机制;④熟悉哮喘发作先兆表现及相应处理办法;⑤学会在家中自行监测病情变化,并进行评定,重点掌握峰流速仪的使用方法,有条件的患者应记录哮喘日记;⑥学会哮喘发作时进行简单的紧急自我处理的方法;⑦了解常用平喘药物的作用、正确用量、用法及不良反应;⑧掌握正确的吸入技术;⑨知道什么情况下应去医院就诊;⑩与医师共同制定出防止复发,保持长期稳定的方案。

十、预后

哮喘的转归和预后因人而异,与正确的治疗方案关系密切。

第三节 慢性阻塞性肺疾病

慢性阻塞性肺疾病(COPD)是一种具有气流受限特征的可以预防和治疗的疾病,气流受限不完全可逆、呈进行性发展,与肺部对香烟烟雾等有害气体或有害颗粒的异常炎症反应有关。COPD主要累及肺脏,但也可引起全身的不良效应。肺功能检查对确定气流受限有重要意义。当患者有慢性咳嗽、咳痰或呼吸困难症状和(或)疾病危险因素接触史时,应考虑COPD。慢性咳嗽、咳痰常先于气流受限许多年存在,但不是所有有咳嗽、咳痰症状的患者均会发展为COPD。部分患者可仅有不可逆气流受限改变而无慢性咳嗽、咳痰症状。

COPD与慢性支气管炎和肺气肿密切相关。通常,慢性支气管炎是指在除外慢性咳嗽的其他已知原因后，患者每年咳嗽、咳痰 3 个月以上，并连续 2 年者。肺气肿则指肺部终末细支气管远端气腔出现异常持久的扩张，并伴有肺泡壁和细支气管的破坏而无明显的肺纤维化。当慢性支气管炎、肺气肿患者肺功能检查出气流受限，并且不能完全可逆时，则可诊断为 COPD。如患者只有“慢性支气管炎”和(或)“肺气肿”，而无气流受限，则不能诊断为 COPD。

COPD 由于其患病人数多，病死率高，社会经济负担重，已成为一个重要的公共卫生问题。COPD 目前居全球死亡原因的第 4 位，世界银行/世界卫生组织公布，至 2020 年 COPD 将位居世界疾病经济负担的第 5 位。在我国，COPD 同样是严重危害人民身体健康的重要慢性呼吸系统疾病。近期通过对我国 7 个地区 20245 名成年人群进行调查，COPD 患病率占 40 岁以上人群的 8.2%，其患病率之高十分惊人。

一、病因

引起 COPD 的危险因素包括个体易感因素以及环境因素两个方面，两者相互影响。

(一)个体因素

某些遗传因素可增加 COPD 发病的危险性。已知的遗传因素为 α_1-抗胰蛋白酶缺乏。重度 α_1-抗胰蛋白酶缺乏与非吸烟者的肺气肿形成有关。在我国 α_1-抗胰蛋白酶缺乏引起的肺气肿迄今尚未见正式报道。支气管哮喘和气道高反应性是 COPD 的危险因素，气道高反应性可能与机体某些基因和环境因素有关。

(二)环境因素

1.吸烟

吸烟为 COPD 重要发病因素。吸烟者肺功能的异常率较高，FEV_1 的年下降率较快，吸烟者死于 COPD 的人数较非吸烟者为多。被动吸烟也可能导致呼吸道症状以及 COPD 的发生。孕期妇女吸烟可能会影响胎儿肺脏的生长及在子宫内的发育，并对胎儿的免疫系统功能有一定影响。

2.职业性粉尘和化学物质

当职业性粉尘及化学物质(烟雾、过敏原、工业废气及室内空气污染等)的浓度过大或接触时间过久，均可导致与吸烟无关的 COPD 发生。接触某些特殊的物质、刺激性物质、有机粉尘及过敏原能使气道反应性增加。

3.空气污染

化学气体如氯、氧化氮、二氧化硫等，对支气管黏膜有刺激和细胞毒性作用。空气中的烟尘或二氧化硫明显增加时，COPD 急性发作显著增多。其他粉尘如二氧化硅、煤尘、棉尘、蔗尘等也刺激支气管黏膜，使气道清除功能遭受损害，为细菌入侵创造条件。烹调时产生的大量油烟和生物燃料产生的烟尘与 COPD 发病有关，生物燃料所产生的室内空气污染可能与吸烟具有协同作用。

4.感染

呼吸道感染是 COPD 发病和加剧的另一个重要因素，肺炎链球菌和流感嗜血杆菌可能为 COPD 急性发作的主要病原菌。病毒也对 COPD 的发生和发展起作用。儿童期重度下呼吸道感染与成年时的肺功能降低及呼吸系统症状发生有关。

5.社会经济地位

COPD的发病与患者社会经济地位相关。这也与室内外空气污染的程度不同、营养状况或其他和社会经济地位等差异有一定内在的联系。

二、发病机制

（一）基本发病机制

COPD的发病机制尚未完全明了。目前普遍认为COPD以气道、肺实质和肺血管的慢性炎症为特征，气道的炎症反应是导致COPD产生的主要原因。COPD的气道炎症通常由机体反复接触有害颗粒或有害气体等外因诱发和加重，但机体对外因的非正常的炎症反应，也是一个主要因素。当外因（如吸烟、大气污染、工业粉尘污染、呼吸道的反复感染等）反复作用于机体后，首先出现黏液分泌增加、纤毛活动减弱等黏液纤毛系统功能失衡和气道黏膜受损的情况。然后细胞外炎症反应逐渐渗入气道管壁，肺泡巨噬细胞、T淋巴细胞（尤其是$CD8^{+}$）和中性粒细胞增加，部分患者有嗜酸粒细胞增多。激活的炎症细胞释放出多种细胞因子和炎性介质，包括白三烯B_4（LTB_4）、白细胞介素-8（IL-8）、肿瘤坏死因子-α（TNF-α）等，直接作用于细支气管平滑肌，引起功能性细支气管的收缩。反复的炎症又会引起气道纤维化等改变。这些都会增加气道平滑肌数量，导致气道壁变厚，从而产生气道狭窄和气流受限。紧挨气道的肺泡壁也会由于炎症而遭到破坏，而肺泡的破坏又会改变肺泡附着，加重气道管腔的变形与狭窄。

蛋白酶和抗蛋白酶系统的失衡，是引起肺组织破坏，导致肺气肿的另一重要原因。正常情况下，肺组织含有充分的抗蛋白酶保护肺组织免受蛋白酶的溶解破坏。当外因作用于周围气道和肺实质，通过炎症反应，使蛋白酶的释放增加，而抗蛋白酶系统同时也受损，使其不足以对抗蛋白酶的作用，最后使肺组织遭到破坏，发生肺气肿。但炎症反应导致的该系统失衡，个体之间差异很大，如吸烟程度相同的人，有人导致了肺气肿，有人则没有。

正常人体内还存在着氧化和抗氧化系统，肺部产生氧化物的同时也产生抗氧化物相抗衡，使两者处于平衡状态。比如吸烟可以导致肺部氧化应激，使氧化物大量产生，最终使肺内氧化-抗氧化平衡打破。氧化-抗氧化失衡可使气道上皮受损，抗蛋白酶失活，中性粒细胞在肺内浸润增多并活化，导致肺部炎症反应。

自主神经系统功能紊乱（如胆碱能神经受体分布异常）等也在COPD发病中起重要作用。

（二）非典型表现发病机制

1.全身表现发病机制

COPD患者全身免疫功能变化以及循环血液中的炎症细胞数量增加、炎症细胞功能变化、血清细胞因子的增加和系统性氧化/抗氧化失衡是造成全身效应发生的主要机制。

COPD肺部炎症过程是全身炎症的一个来源，肺炎症细胞释放炎症因子与增加的氧化产物、大气微粒、中性粒细胞和其他的炎症介质相互作用，这些炎症因子可到达全身血液循环和（或）通过肺循环的传递激活炎症细胞。

COPD的全身炎症还可能与其本身的病因或高危因素有关。其中吸烟是COPD最重要的危险因素，吸烟不仅可导致肺和气道的炎症反应，还可引起全身多种炎症细胞因子和氧自由基生成、血管收缩、内皮细胞功能异常和血清中多种促凝血因子水平异常。吸烟引起的这些全身反应不仅与 COPD 气道和肺组织的病变有关，而且与吸烟引起的其他多种慢性疾病如心血管疾病、代谢性疾病或某些恶性肿瘤有关，更可能是导致 COPD 全身慢性炎症反应的主要原因。此外，吸烟可以增加端粒丢失（一种细胞老化的标志物），有证据显示肺气肿时肺泡细胞和成纤维细胞呈现细胞老化现象，而即使是正常的老龄化过程也与全身炎症反应有关。

2.COPD 合并肺间质纤维化发生机制

对于 COPD 合并肺间质纤维化发生机制的认识还不够深入。大部分人认为反复发生的气道慢性炎症及免疫复合物在肺间质的沉积是产生间质纤维化的主要原因，也有人认为肺间质纤维化可能是机体对炎症的一种修复反应。还有作者认为吸烟本身可能就是引起肺气肿和肺间质纤维化的共同基础原因。因为吸烟烟雾本身可以趋化中性粒细胞进入肺内，增加弹性酶活性，这将一方面导致肺气肿，同时也可引起肺间质纤维化。一些动物实验结果也显示将犬暴露于香烟烟雾中既可引起肺气肿，又可引起肺间质纤维化。研究结果也显示吸烟可以同时引起肺气肿和肺间质纤维化，认为之所以会发生两种不同的病理变化可能是由于病理修复机制不同。细支气管发生急慢性炎症反应过程中，由于其壁薄、腔窄，外膜与周围肺组织紧密相连，炎症病变很容易累及支气管管壁并向周围肺组织扩散，形成以慢性细支气管炎炎性病灶为中心的肺气肿和肺间质纤维化，这也是慢性细支气管炎和细支气管周围炎发展的必然结局和 COPD 肺部病变特征。

三、病理及病理生理

（一）病理

(1)以中性粒细胞、巨噬细胞、$CD8^+$ T 淋巴细胞为主介导的慢性炎症反应，累及气道、肺组织与肺血管。

(2)气道壁增厚，气道黏液腺增生及高分泌，气道狭窄与阻塞。

(3)慢性阻塞性细支气管炎以及肺气肿形成导致气流受限。

（二）病理生理

气道炎症反应、氧化应激及蛋白酶-抗蛋白酶失衡是经典的发病机制。这些机制引起上述病理改变，从而导致气流受限及气道高分泌，使患者出现咳嗽、咳痰、呼吸困难的症状。

1.气道炎症反应

中性粒细胞、巨噬细胞、$CD8^+$ T 淋巴细胞及相关炎症介质参与炎症反应。

(1)中性粒细胞

①痰和支气管肺泡灌洗液（BALF）里大量存在，受 IL-8 及 LTB4 诱导聚集。

②数量与慢阻肺严重程度有关。

③分泌 neutrophil elastase、cathepsin、proteinase-3 等蛋白酶。

(2)巨噬细胞

①被烟草激活，在痰、BALF 及肺组织里大量存在。

②释放 TNF-α、LTB4、IL-8、ROS、proteinases 等炎症介质。

(3)CD8^{+} T 淋巴细胞。

①存在于大小气道壁、肺实质、血管壁外膜。

②与气流受限程度明显相关:浸润越多,气流受限越严重。

③上皮细胞还分泌 TGF,刺激成纤维细胞,造成小气道纤维化。

2.氧化应激

(1)由化学物质刺激中性粒细胞及巨噬细胞产生。

(2)NF-κB 信号通路起重要作用,刺激炎症基因表达。

(3)直接导致组织破坏或参与其他炎症途径。

(4)Histone deacetylase 2(HDAC2)抑制炎症基因表达,氧化应激可损伤 HDAC2。

3.蛋白酶-抗蛋白酶失衡

(1)neutrophil elastase、matrix metalloproteinases 等蛋白酶与肺泡壁结构破坏有关。

(2)alpha-1 antitrypsin(AAT)缺乏可引起肺气肿,其特点为:

①早发肺气肿,常<45 岁。

②下叶气肿。

③无法解释的肝脏疾病。

④坏死性扁桃体炎。

⑤C-ANCA 阳性血管炎。

⑥慢阻肺、支气管扩张症、扁桃体炎家族史。

⑦持续气流受限的哮喘。

⑧没有显著的危险因素。

⑨高危表型 PiZZ 可以考虑补充治疗。

四、临床表现和辅助检查

COPD 特征性症状包括慢性咳嗽、咳痰和进行性加重的呼吸困难。患者在气流受限发生前数年,即可有慢性咳嗽咳痰症状。

(一)临床表现

1.咳嗽

咳嗽多为 COPD 的首发症状,但通常被患者所忽略,因为常被认为是吸烟和空气污染导致。初始时咳嗽多为间歇性,随着病情进展逐渐出现每天咳嗽。COPD 的慢性咳嗽可以有痰或无痰,有些患者在气流受限出现之前甚至完全没有咳嗽的病史。

2.咳痰

COPD 患者在咳嗽时通常有少量黏痰。在流行病学定义上,患者反复咳嗽咳痰每年累计 3 个月,持续 2 年以上,排除其他病因即考虑慢性支气管炎。但这一定义并没有对痰量情况进行界定。临床上 COPD 患者痰量通常很难准确评估,但大量咳痰考虑存在支气管扩张,黏痰增多反映肺内炎症介质的增高,尤其是细菌感染诱发 COPD 急性加重时。

3.呼吸困难

COPD最重要的症状，是导致患者致残和精神焦虑的主要原因。典型的COPD呼吸困难是指呼吸沉重费力、缺氧的感觉。但由于个体和文化的差异，患者对这一症状的描述通常千差万别。

4.喘息胸闷

喘息胸闷属于非特异性症状，且日常变化较大。吸气相和呼气相的喘息可在胸部查体时听到。胸闷则常在活动后出现，是肋间肌等长收缩的结果。但即使缺乏喘息、胸闷症状也不能排除COPD。

5.病情严重时的其他表现

疲倦、体重减轻、贫血是极重度COPD患者常见的问题。这些症状与预后有相关性，并且可能是其他疾病的征象（如结核、肺癌），因此应该进行长期评估。

（二）辅助检查

1.肺功能检查

肺功能检查是目前评估气流受限最客观、重复性最好的检查方法。肺功能检查需包括FVC、FEV_1，并计算FEV_1/FVC比值。现有指南都推荐以支气管扩张剂后FEV_1/FVC<0.7作为判断气流受限的标准，这一标准简单、可靠性好，并且已在无数临床试验中使用，是目前一系列治疗方案推荐的证据基础。但该比值也有一定的局限性，在老年人中可以造成过度诊断，而在45岁以下人群，尤其对于轻度COPD，可能存在诊断不足。峰流速测试敏感性高，但特异性不足，不能单一地用于COPD诊断检查。

2.影像学检查

影像学检查不是COPD诊断所必须的，但有助于排除其他疾病、筛查合并症，如并存的呼吸疾病（如肺纤维化、支气管扩张、胸膜疾病）、骨骼肌疾病（如脊柱后凸）和心脏疾病（如心脏长大）。与COPD相关的胸片征象包括膈肌低平、肺透光度增高、肺纹理稀疏。胸部CT不推荐作为COPD的常规检查，但当COPD诊断存疑时，CT扫描可以帮助鉴别其他并存的肺部疾病。此外，当考虑外科手术如肺减容术时，需要CT扫描确定肺气肿的分布，从而判断患者是否适合手术治疗。

3.血氧检测和动脉血气分析

指脉氧检查可以评估患者氧饱和度以及是否需要进行氧疗。所有FEV_1低于预计值35%以下的稳定期COPD患者、有呼吸衰竭或右心功能不全的COPD患者，均需进行指脉氧监测。如指脉氧检查提示氧饱和度小于92%，需进行动脉血气分析检查。

五、诊断和鉴别诊断

（一）诊断

任何患有呼吸困难、慢性咳嗽咳痰且有危险因素暴露史的患者，在临床上都应考虑COPD的可能，需要进行肺功能检查。支气管扩张剂吸入之后FEV_1/FVC<0.7，则提示存在气流受限，可诊断为COPD。

（二）鉴别诊断

COPD 鉴别诊断如表 1-3-1 所示。

表 1-3-1　COPD 鉴别诊断

诊断	鉴别诊断要点
COPD	中年发病
	症状进展缓慢
	香烟或其他烟雾暴露史
支气管哮喘	幼年或青年发病
	日间症状变化大
	夜间或凌晨症状加重
	也可有过敏症、鼻炎、湿疹
	哮喘家族史
充血性心衰	胸片提示心脏长大、肺水肿
	肺功能检查提示限制性通气功能障碍，而不是气流受限
支气管扩张	大量脓痰
	通常合并细菌感染
	胸片或 CT 提示支气管扩张、支气管增厚
肺结核	所有年龄均可患病
	胸片提示肺部浸润病灶
	微生物学检查可确定诊断
	有地域性特征（结核高发区）
闭塞性细支气管炎	发病年龄较轻，无吸烟史
	可以有类风湿关节炎病史或急
	性烟雾暴露史
	可见于肺或骨髓移植后
	呼气相 CT 扫描可见低密度影
弥散性泛细支气管炎	主要见于亚裔人群
	多为男性非吸烟者
	几乎所有患者都有慢性鼻窦炎
	胸片和 CT 提示弥散性小叶中
	央型结节影和过度充气征

（三）病情评估

COPD 评估的目的在于确定疾病的严重度，因为疾病严重度决定了患者的健康状况和远期风险（如急性加重、住院或死亡）。COPD 的评估是根据患者临床症状、肺功能异常的严重程度、未来急性加重的风险度以及并发症的情况进行的综合评估。评估的最终目的是指导临床治疗。

1.症状评估

呼吸困难是 COPD 最主要的症状，因此以前通常采用改良英国 MRC 呼吸困难指数(mMRC)对呼吸困难症状进行评估。然而，现在认识到仅对呼吸困难进行评估是不够的，因为还有很多其他症状影响病情。为了更好地评估病情，需要引入更多症状评估体系。现有一些与疾病相关的生活质量评分系统(如 CRQ、SGRQ)，但由于太过复杂不适合临床常规使用，因此目前在 COPD 中仍推荐 CAT 和 CCQ 问卷进行评估。

COPD 评估测试(CAT)包括 8 个常见问题，评分范围为 0～40 分。CAT 与圣乔治呼吸问卷(SGRQ)相关性很好。

最近新增的临床 COPD 问卷(CCQ)主要包括 10 个项目，分别对症状、功能和精神状态进行评分，有利于发现 COPD 临床控制不佳的患者，也可作为追踪治疗效果的客观标准之一。根据现有的认识，将 CCQ0～1 的患者归入 A 组和 C 组，即少症状组；将 CCQ＞1 分患者归入 B 组和 D 组，即多症状组。与 SGRQ 相比，CCQ 临床操作方便，且有很好的一致性。

2.气流受限的评估

COPD 患者气流受限分级依据患者吸入支气管舒张剂后的 FEV_1 进行评估(表 1-3-2)。

表 1-3-2　COPD 患者气流受限分级(支气管舒张剂吸入后的 FEV_1)

		患者肺功能 $FEV_1/FVC<0.70$
GOLD 1	轻度	$FEV_1 \geq 80\%$ pred
GOLD 2	中度	$50\% \leq FEV_1 < 80\%$ pred
GOLD 3	重度	$30\% \leq FEV_1 < 50\%$ pred
GOLD 4	极重度	$FEV_1 < 30\%$ pred

注：GOLD 指美国国立心肺和血液研究所、NIH 和世界卫生组织(WHO)联合发起成立的“慢性阻塞性肺疾病全球倡议”。

3.急性加重风险评估

COPD 急性加重是 COPD 过程中的一个急性事件，定义为患者呼吸道症状加重超过日常变异，并需要改变药物治疗方案。目前是根据患者既往病程中发生急性加重的频率和肺功能指标来判断未来发生急性加重的风险。同为 COPD 患者，每个患者急性加重频率差异极大，既往病程中曾发生过频繁急性加重是一个很好的预测指标。气流受限加重与 COPD 急性加重频率和死亡风险增高相关，患者因 COPD 急性加重而住院的次数也与死亡风险相关。现有指南推荐根据患者急性加重病史来评估急性加重的风险，上一年发生 2 次或以上的急性加重(或一次因急性加重住院)提示患者急性加重风险增加。

4.合并症评估

COPD 是一种因长期吸烟引起的疾病，在这个过程中患者常合并其他与吸烟和老化相关的疾病。这些合并症包括心血管疾病、骨质疏松、焦虑和抑郁、肺癌、感染、代谢综合征和糖尿病等。其中最常见的合并症是心血管疾病、抑郁和骨质疏松。此外，COPD 本身也可以引起明显的肺外效应包括体重减轻、营养不良和骨骼肌功能障碍。骨骼肌功能障碍也是导致患者运动耐力和健康状况的降低的原因之一。

5.COPD 的综合评估

COPD 的综合评估是根据 COPD 患者临床症状、肺功能分级以及急性加重的风险来进行的综合评估。进行慢性阻塞性肺疾病的综合评估时，需要完善症状评估和急性加重风险两个评估过程。首先应用 mMRC 或 CAT 评估症状。如评估分值在方格的左侧，则为症状较轻的患者（mMRC 0～1 或 CAT＜10，归为 A 或 C 组）；如评估分值在方格的右侧，则为症状较重的患者（mMRC≥2 或 CAT≥10，归为 B 或 D 组）。其次是评估患者急性加重的风险。急性加重风险评估有两个方法：其一是应用肺功能测定气流受限程度，如为 GOLD 1 和 GOLD 2 级表明为低风险，如为 GOLD 3 和 GOLD4 级表明为高风险；其二是对患者过去 12 个月中发生急性加重的次数进行评估，如发生急性加重为 0 或 1 次为低风险，2 次或 2 次以上则表明为高风险（但如果患者有 1 次因急性加重而住院，也归为高风险）。

六、治疗

（一）危险因素的防控

吸烟仍被认为是 COPD 最危险和最重要的危险因素，戒烟是最有力的影响 COPD 自然病程的手段，药物治疗和尼古丁替代治疗可以增加戒烟的成功率。此外，也需要识别其他危险因素，包括职业粉尘、化学烟雾、由于燃烧生物燃料所致的室内空气污染及厨房通风不佳等。这些因素在女性 COPD 患者的发病中尤为重要。

（二）COPD 的药物治疗

COPD 的药物治疗可以减少患者症状、降低急性加重的频率和控制病情严重程度，提高患者健康状况和运动耐力。但同时研究也表明，现有的 COPD 药物治疗并不能改变肺功能逐渐下降的趋势。由于每个患者症状严重程度、气流受限程度和急性加重严重程度不同，因此针对 COPD 患者的治疗方案应个体化。

1.支气管扩张剂

支气管扩张剂可以通过改变气道平滑肌张力，改善 FEV_1 或其他肺功能指标。它对呼出气流的影响来源药物对气道的扩张，而不是肺弹性回缩力的改善。支气管扩张剂可以促进肺的排空，有助于减少静息或运动时的肺动态充气过度。但这些改善通常难以从患者 FEV_1 数值变化中体现出来，尤其是重度和极重度患者。支气管扩张剂的剂量与临床效应关系并不完全一致。所有支气管扩张剂药物对 FEV_1 改善的剂量-效应曲线相对较平坦，但随着剂量增高，药物毒性却明显增高。在急性加重期，通过雾化吸入方式增加 β_2 激动剂或抗胆碱能药物剂量，可以取得更好效应；但在稳定期则并没有大帮助。

（1）β_2 激动剂：β_2 激动剂主要是通过刺激 β_2 受体，使细胞内 cAMP 含量增加、对支气管收缩产生功能性的拮抗作用，从而松弛气道平滑肌。短效 β_2 激动剂药理作用通常可持续 4～6h。规律和按需使用短效 β_2 激动剂能够改善 FEV_1 和临床症状。已使用长效支气管扩张剂治疗的患者，不推荐再按需使用高剂量的短效 β_2 激动剂。吸入的长效 β_2 激动剂作用持续时间达 12h 以上。福莫特罗和沙美特罗可以显著改善 FEV_1 和肺容积、缓解呼吸困难症状、提高生活质量并减少急性加重的频率，但是对病死率和肺功能下降速度并无影响。临床研究表明，沙美特罗和福莫特罗均可减少患者急性加重时的药物使用和住院需求。茚达特罗是一种新型长效 β_2 激动剂，作用时间达 24h。其支气管扩张效应优于沙美特罗和福莫特罗，与噻托溴铵相当。临床应用可显著缓解呼吸困难症状、提高生活质量、降低急性加重频率。

不良反应：β_2 激动剂刺激 β_2 受体后可引起患者静息时心动过速。对某些易感患者有时可诱发心律失常。不论吸入还是口服给药，大剂量使用时老年患者可能出现震颤，这影响了患者对药物的耐受性。β_2 激动剂还可引起低钾血症（尤其与噻嗪类利尿剂合用时），增加机体静息状态时的氧耗量。但这些代谢效应在药物使用一段时间后会逐渐减弱或消失。短效或长效 β_2 激动剂使用后可出现轻度 PaO_2 下降，但其临床意义尚不明确。尽管几年前对 β_2 激动剂在哮喘的治疗中存在一些担忧，但目前尚未发现在 COPD 中 β_2 激动剂与肺功能加速下降和病死率增加有关。

(2)抗胆碱药物：抗胆碱药物（如异丙托溴铵、氧托溴铵和噻托溴铵）主要是通过阻断乙酰胆碱和毒蕈碱受体结合而发挥效应。短效抗胆碱能药物主要作用于 M_2 和 M_3 受体。吸入短效抗胆碱药比吸入短效 β_2 激动剂作用时间长，一般可维持 8h 以上。长效抗胆碱能药物噻托溴铵选择性作用于 M_3 和 M_1 受体，吸入后药效可持续 24h 以上。噻托溴铵能减少 COPD 急性加重的发生和急性加重所致的住院，改善症状、提高生活质量，并可以提高肺康复治疗的效果。但即使在其他常规治疗上联合噻托溴铵也并不能延缓肺功能下降的趋势。目前尚无噻托溴铵心血管不良事件的证据。有研究表明噻托溴铵在减少急性加重方面略优于沙美特罗，但差别较小。其他长效抗胆碱能药物如阿地溴铵、格隆溴铵在改善肺功能和呼吸困难症状方面作用与噻托溴铵类似。

不良反应：抗胆碱药由于吸收少，那些在阿托品使用中常见的不良反应并不多。其主要不良反应是口干。研究表明，连续 21d、每天吸入 18μg 噻托溴铵干粉制剂，对气道纤毛黏液清除能力并无影响。尽管有报道吸入抗胆碱药偶可引起前列腺症状，但目前尚无研究证实其相关性。还有些患者在吸入异丙托溴铵后出现口苦和口中金属味道。有报道 COPD 患者规律应用异丙托溴铵治疗后，心血管事件的稍有增多，但这仍需进一步观察。

(3)茶碱：甲基黄嘌呤是非选择性磷酸二酯酶抑制剂，除扩张支气管外，还有许多其他目前尚存明显争议的作用。无论是常规制剂或缓释制剂，甲基黄嘌呤类药物在 COPD 治疗中的作用时间究竟如何，目前还缺乏相关资料。需注意的是，茶碱的清除率随着患者年龄的增高而降低，且还有许多因素和药物影响着茶碱在体内的代谢。

茶碱治疗可以改变患者吸气肌功能，但这能否引起肺功能指标的改善目前尚不清楚。现在茶碱对 COPD 的治疗效应都来自缓释剂型的研究。与安慰剂相比，茶碱可以改善临床症状。但与吸入长效支气管扩张剂相比，茶碱的治疗效果差，且耐受性不佳。如果患者可以使用长效支气管扩张剂，则不应推荐应用茶碱。与单用沙美特罗相比，在沙美特罗基础上加用茶碱，患者的 FEV_1 和呼吸困难症状可得到更大的改善。低剂量茶碱能减少 COPD 患者急性加重次数，但不能改善肺功能指标。

不良反应：茶碱的不良反应与剂量相关，但大部分治疗效应仅在接近中毒剂量时才能够获得，这给临床应用带来一定困难。甲基黄嘌呤类药物是所有磷酸二酯酶亚型的非特异性抑制剂，这也是其不良反应广泛的原因。这些不良反应包括房性或室性心律失常（有时可能是致命的）、癫痫样发作（既往无癫痫史的患者也可能出现）。其他较常见的不良反应还有头痛、失眠、胃灼热等，这些不良反应可能发生在茶碱的血药浓度治疗窗范围内。此外，这类药物和其他常用药物也有明显的交叉反应，如洋地黄、华法林等。

(4)支气管扩张剂的联合应用：联合应用不同药理机制、不同作用时间的支气管扩张剂可以增加支气管舒张效应，并减少药物不良反应。例如，与单药相比，联合应用短效 β_2 激动剂和抗胆碱药可更有效并持久的改善 FEV_1，连续使用 90d 也未发现有药物减敏现象。联合应用 β_2 激动剂、抗胆碱药和（或）茶碱可以进一步改善肺功能状况、提高患者生活质量。短期联合应用福莫特罗和噻托溴铵与应用单一制剂相比，FEV_1 改善更为显著，但对 COPD 患者远期预后的影响尚不清楚。

2.糖皮质激素

糖皮质激素有关吸入激素的量效关系以及长期使用的安全性，目前并不清楚。现有临床研究选用的都是中高剂量吸入激素。在哮喘治疗时，吸入糖皮质激素的效应和不良反应取决于药物剂量和剂型。但在 COPD 的治疗中是否也是如此尚不清楚。目前在 COPD 治疗中，糖皮质激素对于肺部炎症和全身炎症的治疗效应还存在争议，COPD 稳定期的应用需局限于具有一定指征的患者。在 $FEV_1<60\%$ 预计值的 COPD 患者中，规律吸入糖皮质激素治疗可以改善症状和肺功能指标，提高健康状况，并降低急性加重的频率。但吸入糖皮质激素并不能改变 FEV_1 逐渐下降的趋势，也不能降低 COPD 患者的病死率。

不良反应：吸入糖皮质激素使用常伴随有口腔念珠菌、声音嘶哑和皮肤淤斑的发生率增高，同时肺炎风险也增高。曲安奈德长期治疗可能引起骨密度降低的风险增加，其他吸入糖皮质激素的风险还有争议。一项长期研究表明，布地奈德对骨密度降低和骨折发生风险无影响。在骨质疏松高发的 COPD 患者中，应用 500mg 氟替卡松，每天 2 次单用或者联合应用沙美特罗，没有观察到骨密度的下降。

(1)联合吸入糖皮质激素/支气管扩张剂治疗：在中度、重度和极重度 COPD 患者中，联合吸入糖皮质激素和长效 β_2 激动剂比单药制剂疗效更好，可以有效改善肺功能指标、提高生活质量并减少急性加重的发生，但并不能降低 COPD 病死率。联合吸入糖皮质激素和长效 β_2 激动剂除可能增加肺炎发生风险外，尚无观察到其他不良反应。糖皮质激素/长效 β_2 激动剂联合噻托溴铵吸入治疗可以改善肺功能指标、提高健康状况，并进一步降低急性加重风险，但目前三联疗法还需更多研究进行评估。

(2)口服糖皮质激素：口服糖皮质激素有很多的不良反应。COPD 患者长期全身糖皮质激素使用影响最大的不良反应是类固醇肌病，这在极重度 COPD 患者可以导致肌肉萎缩和呼吸衰竭。但是在 COPD 急性加重期使用全身糖皮质激素可以改善症状和肺功能指标，降低治疗失败率和住院时间，减少 30d 内再入院率。

3.PDE-4 抑制剂

PDE-4 抑制剂通过抑制细胞内 cAMP 的破坏来减轻炎症反应。罗氟司特没有直接扩张支气管的作用，但在已应用沙美特罗或噻托溴铵治疗患者中加用罗氟司特，可以更好地改善 FEV_1。对有慢性支气管炎、重度或极重度、有急性加重病史的 COPD 患者，罗氟司特可以使患者发生需要激素治疗的中-极重度的急性加重风险减少15%~20%。目前尚无罗氟司特与吸入糖皮质激素比较的研究。

不良反应：与COPD治疗的吸入药物相比，PDE-4抑制剂有较多的不良反应。最常见的不良反应是恶心、食欲降低、腹痛、腹泻、睡眠障碍和头痛。在临床药物试验中，罗氟司特组部分患者退组也是因为药物的不良反应。药物不良反应可以在药物使用后早期出现，继续用药后可逐渐减轻。此外，需注意罗氟司特可能导致患者出现抑郁状态。

4.其他药物

(1)疫苗：接种流感疫苗可减少COPD患者严重的疾病状况(如需要住院的下呼吸道感染)，并降低病死率。对年龄≥65岁或<65岁伴有其他合并症如心脏疾病的COPD患者，建议接种肺炎球菌多糖疫苗。此外，这类疫苗对年龄<65岁、FEV_1<40%预计值的COPD患者还可以降低社区获得性肺炎的发生率。

(2)长期预防性应用抗生素对降低COPD急性加重频率无效。尽管在未戒烟的COPD患者中，小剂量阿奇霉素治疗似乎可以减少急性加重的发生，但权衡临床疗效和不良反应后，目前不推荐进行这种预防治疗。因此，除用于治疗COPD感染性加重以及其他确切的细菌感染外，稳定期COPD患者不推荐常规应用抗生素治疗。

(3)黏痰溶解剂(黏痰促排剂、黏痰调节剂)和抗氧化剂(氨溴索、厄多司坦、羧甲司坦、碘甘油、N-乙酰半胱氨酸)：有很多临床试验对COPD治疗中规律使用黏痰溶解剂是否有益进行了评估，但结果并不一致。尽管对于有些痰液黏稠的患者可能有益，但总体来说其收效甚微。因此，目前对COPD患者不推荐常规使用黏痰溶解剂。抗氧化剂药物如N-乙酰半胱氨酸因其可能的抗氧化效应或许对于反复急性加重的患者有效。临床研究显示，大剂量N-乙酰半胱氨酸可以降低急性加重风险，但其效应仅限于GOLD 2级患者。部分研究表明，对于没有吸入糖皮质激素的患者，使用祛痰药如羧甲司坦和N-乙酰半胱氨酸治疗，可能减少急性加重的发生。

(4)免疫调节剂：免疫调节剂对降低COPD急性加重病情严重程度、减少急性加重频率可能有一定的作用，但需要进一步的研究证实其长期效果，因此目前尚不作为常规推荐用药。

(5)血管扩张剂：肺动脉高压与COPD不良预后相关，因此曾经对很多药物进行了评估(包括吸入NO)，尝试通过降低右室后负荷、增加心排血量，以改善氧的输送和组织氧合状况，但结果均令人失望。对那些因通气灌注失衡所致低氧血症的COPD患者，吸入NO后由于改变了低氧调整后的通气灌注平衡，可能会使气体交换障碍更加严重。因此，稳定期COPD禁止使用NO。同时，肺动脉高压的治疗指南中也不推荐应用内皮素调节剂治疗COPD合并的肺动脉高压，除非此类药物在这种条件下的安全性和有效性得到证实。

(6)麻醉药品(吗啡)：对极重度COPD患者的呼吸困难，口服或注射阿片类药物是有效的。但尚无充分资料表明雾化阿片类药物有效。部分临床研究显示，使用阿片类药物来控制呼吸困难可能带来严重的不良反应，其益处仅限于少数敏感患者。

(7)其他：奈多罗米、白三烯调节剂在COPD治疗中的研究尚不充分。TNF-α抗体(英夫利昔单抗)在中重度COPD患者中并没有明显益处，并且可能会引起恶性肿瘤和肺炎发生。此外，没有证据显示中药、针灸等治疗对COPD有效。

(三)COPD 稳定期的管理

COPD 的治疗目标包括缓解症状、改善运动耐力、提高健康状况、延缓疾病进展、预防和治疗急性加重和降低病死率。其中前 3 项是缓解临床症状,后 3 项是降低远期风险。稳定期 COPD 的治疗是基于患者临床症状和远期急性加重风险综合评估而制定的治疗策略。

COPD 稳定期的药物治疗的目的是减轻患者症状、降低急性加重频率和病情严重程度,提高健康状况和运动耐力,但现有 COPD 治疗药物均不能改变肺功能进行性下降的趋势。开始药物治疗之前,需患者进行症状和急性加重风险的评估,根据评估结果选择适当的药物治疗。

A 组患者:症状少、低风险。患者 FEV_1 >80%预计值(GOLD 1)时,药物治疗的效果并不明显。鉴于短效支气管扩张剂可以改善肺功能和呼吸困难症状,所有 A 组患者均首先推荐按需使用短效支气管扩张剂。次选联合使用短效支气管扩张剂或者使用一种长效支气管扩张剂。对于这类患者目前的治疗证据较弱,极少联合用药的临床试验。

B 组患者:症状多、风险低。长效支气管扩张剂疗效优于短效支气管扩张剂。但在治疗初始选药时,没有证据表明哪一种长效支气管扩张剂疗效更好。应该根据患者对症状缓解的感知进行个体化选择。对于呼吸困难症状严重的患者,可选择联合应用长效支气管扩张剂。如果没有吸入支气管扩张剂,则可以选择短效支气管扩张剂+茶碱治疗。

C 组患者:症状少、风险高。推荐首选吸入糖皮质激素和长效 β_2 激动剂联合治疗或吸入长效抗胆碱能药物。次选为两种长效支气管扩张剂的联合应用或者联合吸入糖皮质激素和长效抗胆碱能药物。但这两个次选方案目前临床证据均不足。长效抗胆碱能药物和长效 β_2-激动剂均能减少急性加重的风险,联合应用这两类药物理论上是可以的,但无较好的长期临床研究结果支持。吸入糖皮质激素和长效抗胆碱能药物的联合应用疗效评估目前尚无相关临床研究。对于有慢性支气管炎的患者,可在使用至少一种长效支气管扩张剂的基础上加用 PDE-4 抑制剂。

D 组患者:症状多、风险高。首选吸入糖皮质激素和长效 β_2 激动剂联合治疗或吸入长效抗胆碱能药物。次选为上述三类药物的联合使用。如果患者有慢性支气管炎,PDE-4 抑制剂可作为首选药物。在长效支气管扩张剂基础上加用 PDE-4 抑制剂是有效的,但联合吸入糖皮质激素和 PDE-4 的疗效分析还不能完全让人信服。如果没有吸入长效支气管扩张剂,也可选择其他可能的治疗方案包括短效支气管扩张剂、茶碱或羧甲司坦。

(四)COPD 急性加重期的处理

COPD 急性加重期的治疗,需在缓解期治疗的基础上有所加强,如用抗胆碱药物与 β_2 受体激动剂雾化治疗,以尽快缓解症状,常用药物有异丙托溴铵及沙丁胺醇。对呼吸困难、喘息症状明显者,全身应用糖皮质激素,可使症状缓解,病情改善。由于细菌感染是 COPD 急性加重的常见原因,尤其是病情较重者,痰量增加及痰的性状改变并为脓性者,合理使用抗菌药物对其预后至关重要。

由于 COPD 急性加重反复发作的患者常常应用抗菌药物治疗,加之细菌培养影响因素较多,痰培养阳性率不高,且难以及时获得结果,初始经验治疗显得尤为重要。因此应根据患者临床情况、痰液性质、当地病原菌感染趋势及细菌耐药情况选用合适的抗菌药物,除非病原菌明确，否则选择药物的抗菌谱不宜太窄。对伴有呼吸衰竭的患者，早期应用无创正压通气可以改善缺氧，降低动脉血二氧化碳分压，减少有创呼吸机的应用。对于痰液黏稠、气道分泌物多，容易误吸者等不适合进行无创通气者，可根据病情考虑气管插管或气管切开进行机械通气。

1.AECOPD 的评估

(1)AECOPD 的评估需基于患者的病史和临床症状的严重程度而定。

(2)评估 AECOPD 的实验室检查：指脉氧监测有助于氧疗的评估和调整。如怀疑有急/慢性呼吸衰竭存在时动脉血气检查非常重要，机械通气支持前必须血气分析检查评估机体酸碱平衡状况。胸部影像学检查主要用于排除其他疾病。心电图检查可以帮助评估合并存在的心脏疾患。血常规检查可以明确红细胞增多症、贫血和白细胞增多。急性加重时出现脓痰是抗生素使用的指征。流感嗜血杆菌、肺炎链球菌、卡他莫拉菌是 COPD 急性加重时最常见的病原菌，GOLD 3、GOLD 4 级患者常为铜绿假单胞菌。COPD 急性加重时，如果初始抗生素治疗反应不好，需进行痰培养和药敏试验。此外，生化检查还需注意电解质和血糖的变化。

2.GOPD 急性加重治疗的药物选择

COPD 急性加重期的治疗药物包括三大类：短效支气管扩张剂、糖皮质激素、抗生素。

COPD 急性加重时通常选择单一短 β_2-激动剂或联合短效抗胆碱能药物吸入，短效支气管扩张剂可以改善临床症状和 FEV_1。两种给药方式 MDI 和雾化吸入比较疗效并无差异，雾化吸入可能更适合于病情较重的患者。目前尚无临床研究评估长效支气管扩张剂合并或不合并吸入糖皮质激素在急性加重时的效果。静脉使用茶碱作为二线支气管扩张剂，仅适用于短效支气管扩张剂效果不好的患者，其不良反应较常见，对肺功能和临床终点指标的疗效并不十分确切。

COPD 急性加重期全身应用糖皮质激素的使用能够缩短康复时间、改善肺功能和低氧血症、降低早期复发和治疗失败风险，并缩短住院时间。糖皮质激素可以改善 FEV_1 和低氧血症，降低早期复发和治疗失败的风险，缩短住院时间。尽管目前没有足够证据明确急性加重时全身糖皮质激素使用疗程，GOLD 2016 推荐口服泼尼松 40mg/d 使用 5 天。首选口服给药，也可以选用雾化吸入布地奈德替代口服激素。

尽管 COPD 急性加重时感染病原体可能是病毒或细菌，抗生素的使用仍旧存在争议。只有当患者具有细菌感染临床依据时(如脓痰)才推荐使用抗生素治疗。仅有的少数几个临床安慰剂对照研究的系统评价表明，抗生素使用可见减少 77％的短期死亡率、53％治疗失败率，支持在有咳嗽和脓痰症状的 COPD 急性加重患者中使用抗生素。总的来说，当患者具有三个主要症状，即呼吸困难、痰量增加、脓性痰时推荐使用抗生素，如果仅有 2 个症状其中之一是脓性痰时也推荐使用。此外，在需要机械通气的危重患者中也推荐使用抗生素。抗菌药物类型的选择应根据当地细菌耐药情况而定。

氧疗是 COPD 急性加重住院时的一项重要治疗措施，吸氧浓度需根据患者血氧情况调整维持患者氧饱和度 88％～92％。氧疗开始后 30～60 分钟后需检测血气指标，以保证氧饱和度升高的同时没有出现二氧化碳潴留或酸中毒。文丘里面罩可以更准确地调整吸氧浓度，但耐受性较普通鼻导管差。

部分患者需要立即入住 ICU，需要通气支持时可选择无创或有创机械通气。急性呼吸衰竭时不推荐使用呼吸兴奋剂。临床随机对照研究证实无创通气有 80%～85%治疗成功率。无创通气可以改善呼吸性酸中毒、降低呼吸频率和呼吸功耗、减轻呼吸困难严重度，更重要的是可以降低死亡率和气管插管率。

有创通气可以降低呼吸频率，改善 PaO_2、$PaCO_2$ 和 pH，并降低死亡率，减少治疗失败的风险。但有创通气需要气管插管，会导致住院时间延长。

第二章 循环系统疾病

第一节 心肌病

心肌病是一组异质性心肌疾病，由不同病因(遗传性病因较多见)引起的心肌病变导致心肌机械和(或)心电功能障碍，常表现为心室肥厚或扩张。该病可局限于心脏本身，亦可为系统性疾病的部分表现，最终可导致心脏性死亡或进行性心力衰竭。由其他心血管疾病继发的心肌病理性改变不属于心肌病范畴，如心脏瓣膜病、高血压性心脏病、先天性心脏病、冠心病等所致的心肌病变。目前心肌病的分类具体如下。①遗传性心肌病：肥厚型心肌病、右心室发育不良心肌病、左心室致密化不全、糖原贮积症、先天性传导阻滞、线粒体肌病、离子通道病(包括长QT综合征、Brugada综合征、短QT综合征、儿茶酚胺敏感室速等)。②混合性心肌病：扩张型心肌病、限制型心肌病。③获得性心肌病：感染性心肌病、心动过速心肌病、心脏气球样变、围生期心肌病。

一、扩张型心肌病

扩张型心肌病(DCM)是一类以左心室或双心室扩大伴收缩功能障碍为特征的心肌病。该病较为常见，我国发病率为13～84/10万。病因多样，约半数病因不详。临床表现为心脏扩大、心力衰竭、心律失常、血栓栓塞及猝死。本病预后差，确诊后5年生存约50%，10年生存约25%。

(一)病因和发病机制

多数DCM病例的原因不清，部分患者有家族遗传性。可能的病因包括感染、非感染的炎症、中毒(包括酒精等)、内分泌和代谢紊乱、遗传、精神创伤等。

1.感染

病原体直接侵袭和由此引发的慢性炎症和免疫反应是造成心肌损害的机制。以病毒最常见，常见为RNA家族中的小核糖核酸病毒，包括柯萨奇病毒B、ECHO病毒、小儿麻痹症病毒、流感病毒、腺病毒、巨细胞病毒、人类免疫缺陷病毒等。

部分细菌、真菌、立克次体和寄生虫等也可引起心肌炎并发展为DCM，如Chagas病(南美锥虫病)，病原为克氏锥虫，通常经猎蝽虫叮咬传播。

2.炎症

肉芽肿性心肌炎：见于结节病和巨细胞性心肌炎，也可见于过敏性心肌炎。心肌活检有淋巴细胞、单核细胞和大量嗜酸性细胞浸润。此外，多肌炎和皮肌炎亦可以伴发心肌炎；多种结缔组织病及血管炎均可直接或间接地累及心肌，引起获得性扩张型心肌病。

3.中毒、内分泌和代谢异常

嗜酒是我国 DCM 的常见病因。化疗药物和某些心肌毒性药物和化学品，如阿霉素等蒽环类抗癌药物、锂制剂、依米丁。某些维生素和微量元素如硒的缺乏（克山病，为我国特有的地方性疾病）也能导致 DCM。嗜铬细胞瘤、甲状腺疾病等内分泌疾病也是 DCM 的常见病因。

4.遗传

25%～50%的 DCM 病例有基因突变或家族遗传背景，遗传方式主要为常染色体显性遗传，X 染色体连锁隐性遗传及线粒体遗传较为少见。目前已发现超过 30 个染色体位点与常染色体显性遗传的 DCM 有关，2/3 的致病基因位于这些位点，这些致病基因负责编码多种蛋白，包括心肌细胞肌节蛋白、肌纤维膜蛋白、细胞骨架蛋白，闰盘蛋白及核蛋白。

5.其他

围生期心肌病是较常见的临床心肌病。神经肌肉疾病如 Duchenne 型肌营养不良、Backer 型肌营养不良等也可以伴发 DCM。有些 DCM 和限制型心肌病存在重叠，如轻微扩张型心肌病、血色病、心肌淀粉样变、肥厚型心肌病（终末期）。

（二）病理解剖和病理生理

以心腔扩大为主，肉眼可见心室扩张，室壁多变薄，纤维瘢痕形成，且常伴有附壁血栓。瓣膜、冠状动脉多无改变。组织学为非特异性心肌细胞肥大、变性，特别是程度不同的纤维化等病变混合存在。

病变的心肌收缩力减弱将触发神经-体液机制，产生水钠潴留、加快心率、收缩血管以维持有效循环。但是这一代偿机制将使病变的心肌雪上加霜，造成更多心肌损害，最终进入失代偿。

（三）临床表现

1.症状

本病起病隐匿，早期可无症状。临床主要表现为活动时呼吸困难和活动耐量下降。随着病情加重可以出现夜间阵发性呼吸困难和端坐呼吸等左心功能不全症状，并逐渐出现食欲下降、腹胀及下肢水肿等右心功能不全症状。合并心律失常时可表现心悸、头昏、黑蒙甚至猝死。持续顽固低血压往往是 DCM 终末期的表现。发生栓塞时常表现为相应脏器受累表现。

2.体征

主要体征为心界扩大，听诊心音减弱，常可及第三或第四心音，心率快时呈奔马律，有时可于心尖部闻及收缩期杂音。肺部听诊可闻及湿啰音，可以仅局限于两肺底，随着心力衰竭加重和出现急性左心衰时湿啰音可以遍布两肺或伴哮鸣音。颈静脉怒张、肝大及外周水肿等液体潴留体征也较为常见。长期肝淤血可以导致肝硬化、胆汁淤积和黄疸。心力衰竭控制不好的患者还常常出现皮肤湿冷的症状。

(四)辅助检查

1.胸部X线检查

心影通常增大,心胸比>50%。可出现肺淤血、肺水肿及肺动脉压力增高的X线表现,有时可见胸腔积液。

2.心电图

缺乏诊断特异性。可为R波递增不良、室内传导阻滞及左束支传导阻滞。QRS波增宽常提示预后不良。严重的左心室纤维化还可出现病理性Q波,需除外心肌梗死。常见ST段压低和T波倒置。可见各类期前收缩、非持续性室速、房颤、传导阻滞等多种心律失常同时存在。

3.超声心动图

超声心动图是诊断及评估DCM最常用的重要检查手段。疾病早期可仅表现为左心室轻度扩大,后期各心腔均扩大,以左心室扩大为著。室壁运动普遍减弱,心肌收缩功能下降,左心室射血分数显著降低。二尖瓣、三尖瓣本身虽无病变,但由于心腔明显扩大,导致瓣膜在收缩期不能退至瓣环水平而关闭不全。彩色血流多普勒可显示二、三尖瓣反流。

4.心脏磁共振(CMR)

CMR对于心肌病诊断、鉴别诊断及预后评估均有很高价值。有助于鉴别浸润性心肌病、致心律失常型右心室心肌病、心肌致密化不全、心肌炎及结节病等疾病。CMR显示心肌纤维化常提示心电不稳定。

5.心肌核素显像

运动或药物负荷心肌显像可用于除外冠状动脉疾病引起的缺血性心肌病。核素血池扫描可见舒张末期和收缩末期左心室容积增大,左心室射血分数降低,但一般不用于心功能评价。

6.冠状动脉CT检查(CTA)

通过静脉输入造影剂时进行CTA,可以发现明显的冠状动脉狭窄等病变,有助于排除因冠状动脉狭窄造成心肌缺血、坏死的缺血性心肌病。

7.血液和血清学检查

DCM可出现脑钠肽(BNP)或N末端脑钠肽升高,此有助于鉴别呼吸困难的原因。部分患者也可出现心肌肌钙蛋白I轻度升高,但缺乏诊断特异性。

血常规、电解质、肝肾功能等常规检查明确有无贫血、电解质失衡、肝硬化及肾功能不全等疾病,这些检查虽然对扩心病的诊断无特异性,但有助于对患者总体情况的评价和判断预后。临床尚需要根据患者的合并情况选择性进行如内分泌功能、炎症及免疫指标、病原学等相关检查。

8.冠状动脉造影和心导管检查

冠状动脉造影无明显狭窄有助于除外冠状动脉性心脏病。心导管检查不是DCM诊断的常用和关键检查。在疾病早期大致正常,在出现心力衰竭时可见左、右心室舒张末期压、左心房压和肺毛细血管楔压增高,心搏量、心脏指数减低。

9.心内膜心肌活检(EMB)

主要适应证包括:近期出现的突发严重心力衰竭、伴有严重心律失常、药物治疗反应差、原因不明。尤其对怀疑暴发性淋巴细胞心肌炎的病例,因为这些患者通过血流动力学支持后预后很好。心肌活检可以确诊巨噬细胞心肌炎,有助于启动免疫抑制治疗。此检查也有助于决定患者应该尽早心脏移植还是先用心室辅助泵。

(五)诊断及鉴别诊断

对于有慢性心力衰竭临床表现,超声心动图检查有心腔扩大与心脏收缩功能减低,即应考虑 DCM。

鉴别诊断主要应该除外引起心脏扩大、收缩功能减低的其他继发原因,包括心脏瓣膜病、高血压性心脏病、冠心病、先天性心脏病等。可通过病史、查体及超声心动图、心肌核素显像、CMR、CTA、冠脉造影等检查,必要时做 EMB。

诊断家族性 DCM 首先应除外各种继发性及获得性心肌病。家族性发病是依据在一个家系中包括先证者在内有两个或两个以上 DCM 患者,或在患者的一级亲属中有不明原因的 35 岁以下猝死者。仔细询问家族史对于诊断极为重要。家庭成员基因筛查有助于确诊。

(六)治疗

治疗旨在阻止基础病因介导的心肌损害,阻断造成心力衰竭加重的神经体液机制,控制心律失常和预防猝死,预防栓塞,提高生活质量和延长生存。

1.病因治疗

应积极寻找病因,给予相应的治疗,如控制感染、严格限酒或戒酒、治疗相应的内分泌疾病或自身免疫病,纠正电解质紊乱,改善营养失衡等。

2.针对心力衰竭的药物治疗

在疾病早期,虽然已出现心脏扩大、收缩功能损害,但尚无心力衰竭的临床表现。此阶段应积极地进行早期药物干预治疗,包括β受体拮抗剂、ACEI 或 ARB,可减缓心室重构及心肌进一步损伤,延缓病变发展。随病程进展,心室收缩功能进一步减低,并出现心力衰竭临床表现。此阶段应按慢性心力衰竭治疗指南进行治疗:

(1)ACEI 或 ARB 的应用:所有 LVEF<40%心力衰竭患者若无禁忌症均应使用 ACEI,从小剂量开始,逐渐递增,直至达到目标剂量,滴定剂量和过程需个体化。对于部分 ACEI 不能耐受(如咳嗽)的患者可以考虑使用 ARB。

(2)β受体拮抗剂:所有 LVEF<40%的患者若无禁忌都应使用β受体拮抗剂,包括卡维地洛、美托洛尔和比索洛尔。应在 ACEI 和利尿剂的基础上加用,需从小剂量开始,逐步加量,以达到目标剂量或最大耐受剂量。

(3)盐皮质激素受体拮抗剂(MRA):包括依普利酮和螺内酯,为保钾利尿剂。对于在 ACEI 和β受体拮抗剂基础上仍有症状且无肾功能严重受损的患者应该使用,但应密切监测电解质水平,后者可引起少数男性患者的乳房发育。

(4)肼苯哒嗪和二硝酸异山梨酯:此两种药物合用可以作为 ACEI 和 ARB 不能耐受患者的替代。也可用于那些使用 ACEI、β受体拮抗剂和 MRA 后仍有心力衰竭症状的患者。

(5)伊伐布雷定:是 If 通道阻滞剂,它能减慢窦性心率,但并不减慢房颤时的心室率。对于不能耐受β受体拮抗剂、心率≥70/分钟的患者应该使用。

(6)利尿剂的应用:能有效改善胸闷、气短和水肿等症状。通常从小剂量开始,如呋塞米每日 20mg 或氢氯噻嗪每日 25mg,根据尿量及体重变化调整剂量。

(7)洋地黄:主要用于 ACEI(ARB)、β受体拮抗剂、MRA 治疗后仍有症状,或者不能耐受β受体拮抗剂的患者,能有效改善症状,尤其用于减慢房颤心力衰竭患者的心室率。

上述药物中 ACEI、β受体拮抗剂和 MRA 对改善预后有明确的疗效。而其他药物对远期生存的影响尚缺乏充分证据,但能有效改善症状。值得指出的是临床上一般不宜将 ACEI、ARB 和 MRA 三者合用。噻唑烷二酮类可能加重心力衰竭,应该避免使用;NASAIDs 可能造成水、钠潴留,也应该避免使用。

3.心力衰竭的心脏再同步化治疗(CRT)

CRT 是通过置入带有左心室电极的起搏器,同步起搏左、右心室使心室的收缩同步化。这一治疗对部分心力衰竭患者有显著疗效。患者需要在药物治疗的基础上选用。

对于经充分药物治疗后纽约 NYHA 心功能分级为Ⅲ级或非卧床Ⅳ级的患者,CRT 治疗的适应证为:左心室射血分数(LVEF)≤35%;左束支阻滞 QRS 波≥120ms,非左束支阻滞的患者 QRS 波≥150ms;预期有质量的寿命在 1 年以上。本治疗可缓解症状,改善心功能,降低死亡率。对于经充分药物治疗后 NYHA 心功能分级为Ⅱ级的患者,CRT 治疗的适应证为:LVEF≤35%;左束支阻滞 QRS 波≥130ms,非左束支阻滞的患者 QRS 波≥150ms;预期有质量的寿命在 1 年以上。

4.心力衰竭其他治疗

严重心力衰竭内科治疗无效的病例可考虑心脏移植。在等待期如有条件可行左心机械辅助循环,以改善循环。也有试行左心室成形术者,通过切除部分扩大的左心室同时置换二尖瓣,以减轻反流、改善心功能,但疗效尚不确定。

5.抗凝治疗

血栓栓塞是常见的并发症,对于有房颤或已经有附壁血栓形成或有血栓栓塞病史的患者须长期华法林等抗凝治疗。

6.心律失常和心脏性猝死的防治

对于房颤的治疗可参考心律失常相关章节。置入心脏电复律除颤器(ICD)预防心脏猝死的适应证包括:①有持续性室速史;②有室速、室颤导致的心搏骤停史;③LVEF<35%,NYHA 心功能分级为Ⅱ~Ⅲ级,预期生存时间>1 年,且有一定生活质量。

(七)特殊类型心肌病

DCM 中部分病因比较明确,具有很独特的临床特点。我国北方曾经流行的、与食物中缺硒有关的克山病几乎绝迹,故不赘述。

1.酒精性心肌病

长期大量饮酒可能导致酒精性心肌病。其诊断依据包括:有符合扩张型心肌病的临床表现;有长期过量饮酒史(WHO 标准:女性>40g/d,男性>80g/d,饮酒 5 年以上);既往无其他心脏病病史。若能早期戒酒,多数患者心脏情况能逐渐改善或恢复。

2.围生期心肌病

既往无心脏病的女性于妊娠最后 1 个月至产后 6 个月内发生心力衰竭,临床表现符合扩张型心肌病特点可以诊断本病。其发生率约为 1/1300～4000 次分娩。发病具有明显的种族特点，以非洲黑人发病最高。高龄和营养不良、近期出现妊高征、双胎妊娠及宫缩抑制剂治疗与本病发生有一定关系。通常预后良好，但再次妊娠常引起疾病复发。

3.心动过速性心肌病

多见于房颤或室上性心动过速。临床表现符合扩张型心肌病特点。有效控制心室率是关键，同时需要采用阻断神经-体液激活的药物包括 ACEI、β 受体拮抗剂和 MRA 等。

4.致心律失常性右心室心肌病(ARVC)

又称为致心律失常性右心室发育不良(ARVD)，是一种遗传性心肌病，以右心室心肌逐渐被脂肪及纤维组织替代为特征，左心室亦可受累。青少年发病，临床以室性心动过速、右心室扩大和右心衰竭等为特点。心电图 V_1 导联可见特殊的 epsilon 波。患者易猝死。

5.心肌致密化不全

属于遗传性心肌病。患者胚胎发育过程中心外膜到心内膜致密化过程提前终止。临床表现为左心衰和心脏扩大。超声心动图检查左心室疏松层与致密层比例大于 2。CMR 是另一有效诊断工具。临床处理主要是心力衰竭对症治疗。有左束支阻滞的患者置入 CRT 可望获得良好效果。

6.心脏气球样变

本病少见。发生与情绪急剧激动或精神刺激等因素有关，如亲人过世、地震等，故又称“伤心综合征”。临床表现为突发胸骨后疼痛伴心电图 ST 段抬高和或 T 波倒置。冠状动脉造影除外狭窄。左心室功能受损，心室造影或超声心动图显示心室中部和心尖部膨出。临床过程呈一过性。支持和安慰是主要的治疗。β 受体拮抗剂治疗可望减少心脏破裂的发生。

7.缺血性心肌病

冠状动脉粥样硬化多支病变造成的弥散性心脏扩大和心力衰竭称为缺血性心肌病，此有别于其他原因不明的扩张型心肌病。虽然欧美指南中都把冠状动脉疾病排除在心肌病的病因之外，但是文献中通常接受这一定义。

二、肥厚型心肌病

肥厚型心肌病(HCM)是一种遗传性心肌病，以心室非对称性肥厚为解剖特点，是青少年运动猝死的最主要原因之一。根据左心室流出道有无梗阻又可分为梗阻性和非梗阻性 HCM。国外报道人群患病率为 200/10 万。我国有调查显示患病率为 180/10 万。

本病预后差异很大，是青少年和运动猝死的最主要一个原因，少数进展为终末期心衰，另有少部分出现心衰、房颤和栓塞。不少患者症状轻微，预期寿命可以接近常人。

(一)病因与分子遗传学

HCM 为常染色体显性遗传，具有遗传异质性。目前已发现至少 18 个疾病基因和 500 种以上变异，约占 HCM 病例的一半，其中最常见的基因突变为 β-肌球蛋白重链及肌球蛋白结合蛋白 C 的编码基因。HCM 的表型呈多样性，与致病的突变基因、基因修饰及不同的环境因子有关。

（二）病理生理

在梗阻性 HCM 患者，左心室收缩时快速血流通过狭窄的流出道产生负压，引起二尖瓣前叶前向运动，加重梗阻。此作用在收缩中、后期较明显。有些患者静息时梗阻不明显，运动后变为明显。静息或运动负荷超声显示左心室流出道压力阶差≥30mmHg 者，属梗阻性 HCM，约占 70%。

HCM 患者胸闷气短等症状的出现与左心室流出道梗阻、左心室舒张功能下降、小血管病变造成心肌缺血等因素有关。

（三）病理改变

大体解剖主要为心室肥厚，尤其是室间隔肥厚，部分患者的肥厚部位不典型，可以是左心室靠近心尖部位。组织学改变有 3 大特点：心肌细胞排列紊乱、小血管病变、瘢痕形成。

（四）临床表现

1.症状

最常见的症状是劳力性呼吸困难和乏力，其中前者可达 90%以上，夜间阵发性呼吸困难较少见。1/3 的患者可有劳力性胸痛。最常见的持续性心律失常是房颤。部分患者有晕厥，常于运动时出现，与室性快速心律失常有关。该病是青少年和运动员猝死的主要原因。

2.体征

体格检查可见心脏轻度增大，可闻及第四心音。流出道梗阻的患者可于胸骨左缘第 3～4 肋间闻及较粗糙的喷射性收缩期杂音。心尖部也常可听到收缩期杂音，这是因为二尖瓣前叶移向室间隔导致二尖瓣关闭不全。增加心肌收缩力或减轻心脏后负荷的措施，如含服硝酸甘油、应用正性肌力药、作 Valsalva 动作或取站立位等均可使杂音增强；相反凡减弱心肌收缩力或增加心脏后负荷的因素如使用 β 受体拮抗剂、取蹲位等均可使杂音减弱。

（五）辅助检查

1.胸部 X 线检查

普通胸部 X 线检查示心影可以正常大小或左心室增大。

2.心电图

变化多端。主要表现为 QRS 波左心室高电压、倒置 T 波和异常 q 波。左心室高电压多在左胸导联。ST 压低和 T 波倒置多见于 Ⅰ、aVL、V_4～V_6 导联。少数患者可有深而不宽的病理性 Q 波，见于导联 Ⅰ、aVL 或 Ⅱ、Ⅲ、aVF 和某些胸导联。此外，患者同时可伴有室内传导阻滞和其他各类心律失常。

3.超声心动图

是临床最主要的诊断手段。心室不对称肥厚而无心室腔增大为其特征。舒张期室间隔厚度达 15mm 或与后壁厚度之比≥1.3。伴有流出道梗阻的病例可见室间隔流出道部分向左心室内突出、二尖瓣前叶在收缩期前移（SAM）、左心室顺应性降低致舒张功能障碍等。值得强调的是，室间隔厚度未达标不能完全除外本病诊断。静息状态下无流出道梗阻需要评估激发状态下的情况。

部分患者心肌肥厚限于心尖部，尤以前侧壁心尖部为明显，如不仔细检查，容易漏诊。

4.心脏磁共振

CMR 显示心室壁和(或)室间隔局限性或普遍性增厚，同位素钆延迟增强扫描可见室间隔与右心室游离壁连接处心肌呈片状强化，梗阻性 HCM 可见左心室流出道狭窄、SAM 征、二尖瓣关闭不全。

5.心导管检查和冠状动脉造影

心导管检查可显示左心室舒张末期压力增高。有左心室流出道狭窄者在心室腔与流出道之间存在收缩期压力阶差，心室造影显示左心室变形，可呈香蕉状、犬舌状或纺锤状(心尖部肥厚时)。冠状动脉造影多无异常，对于排除那些有疑似心绞痛症状和心电图 ST-T 改变的患者有重要鉴别价值。

6.心内膜心肌活检

可见心肌细胞肥大、排列紊乱、局限性或弥散性间质纤维化。心肌活检对除外浸润性心肌病有重要价值，用于除外淀粉样变、糖原贮积症等。

(六)诊断与鉴别诊断

1.诊断标准

根据病史及体格检查，超声心动图示舒张期室间隔厚度达 15mm 或与后壁厚度之比≥1.3。近年来 CMR 越来越多用于诊断。如有阳性家族史(猝死、心肌肥厚等)更有助于诊断。基因检查有助于明确遗传学异常。

2.鉴别诊断

鉴别诊断需要除外左心室负荷增加引起的心室肥厚，包括高血压心脏病、主动脉瓣狭窄、先天性心脏病、运动员心脏肥厚等。

此外，还需要除外异常物质沉积引起的心肌肥厚：淀粉样变、糖原贮积症；其他相对少见的全身疾病如嗜铬细胞瘤、Fabry 氏病、血色病、心面综合征、线粒体肌病、Danon 病、遗传性共济失调及某些遗传代谢性疾病也可引起心肌肥厚，但常有其他系统受累表现有助鉴别。

(七)治疗

HCM 的治疗旨在改善症状、减少合并症和预防猝死。其方法是通过减轻流出道梗阻、改善心室顺应性、防治血栓栓塞事件和识别高危猝死患者。治疗需要个体化。

1.药物治疗

药物治疗是基础。针对流出道梗阻的药物主要有β受体拮抗剂和非二氢吡啶类钙通道阻滞剂，当出现充血性心力衰竭时需要采用针对性处理。对房颤患者需要抗凝治疗。值得指出的是，对于胸闷不适的患者在使用硝酸酯类药物时需要注意除外流出道梗阻，以免使用后加重。

(1)减轻左心室流出道梗阻：β受体拮抗剂是梗阻性 HCM 的一线治疗用药，可改善心室松弛，增加心室舒张期充盈时间，减少室性及室上性心动过速。非二氢吡啶类钙通道阻滞剂也具有负性变时和减弱心肌收缩力作用，可改善心室舒张功能，对减轻左心室流出道梗阻也有一定治疗效果，可用于那些不能耐受β受体拮抗剂的患者。由于担心β受体拮抗剂与钙通道阻滞剂联合治疗出现心率过缓和低血压，一般不建议合用。此外，双异丙吡胺能减轻左心室流出道梗阻，也是候选药物，但心脏外不良反应相对多见。

(2)针对心力衰竭的治疗：疾病后期可出现左心室扩大，左心室收缩功能减低，慢性心功能不全的临床表现。治疗药物选择与其他原因引起的心力衰竭相同，包括 ACEI、ARB、β受体拮抗剂、利尿剂、螺内酯甚至地高辛。

(3)针对房颤：HCM 最常见的心律失常是房颤，发生率达 20%。胺碘酮能减少阵发性房颤发作。对于持续性房颤，可予β受体拮抗剂控制心室率。除非禁忌，一般需考虑口服抗凝药治疗。

2.非药物治疗

(1)手术治疗：对于药物治疗无效、心功能不全(NYHA Ⅲ～Ⅵ级)患者，若存在严重流出道梗阻(静息或运动时流出道压力阶差大于 50mmHg)，需要考虑行室间隔切除术。目前美国和欧洲共识将手术列入合适患者的首选治疗。

(2)酒精室间隔消融术：经冠状动脉间隔支注入无水酒精造成该供血区域心室间隔坏死，此法可望减轻部分患者左心室流出道梗阻及二尖瓣反流，改善心力衰竭症状。其适应证大致同室间隔切除术。由于消融范围的不确定性，部分患者需要重复消融，长期预后尚不清楚，目前主要针对那些年龄过大、手术耐受差、合并症多、缺乏精良手术医师的情况。

(3)起搏治疗：对于其他病因有双腔起搏置入适应证的患者，选择放置右心室心尖起搏可望减轻左心室流出道梗阻。对于药物治疗效果差而又不太适合手术或消融的患者可以选择双腔起搏。

3.猝死的风险评估和 ICD 预防

HCM 是青年和运动员心源性猝死最常见的病因。ICD 能有效预防猝死的发生。预测高危风险的因素包括：曾经发生过心搏骤停、一级亲属中有 1 个或多个 HCM 猝死发生、左心室严重肥厚(≥30mm)、Holter 检查发现反复非持续室性心动过速、运动时出现低血压、不明原因晕厥尤其是发生在运动时。

三、限制型心肌病

限制型心肌病是原发性的心肌浸润或非浸润性病变，或心肌内膜纤维化。以心室腔进行性闭塞和舒张功能减退为特征。包括多发生在热带地区的心内膜纤维化及大多发生在温带的嗜酸细胞心肌病。本病在我国罕见。可能的病因包括病毒或寄生虫感染、自身免疫、营养不良、嗜酸粒细胞增多变性等。

(一)诊断

1.症状

开始表现为发热，全身倦怠，白细胞增多，特别是嗜酸粒细胞增多，以后逐渐出现心悸、呼吸困难、水肿、肝肿大、颈静脉怒张、腹水等心力衰竭症状，酷似缩窄性心包炎。

2.体征

(1)颈静脉怒张、静脉压增高；血压低，脉压小，脉细弱可有奇脉。

(2)心尖搏动弱、心浊音界扩大和心尖部第一心音减弱、心率快,心尖部及其内侧可闻及舒张期奔马律。可有肺动脉瓣区第二心音亢进。

(3)腹膨隆,有移动性浊音,往往腹水量大,而下肢肿胀轻。

(4)以左心室病变为主者,可有肺水肿的体征。

(5)可有四肢血管或脑栓塞以及心律失常体征。

3.检查

(1)心电图检查:ST 段及 T 波非特异性改变,部分患者可见 QRS 波群低电压、病理性 Q 波、束支阻滞、心房颤动和病态窦房结综合征等心律失常。

(2)X 线胸片检查:心影正常或轻中度增大,可有肺淤血的征象。少数病例可见心内膜钙化影,心室造影可见流入道及心尖部心腔狭小甚至闭塞,流出道反而扩张。

(3)超声心动图检查:一般可见单侧或双侧心房扩大,尚无收缩功能明显受损时,可有心室壁及室间隔增厚,心室腔缩小。有的患者突出表现为心腔狭小,心尖多呈闭塞;心室收缩功能受损的患者可见心室扩大,有心室附壁血栓形成;有心房颤动者,房内附壁血栓也可见。多普勒超声见二尖瓣血流频谱表现为左心室舒张期被动充盈受阻,E/A 比值增加和等容舒张时间缩短;舒张期被动充盈受阻常掩盖同时并存的舒张功能异常,使舒张功能异常的血流频谱呈现"正常化假象",而收缩功能、左心室射血分数一般正常或大致正常。

(4)心导管检查:心房压力曲线出现右房压升高和快速的下陷:左心充盈压高于右心充盈压,心室压力曲线上表现为舒张早期下降和中晚期高原波:肺动脉高压。

(5)心内膜心肌活检(EMB):早期可见嗜酸粒细胞浸润,晚期多为心内膜心肌纤维化的表现;右心室活检可证实嗜酸粒细胞增多症患者的心内膜心肌损害,对心内膜弹力纤维增生症和原发性限制型心肌病的组织学诊断具有重要价值。

4.诊断要点

(1)早期可能表现发热、乏力、头晕、气急,以后逐渐出现心悸、呼吸困难、肝肿大、下肢水肿、腹水等症状。

(2)心脏搏动减弱,浊音界轻度增大,心音低,可有舒张期奔马律及心律失常。

(3)X 线检查可见心影扩大、心内膜心肌钙化的阴影。

(4)心电图显示低电压、心房或心室肥大、束支传导阻滞、心房颤动、ST-T 改变等;也可在 V_1、V_2 导联上有 Q 波。

(5)超声心动图可见下腔静脉和肝静脉显著增宽,心肌心内膜结构超声回声密度异常,左右心房扩大、右心室心尖部心内膜增厚,甚至心腔闭塞。

(6)心导管检查示舒张期心室压力曲线呈现早期下陷,晚期高原波形。右心室造影可见心内膜肥厚及心室腔缩小,心尖部钝角化。

5.鉴别诊断

(1)风湿性心脏病:一般有相关的病史,心力衰竭控制后杂音增强,超声心动图可显示瓣膜病变。

(2)缩窄性心包炎:X 线可见心包钙化,而限制型心肌病为心内膜线状钙化。超声心动图、MRI 可显示心包增厚且心内膜正常,而限制型心肌病则为心内膜增厚和心室腔闭塞。心内膜心肌活检正常。

(3)冠心病:年龄多在 40 岁以后,常有冠心病的病史或易患因素;多为左心室扩大,心力衰竭控制后心影缩小不明显;超声心动图多显示为节段性室壁运动异常;^{201}Tl 心肌显像呈均匀的大片缺损,有核素再分布现象;冠状动脉造影可以明确诊断。

(4)特异性心肌病:酒精性心肌病、围生期心肌病、药物性心肌病等,均类似于扩张型心肌病,但往往有特殊病史,如长期大量饮酒、妊娠分娩、使用对心肌有损害的药物等。

(二)治疗

治疗原则为对症治疗,避免和治疗并发症,以改善舒张功能为主,不宜劳累和防止感染。

1.一般治疗

本病缺乏特异性治疗方法,以对症治疗为主。应嘱患者卧床休息,低盐饮食,防治感染。

2.药物治疗

可试用β-受体阻滞剂、血管紧张素转换酶抑制剂等药物治疗。发生快速心房颤动、心力衰竭者可用洋地黄制剂,但必须剂量减小;有水肿、腹水时宜用利尿剂,但应注意不使心室充盈压下降过多而影响心功能;防治栓塞时,可用华法林每日 2.5mg,口服,3～5 日复查 INR,宜控制在 2～3;有心律失常者,可用胺碘酮负荷量后改为每日 200mg,口服。

3.手术治疗

对严重的心内膜心肌纤维化可行心内膜剥脱术,切除纤维性心内膜;伴有瓣膜反流者,可行人工瓣膜置换术;对有附壁血栓者,行血栓切除术。已有心源性肝硬化者,则不宜手术治疗。

(三)病情观察

1.诊断明确者

主要观察治疗后患者胸闷、呼吸困难的改善程度,能否耐受日常活动,夜间能否平卧,有无咳嗽,坐起后呼吸困难能否好转;利尿剂治疗后尿量有无增加;ACEI 治疗后血压控制情况;β-受体阻滞剂治疗后患者的心率、血压变化情况,心力衰竭有无恶化,洋地黄用量是否不足或过量,抗凝剂治疗后有无出血;有严重心律失常者,须行心电监护,并观察治疗后症状是否好转。

2.诊断不明确者

应向患者及家属讲明需行 X 线、心电图、超声心动图等检查以明确诊断,并注意监测患者的生命体征及病情变化,包括有无心律失常、对症治疗后患者的症状变化,并根据患者的具体情况,调整治疗用药。

(四)病历记录

1.门急诊病历

记录患者就诊时主要症状的特点,如呼吸困难、心悸、水肿等,有无黑朦、晕厥、抽搐等表现,记录有关洋地黄、利尿剂、β-受体阻滞剂、血管紧张素转换酶抑制剂及抗心律失常药物的使用情况。体检记录患者血压、颈静脉怒张、肺部啰音、腹水、水肿等情况,心脏体检时记录患者的心界大小、心率、心律、杂音、奔马律等情况。记录患者心电图、X 线、超声心动图等检查结果。

2.住院病历

详尽记录患者主诉、发病过程、门急诊及外院治疗经过、所用药物及效果如何。病程记录应重点记录患者入院治疗后的病情变化、治疗效果及上级医师的查房意见,记录患者有关心电图、X线、超声心动图等检查结果。

(五)注意事项

1.医患沟通

对已明确诊断的,应告诉患者或其亲属有关限制型心肌病的特点、治疗药物、疗程、预后特点;对尚未明确诊断的,应告知患者及家属需尽早行心电图、超声心动图等检查,以及时明确诊断。能门诊治疗的患者必须定期复诊,以观察、评估治疗疗效。住院的患者则应在上级医师指导下确定治疗方案,有关治疗效果、治疗中出现并发症、需要调整的治疗方案应及时告知患者或家属,并签署知情同意书。

2.经验指导

(1)患者如有劳力性呼吸困难,颈静脉怒张、肝脏肿大、腹水、Kussmul征等征象,体检发现心率增快,心尖搏动不明显,心浊音界不增大,心音较低等体征,相关检查排除缩窄性心包炎时,应考虑本病的可能。

(2)临床上,本病较为少见,本病的诊断很大程度上依赖于超声心动图、心导管检查。心内膜心肌活检对诊断具有重要价值,但因其有一定的创伤性,必须征得患者及家属的同意并签字后,方能进行。

(3)本病缺乏特异性的治疗方法,目前临床上仍以对症治疗为主。

(4)药物治疗时应充分估计药物治疗的疗效,尤其是应注意观察治疗药物本身的毒副反应。本病发生快速房颤、心力衰竭者可用洋地黄,但应注意所用剂量应减小,以免发生洋地黄中毒。

四、心肌炎

心肌炎是指心肌局限性或弥散性非特异性炎症。按病因心肌炎可分为3类:①感染性疾病中发生的心肌炎,如病毒、细菌、立克次体、螺旋体感染等;②变态反应所致的心肌炎,如风湿性心肌炎等;③理化因素引起的心肌炎,如射线损伤、某些化学药品或药物中毒等。

近年来由于对心肌炎病原学的深入研究和诊断方法的改进,心肌炎已成为常见心脏病之一。尤其是病毒性心肌炎最为常见。病毒性心肌炎是由嗜心肌病毒引起的心肌局限或弥散性炎症。多见于儿童、青少年,但成人也不罕见,可流行发病,也可散在发生。

(一)诊断

1.症状

病毒性心肌炎的症状可出现于原发病的症状期或恢复期。如在原发病的症状期出现,其表现可被原发病掩盖。多数患者在发病前有发热、全身酸痛、咽痛、腹泻等症状。患者常诉胸闷、心前区隐痛、心悸、乏力、恶心、头晕。临床上诊断的病毒性心肌炎中90%左右以心律失常为主诉或首见症状,其中少数患者可由此而发生昏厥或阿-斯综合征。极少数患者起病后发展迅速,出现心力衰竭或心源性休克。

2.体征

(1)心脏增大:轻者心脏浊音界不增大,一般有暂时性心脏浊音界增大,不久即恢复。心脏增大显著者反映心肌炎范围广泛而病变严重。

(2)心率改变:心率增速与体温不相称,或心率异常缓慢,均为病毒性心肌炎的可疑征象。

(3)心音改变:心尖区第一心音可减低或分裂。心音呈胎心样。心包摩擦音的出现反映有心包炎存在。

(4)杂音:心尖区可能有收缩期吹风样杂音或舒张期杂音,前者为发热、贫血、心腔扩大所致,后者因左心室扩大造成的相对性二尖瓣狭窄所致。杂音响度都不超过3级,病情好转后消失。

(5)其他:个别患者可出现红色小点状皮疹。

3.检查

(1)实验室检查:①白细胞总数可正常或略升高;②血沉可轻、中度增快;③急性期血清心肌酶谱(CK、CK-MB、LDH和LDH1)增高;④血清免疫球蛋白IgG、IgM增高;⑤血清病毒中和抗体滴度升高(≥1∶640)或恢复期较急性期滴度高4倍以上;⑥血清中检测到病毒RNA或DNA;⑦心肌活检标本中检测到病毒颗粒、病毒RNA或DNA。

(2)病毒学检查:可取患者的咽分泌物、血、粪便进行病原体分离,培养获取致病病毒,对于病因学诊断有确切价值。

(3)免疫学检查:目前开展的方法有病毒中和抗体、心肌抗体、荧光免疫抗体测定、酶联免疫吸附试验、单克隆抗心肌肌原纤维抗体、柯萨奇病毒特异性IgM、IgG测定等。其中PCR检测柯萨奇B病毒特异性强、敏感、快速、简便,对病毒性心肌炎的病原诊断有重要价值。

(4)特殊检查

①心电图:对心肌炎诊断的敏感性高,特异性较低;其中以心律失常尤其是期前收缩最常见,室性早搏更多见;其次是房室传导阻滞,以Ⅰ度房室传导阻滞多见,伴束支阻滞者,表明病变广泛,多数房室传导阻滞为暂时性的,经1—3周治疗后消失,但少数患者可长期存在;约1/3病例表现为ST-T改变。

②X线胸片:约1/4患者有不同程度心脏扩大,搏动减弱。重症患者因左心功能不全可见肺淤血或肺水肿的征象。

③超声心动图:对本病的诊断无特异性。心脏扩大,心室壁运动减弱取决于病毒对心室损伤的程度和范围。

④心内膜心肌活检:见有心肌炎性细胞浸润伴有心肌细胞坏死和(或)心肌细胞变性。应用EMB标本进行病毒基因探针原位杂交、逆转录-多聚酶链反应(RT-PCR)有助于确立病原学诊断,但阴性结果不能排除病毒性心肌炎。

⑤放射性核素显像:^{111}In单克隆抗肌球蛋白抗体心肌显像,对心肌坏死检测敏感性较高(100%),但特异性较差(58%)。

4.诊断要点

(1)病毒感染的证据:①有发热、腹泻或流感症状。②血清病毒中和抗体测定结果阳性,由于柯萨奇B病毒最为常见,通常检测此组病毒的中和抗体,在起病早期和发病后2~4周各取血标本检测一次,如二次抗体效价示 4 倍以上升高或其中一次≥1.640,可作为近期感染该病毒的依据。③咽、肛拭病毒分离,如阳性有辅助诊断意义,有些正常人也可阳性,其意义须与阳性中和抗体测定结果相结合。④用聚合酶链反应法从粪便、血清或心肌组织中检出病毒RNA。⑤心肌或心包心肌活检:从取得的活组织作病毒检测,病毒学检查对心肌炎的诊断有帮助。

(2)发病特征:发病当时和(或)发病后 1～2 周内出现心脏症状,尤其心力衰竭、心脏骤停、恶性室性心律失常,并出现相应的心电图变化。

5.鉴别诊断

(1)风湿性心肌炎:①多有溶血性链球菌感染史;②发热较高;③心脏杂音明显;④可伴急性关节炎、环形红斑、皮下结节;⑤抗链球菌溶血素 O 增高;⑥抗风湿治疗有效。

(2)心脏神经症:①多见于青壮年和更年期妇女;②有自主神经功能紊乱症状,如头痛、头晕、失眠、多梦、多汗、手足发凉等;③体检无器质性心脏病证据。

(3)心包积液:本病心尖搏动不明显或远在心浊音界内侧,而病毒性心肌炎心尖搏动与心浊音界的左侧缘相符。心包积液常无心脏杂音,超声心动图可显示心包液性暗区。

(4)原发性心肌病:酒精性心肌病、围产期心肌病、药物性心肌病等均类似于扩张型心肌病,但有特殊的病史,如有长期大量饮酒、妊娠分娩、使用对心肌有损害的药物的病史。

(二)治疗

1.一般治疗

尽早卧床休息以减轻心脏负荷。尤是有严重心律失常、心力衰竭的患者应卧床休息 1 个月,半年内不参加体力活动;无心脏形态功能改变者,休息半个月,3 个月内不参加重体力活动。

充分休息,防止过劳。急性期应卧床休息至症状消失、心电图恢复正常,一般需 3 个月左右;心脏已扩大或曾经出现过心功能不全者应延长至半年,直至心脏不再缩小、心功能不全症状消失后,然后再逐渐起床活动。

2.药物治疗

(1)抗病毒治疗

①干扰素 α100 万～300 万单位,肌内注射,每日 1 次,2 周为 1 疗程。

②黄芪注射液 20g 加入 5%葡萄糖注射液 250mL 中静脉滴注,每日 1 次,2 周后改为口服。

③治疗初期常规应用抗生素,青霉素 400 万～800 万单位(青霉素皮试阴性者用)或红霉素 1.2g 加入 5%葡萄糖注射液 500mL 中静脉滴注,每日 1 次,疗程 1 周。

④流感病毒所致心肌炎可试用吗啉胍每日 300～600mg 或金刚烷胺每日 200mg;属疱疹病毒感染者可试用阿糖胞苷每日 50～100mg 或利巴韦林每日 300mg,静脉滴注,连用 1 周。

(2)酌情应用改善心肌细胞营养与代谢的药物:可选用辅酶 A、ATP、肌酐、维生素 C、维生素 B。对于重症病毒性心肌炎,特别是并发心力衰竭或心源性休克者,用 FDP 5g,每日 1～2 次静脉滴注,可能有效;此外,在极化液(GIK)基础上加入 25%硫酸镁 5～10mL,对快速性心律失常疗效更佳,7～14 日为 1 疗程。

保持心肌治疗可用维生素 C 5g 加入 5%葡萄糖注射液 250mL 中静脉滴注,每日 1 次,以及辅酶 Q_{10} 10mg,每日 3 次,口服。

(3)免疫抑制剂治疗:免疫调节药物对免疫功能不足者,可应用提高免疫功能药物。常用的有:①干扰素 100 万单位,每日肌内注射 1 次,2 周为 1 疗程。②简化胸腺素 10mg,每日肌内注射 1 次,共 3 个月。③免疫核糖核酸 3mg,每 2 周皮下或肌内注射 1 次,共 3 个月。④转移因子 1mg,皮下或肌内注射,每周 1～2 次。⑤黄芪注射液 4～5 支,静脉滴注,每日 1 次,3 周为 1 个疗程。

免疫抑制治疗时有以下情况者可予以糖皮质激素治疗:①严重的进行性恶化的心肌炎,尤其是小儿心肌炎;②严重的缓慢心律失常;③合并肌肉、神经系统炎症损害者;④心功能不全迁延不愈者,即所谓"难治性心力衰竭";⑤合并急性肺水肿、心源性休克者。可用琥珀酸氢化可的松 200mg 加入 5%葡萄糖注射液 500mL 中静脉滴注,每日 1 次;或用泼尼松 20mg,每日 3 次口服。

(4)对症治疗:有心力衰竭者,可按常规的心力衰竭治疗,但洋地黄制剂用量应偏小;可用血管紧张素转换酶抑制剂(ACEI),如卡托普利每日 12.5～37.5mg,分 2～3 次口服;或用依那普利每日 5～10mg,分 2 次口服。有完全性房室传导阻滞者,使用临时起搏器,可短程应用地塞米松每日 10mg,静脉滴注 3～7 日,不能恢复者安装永久起搏器。有其他心律失常者,可予相应的抗心律失常治疗。

(三)病情观察

1.诊断明确者

观察患者胸闷、心悸、呼吸困难程度如何,能否耐受日常活动,夜间能否平卧;患者入院治疗的,应予以心电监护,监测生命体征及病情变化,评估、观察治疗疗效,观察有无治疗药物本身的毒副反应,根据患者的具体情况,调整治疗用药。

2.诊断不明确者

应向患者及家属讲明本病的特点、诊断方法,需行 X 线、心电图、超声心动图、血清肌钙蛋白Ⅰ或肌钙蛋白 T、CK-MB、病原学等检查,以尽快明确诊断。检查过程中,也需要检查患者的生命体征变化,有无心律失常,是否发生黑矇、晕厥、抽搐等,以及予以对症治疗后,患者的病情变化。

(四)病历记录

1.门急诊病历

记录患者就诊时间及就诊的主要症状,如头晕、乏力、胸闷、胸痛、呼吸困难、心悸等,有无病毒感染史、饮酒史。体检记录患者血压、口唇发绀、颈静脉怒张、肺部啰音、腹水、水肿等情况,心脏听诊时注意患者的心界大小、心率、心律、杂音、奔马律等变化。辅助检查记录血清肌钙蛋白Ⅰ或肌钙蛋白 T、CK-MB 测定,以及心电图、X 线、超声心动图等检查的结果。

2.住院病历

记录患者主诉、发病过程、门急诊及外院治疗经过、所用药物及效果如何。首次病程记录应提出相应的诊断依据、鉴别诊断要点、诊疗计划。病程记录记录患者入院治疗后病情变化、治疗效果。记录有关血清肌钙蛋白Ⅰ或肌钙蛋白T、CK-MB、病原学等测定，以及心电图、X线、超声心动图等检查结果。如需临时起搏或电复律，应记录与患者或其亲属的谈话经过，无论同意与否，应请患者或其亲属签名。

（五）注意事项

1.医患沟通

（1）大多数患者经过积极治疗后痊愈，极少数患者急性期因严重心律失常、急性心力衰竭和心源性休克而死亡；部分患者经数周或数月后病情趋于稳定，但存在一定程度的心脏扩大、心功能减退、心律失常或心电图改变；另有部分患者可转为慢性心肌炎，逐渐出现进行性心脏扩大、心功能减退、心律失常，经过数年或数十年后死于严重心律失常、急性心力衰竭和心源性休克。

（2）对已明确诊断的，应告诉患者或其亲属有关病毒性心肌炎的临床诊断、治疗药物、疗程，尤其是本病上述的临床特点、发展后果。告知患者及家属坚持规则治疗的重要性。对尚未明确诊断的，应告知患者及家属，尽快行血清肌钙蛋白Ⅰ或肌钙蛋白T、CK-MB、病原学等测定，以及心电图、超声心动图等检查，以尽快明确诊断。治疗过程中有关治疗效果、治疗中可能出现的并发症、需要调整治疗方案的或需要起搏、电复律治疗的，应及时告知患者或家属，并签署知情同意书。

2.经验指导

（1）临床上诊断的病毒性心肌炎中90%左右以心律失常为主诉或首发症状就诊，其中少数患者可发生晕厥或阿-斯综合征。值得注意的是，极少数患者起病后发展迅速，出现心力衰竭或心源性休克，如不及时救治则患者因此而死亡。因此，临床医师应警惕，此类患者的诊治必须争分夺秒，尽快明确诊断，尽最大努力积极救治。

（2）患者发病前有上呼吸道、肠道感染的病史，有心悸、胸闷、呼吸困难等症状，结合心电图、X线等检查的特点，可诊断本病，不应等待病原学检查的结果。

（3）必须强调患者卧床休息对病情控制、恢复十分重要。一般至少应休息至体温正常；伴有心律失常、白细胞计数升高、血清肌酸磷酸激酶升高者，应严格卧床休息2～4周，或直至检验指标正常；伴有心脏扩大者应休息半年至1年，力求心脏缩小恢复正常为止；并发心力衰竭者，应依据心功能状态，确定更长的休息时间及限制活动强度。

（4）有心力衰竭者，应及时控制，但洋地黄类药的应用须谨慎，须从小剂量开始，逐步增加，以避免发生毒性反应。完全性房室传导阻滞、窦房结损害或快速室性心律失常引起晕厥、低血压，此时需要起搏治疗或行电复律。

（5）重症患者可短期应用糖皮质激素，但注意必须掌握使用指征。无心力衰竭、恶性心律失常、心源性休克的患者，因可能加速病毒复制，发病初始的14日内不宜使用糖皮质激素。

第二节　稳定型心绞痛

心绞痛是由于暂时性心肌缺血引起的以胸痛为主要特征的临床综合征，是冠状动脉粥样硬化性心脏病（冠心病）的最常见表现。通常见于冠状动脉至少一支主要分支管腔直径狭窄在

50%以上的患者，当应激时，冠状动脉血流不能满足心肌代谢的需要，导致心肌缺血，而引起心绞痛发作，休息或含服硝酸甘油可缓解。

稳定型心绞痛(SAP)是指心绞痛发作的程度、频度、性质及诱发因素在数周内无显著变化的患者。心绞痛也可发生在瓣膜病(尤其主动脉瓣病变)、肥厚型心肌病和未控制的高血压以及甲状腺功能亢进、严重贫血等患者。冠状动脉"正常"者也可由于冠状动脉痉挛或内皮功能障碍等原因发生心绞痛。某些非心脏性疾病如食道、胸壁或肺部疾病也可引起类似心绞痛的症状，临床上需注意鉴别。

一、病因和发病机制

稳定型心绞痛是一种以胸、下颌、肩、背或臂的不适感为特征的临床症候群，其典型表现为劳累、情绪波动或应激后发作，休息或服用硝酸甘油后可缓解。有些不典型的稳定型心绞痛以上腹部不适感为临床表现。有学者曾提出"心绞痛的概念"，并将之描述为与运动有关的胸区压抑感和焦虑，不过那时还不清楚它的病因和病理机制。现在我们知道它由心肌缺血引起。心肌缺血最常见的原因是粥样硬化性冠状动脉疾病，其他原因还包括肥厚型或扩张型心肌病、动脉硬化以及其他较少见的心脏疾病。

心肌供氧和需氧的不平衡产生了心肌缺血。心肌氧供取决于动脉氧饱和度、心肌氧扩散度和冠脉血流，而冠脉血流又取决于冠脉管腔横断面积和冠脉微血管的调节。管腔横断面积和微血管都受到管壁内粥样硬化斑块的影响，从而因运动时心率增快、心肌收缩增强以及管壁紧张度增加导致心肌需氧增加，最终引起氧的供需不平衡。心肌缺血引起交感激活，产生心肌耗氧增加、冠状动脉收缩等一系列效应，从而进一步加重缺血。缺血持续加重，导致心脏代谢紊乱、血流重分配、区域性以至整体性舒张和收缩功能障碍，心电图改变，最终引起心绞痛。缺血心肌释放的腺苷能激活心脏神经末梢的 A1 受体，是导致心绞痛(胸痛)的主要中介。

心肌缺血也可以无症状。无痛性心肌缺血可能因为缺血时间短或不甚严重，或因为心脏传入神经受损，或缺血性疼痛在脊和脊上的部位受到抑制。患者显示出无痛性缺血证据、气短以及心悸都提示心绞痛存在。

对大多数患者来说，稳定型心绞痛的病理因素是动脉粥样硬化、冠脉狭窄。正常血管床能自我调节，例如在运动时冠脉血流增加为平时的 5～6 倍。动脉粥样化斑块减少了血管腔横断面积，使得运动时冠脉血管床自我调节的能力下降，从而产生不同严重程度的缺血。若管腔径减少＞50%，当运动或应激时，冠脉血流不能满足心脏代谢需要从而导致心肌缺血。内皮功能受损也是心绞痛的病因之一。心肌桥是心绞痛的罕见病因。

用血管内超声(IVUS)观察稳定型心绞痛患者的冠状动脉斑块，发现 1/3 的患者至少有 1 个斑块破裂，6%的患者有多个斑块破裂。合并糖尿病的患者更易发生斑块破裂。临床上应重视稳定型心绞痛患者的治疗，防止其发展为急性冠脉综合征(ACS)。

二、临床表现

（一）疼痛

疼痛是心绞痛的主要症状。典型发作为突发性疼痛，有如下特点。

1.疼痛的部位

以胸骨后痛最常见，也可以是心前区痛。疼痛的范围为一区域，而不是一点，常放射至左肩及左上肢前内侧，达环指和小指。有时疼痛放射至右上肢，背部，颈部、下颌、咽部或上腹部并伴消化道症状。偶尔放射区疼痛成为主要症状，而心前区痛反而不明显。每次心绞痛发作部位往往是相似的。

2.疼痛的性质

因人而异，常呈紧缩感、绞榨感、压迫感、烧灼感、胸憋、胸闷或有窒息感、沉重感，有的患者只述为胸部不适。心绞痛的特征是疼痛的程度逐渐加重，然后逐渐减轻、消失，很少呈针刺样或搔抓样痛，也不受体位或呼吸的影响。疼痛的程度可轻可重，取决于血管阻塞或痉挛程度、个人痛阈、心功能、心脏肥大、心脏做功及侧支循环情况。重者常迫使患者停止动作，不敢活动和讲话，伴面色苍白、表情焦虑，甚至出冷汗。重症心绞痛，特别是多支病变者，对硝酸甘油反应迟钝或无反应。卧位心绞痛，发作时必须坐起甚至站立方能缓解。有的心绞痛首次发作在夜间平卧睡眠时，冠状动脉造影常显示多支冠状动脉严重阻塞性病变或左主干病变。有些患者否认疼痛和不适，主诉气短，眩晕，疲乏，出汗或消化道不适，当这些症状出现在运动时或其他应激时，心肌缺血的可能性很大。

3.疼痛持续时间

多数为 1～5 分钟，很少时长＞15 分钟，也不会转瞬即逝或持续数小时。

4.诱发因素及缓解方式

慢性稳定型心绞痛的发作与劳力（走快路、爬坡，饱餐）或情绪激动（发怒、焦急、过度兴奋）和突然受冷有关，停下休息即可缓解，多发生在劳力当时而不是之后。舌下含服硝酸甘油可在 2～5 分钟内迅速缓解症状。

心绞痛严重程度的判断可参照加拿大心血管学会（CCS）分级（表 2-2-1）。

表 2-2-1 加拿大心血管学会心绞痛分级（CCSC）

级别	心绞痛临床表现
Ⅰ级	一般体力活动不引起心绞痛，例如行走和上楼。费力、快速或长时间用力才引起的心绞痛
Ⅱ级	日常体力活动稍受限制，即以一般速度在一般的条件下平地步行 200～400m 以上距离，或上一层以上楼梯时受限
Ⅲ级	日常体力活动明显受限制，即以一般速度在一般的条件下平地步行 100～400m 距离，或上一层楼梯时受限
Ⅳ级	不能无症状地进行任何体力活动，休息时即可以出现心绞痛综合征

（二）危险因素

在收集与胸痛相关的病史后，还应了解冠心病相关的危险因素：如吸烟、高血压病、高脂血症、糖尿病、肥胖以及冠心病家族史等。

（三）体征

一般冠心病心绞痛患者不发作时多无异常体征。发作时常呈焦虑、恐惧状态，以手紧按心前伴出汗、心率增快和血压增高。由于局部心肌缺血，收缩不协调，可见收缩期心前区局部反常搏动，心尖 S_1 减弱。因心肌顺应性降低，左心室舒张末压增高，心房收缩力增强，可闻及 S_4。如乳头肌缺血及功能障碍可引起二尖瓣关闭不全，心尖部可闻及收缩期杂音或高调杂音，如海鸥鸣。此外，由于一过性左心室收缩功能减弱或一过性左束支传导阻滞，左心室收缩期延长，可致主动脉瓣关闭延迟，而延至肺动脉瓣关闭之后，从而产生 S_2 逆分裂。

三、辅助检查

（一）心电图

约有半数病例平时静息心电图在正常范围内，也可能有陈旧性心肌梗死或非特异性STGT 改变。有时有室性、房性期前收缩或传导阻滞等心律失常。

在胸痛发作或发作后即刻做心电图对诊断缺血特别有用，还能知道缺血的部位、范围和严重程度。以 R 波为主的导联上可有 ST 段降低及 T 波低平或倒置等心内膜下心肌缺血改变，左心室心内膜下心肌由冠状动脉分支末梢供血，在心脏收缩时承受的压力最大，故容易发生缺血。有时心绞痛由心外膜冠状动脉的较大分支痉挛引起，心电图可见部分导联 ST 段抬高，称为变异型心绞痛。有时仅出现 T 波倒置或在平时 T 波倒置的病例，于发作时 T 波反而变为直立，即所谓假性正常化。T 波改变对心肌缺血的意义虽不如 ST 段，但如与平时心电图相比有明显差别，有动态变化者也有助于诊断。在胸前导联深的 T 波倒置，有时在心绞痛发作后几小时或几天更明显，提示左前降支明显狭窄。弥散性 ST 段压低伴 aVR 导联 ST 段抬高提示左主干病变或多支血管病变。少数患者出现一过性 Q 波，可能与心肌缺血引起一过性局部缺血心肌电静止有关。

24 小时动态心电图表现如有与症状相一致 STGT 变化，则对诊断有参考价值，还能发现无症状性心肌缺血。

（二）心电图运动试验

运动试验不仅可检出心肌缺血，提供诊断信息，而且可检测缺血阈值，估测缺血范围及严重程度。该试验对诊断冠心病的敏感性 70%，对排除冠心病的特异性 75%。

（三）胸部 X 线检查

对稳定型心绞痛并无诊断性意义，多为正常。但有助于了解心肺疾病的情况，如有无充血性心力衰竭、心脏瓣膜病、心包疾病等。

（四）超声心动图

可估价左心室功能和心瓣膜情况。对提示有主动脉瓣狭窄，肥厚型心肌病或二尖瓣反流的收缩期杂音者应该做心脏超声。在心绞痛当时或心绞痛缓解后 30 分钟内做心脏超声可发现缺血区室壁运动异常。对有陈旧心肌梗死史或心力衰竭症状的心绞痛患者应该用超声或核素技术定量评估左心室功能。

(五)负荷超声心动图、核素负荷试验(心肌负荷显像)

多数患者用运动试验检查,对不能运动的患者可用双嘧达莫、腺苷或多巴酚丁胺等药物负荷试验检查。多巴酚丁胺通过增加心率和加强心肌收缩而增加心肌对氧的需求,从而诱发心肌缺血。腺苷,扩张血管使缺血区产生不一致的灌注,非狭窄血管扩张可能"盗走"已经最大扩张的狭窄远端血管的血流,使之缺血加重,所谓的"窃血现象"。双嘧达莫通过腺苷释放而产生"窃血现象"。在超声心动图上缺血区室壁运动异常或收缩期室壁变薄,在单光子发射计算机断层核素扫描(ECT)或正电子发射断层扫描(PET)上显示缺血区灌注缺损,最新的PETGCT可以同时了解冠状动脉解剖、心肌灌注和代谢。适应证:①静息心电图异常、LBBB、ST段下降>1mm、起搏心律、预激综合征等心电图运动试验难以精确评估者。②运动试验不能下结论,而冠心病可能性较大者。③既往血管重建(PCI或CABG),症状复发,需了解缺血部位者。④在有条件的情况下可替代运动试验。

(六)多层CT或电子束CT

多层CT或电子束CT平扫可检出冠状动脉钙化并进行积分。人群研究显示钙化与冠状动脉病变的高危人群相联系,但钙化程度与冠状动脉狭窄程度却并不相关,因此,一般不推荐将钙化积分常规用于心绞痛患者的诊断评价。

64层螺旋CT造影为显示冠状动脉病变及形态的无创检查方法。有较高阴性预测价值,若冠状动脉CT造影未见狭窄病变,一般可不进行有创检查。但CT冠状动脉造影对狭窄病变及程度的判断有一定限度,特别当钙化存在时会显著影响对狭窄程度的判断,而钙化在冠心病患者中相当普遍,因此,仅能作为参考。

(七)实验室检查

血常规有助于排除贫血,甲状腺功能测定可排除甲状腺功能亢进或减退症,这些可能诱发或加重心绞痛的因素。常规检测血脂、血糖、CG反应蛋白、肾功能等来寻找危险因素。当鉴别不稳定型心绞痛和非STG段抬高性心肌梗死时,需测定肌钙蛋白和CKGMB。

(八)冠状动脉造影术

对心绞痛或可疑心绞痛患者,冠状动脉造影可以明确诊断心血管病变情况并决定治疗策略及预后,是目前诊断冠心病的"金标准"。

四、诊断与鉴别诊断

根据疼痛的特点,一般典型心绞痛不难诊断。胸痛可以由许多心脏和非心脏原因引起,心脏原因又分为缺血性和非缺血性。在鉴别诊断时需很好考虑。不典型者宜结合病史、体征、心电图检查、运动试验、连续心电图监测,甚至冠状动脉造影明确诊断。

(一)非心脏性疾病引起的胸痛

1.消化系统

(1)食管疾病:反流性食管炎,常呈胃灼热,与体位改变和进食有关,饱餐后、平卧位易发生，可进行相关检查，如食管 pH 值测定等；食管裂孔疝症状类似反流性食管炎；食管动力性疾病包括食管痉挛、食管下段括约肌压力增加或其他动力性疾病，可伴吞咽障碍，常发生在进餐时或进餐后。

(2)胆道疾病：包括胆石症、胆囊炎、胆管炎引起的疼痛常在右上腹部，但也可在上腹部、胸部，可伴消化道症状，腹部 B 超等检查有助于诊断。

(3)溃疡病、胰腺病：有相应消化系统症状。

2.胸壁疾病

肋骨炎、肋软骨炎、纤维织炎、肋骨骨折、胸锁骨关节炎等，局部常有肿胀和压痛。带状疱疹，疼痛沿肋间神经分布，伴有相应部位的皮肤疱疹。颈椎病，与颈椎动作有关。肋间神经痛，本病疼痛常累及 1～2 个肋间，但并不一定局限在前胸，为刺痛或灼痛，多为持续性而非发作性，咳嗽、用力呼吸和身体转动可使疼痛加剧，沿神经行径处有压痛，手臂上举活动时局部有牵拉疼痛，故与心绞痛不同。

3.肺部疾病

肺动脉栓塞、肺动脉高压，伴气短、头晕、右心负荷增加，可做相应检查。肺部其他疾病：肺炎、气胸、胸膜炎、睡眠呼吸暂停综合征等。

4.精神性疾病

过度换气、焦虑症、抑郁症等。心脏神经症的胸痛为短暂(几秒钟)的刺痛或较持久(几小时)的隐痛，患者常喜欢不时地深吸几大口气或作叹息性呼吸。胸痛部位多在左胸乳房下心尖部附近或经常变动。症状多在疲劳之后出现，而不在疲劳的当时，作轻度活动反觉舒适。含硝酸甘油无效或在 10 分钟后才“见效”，常伴有心悸、疲乏及其他神经症的症状。

5.其他

心肌需氧量增加，如高温、甲状腺功能亢进、拟交感毒性药物可卡因的应用、高血压病、重度贫血(Hb＜70g/L)，低氧血症等。

(二)非冠心病的心脏疾病引起的胸痛

可以诱发胸痛的有心包炎、严重未控制的高血压病、主动脉瓣狭窄、肥厚型心肌病、扩张型心肌病、快速性室性或室上性心律失常、主动脉夹层等，均有相应的临床表现及体征。

(三)冠状动脉造影无明显病变的胸痛

(1)冠状动脉痉挛：常在夜间发生，发作时心电图 ST 段抬高，发作后 ST 很快恢复正常。

(2)心脏 X 综合征：为小冠状动脉舒缩功能障碍所致，也称为冠状动脉微血管病变，以反复发作劳累性心绞痛为主要表现，疼痛亦可在休息时发生。发作时或运动负荷心电图可示心肌缺血，放射性核素心肌灌注可示缺损，超声心动图可示节段性室壁运动异常，但冠状动脉造影正常。

(3)非心源性胸痛非心脏性疾病引起的胸痛。

五、稳定型心绞痛的危险评估

危险分层可根据临床评估、对负荷试验的反应、左心室功能及冠状动脉造影显示的病变情况综合判断。

有下列情况的为高危，预后不良，需积极治疗，血管重建可降低病死率。

（一）临床评估

典型心绞痛；外周围血管疾病、心力衰竭；有陈旧性心肌梗死、完全性 LBBB、左室肥厚、二至三度房室传导阻滞、心房颤动、分支阻滞者。吸烟和血脂异常，加上高血压病、糖尿病、腹型肥胖、心理压力大、蔬菜和水果吃得少、缺乏规律锻炼等，可以预测心肌梗死危险的 90%。

（二）负荷试验

运动心电图早期出现阳性（ST 段压低>1mm）；ST 段压低≥2mm；ST 段压低持续至运动结束后 5 分钟以上；血压下降≥1.33kPa（10mmHg）；在运动期间或以后当心率在 120 次/分时，出现严重室性心律失常；Duke 评分≤−11 分。放射性核素检查缺血范围大于左心室的 15%、多于一个血管床的多处灌注缺损、大而严重的灌注缺损、运动负荷时肺内有核素摄取、运动后左心室扩大。超声负荷试验多处可逆性室壁运动异常和更严重更广泛的异常。

Duke 活动平板评分＝运动时间（min）−5×ST 段下降（mm）−（4×心绞痛指数）。心绞痛指数定义为：运动中未出现心绞痛评 0 分，运动中出现心绞痛为 1 分，因心绞痛终止运动试验为 2 分；Duke 评分≥5 分属低危，−10～4 分为中危，≤−11 分为高危。

（三）左室功能

LVEF<35%。

（四）冠状动脉造影

多支病变，左主干病变或左前降支近端病变者。

六、治疗

治疗的目标是降低心血管事件的发病率和死亡率并提高生活质量。

（一）治疗方案

药物治疗、PCI 和冠状动脉旁路移植术（CABG）均已被证实可以控制症状，改善运动至缺血的时间。在初期的药物治疗时代，CABG 已被证实可以减少特定患者群的心血管疾病死亡率。虽然 PCI 已被证明可以缓解稳定型心绞痛症状并改善生活质量，但在随机对照试验（RCT）中，尚没有证据证明其能减少死亡率。

（二）药物治疗

1.血小板抑制药

（1）抗血小板试验者协作是一项荟萃分析，包含来自 174 项关于抗血小板治疗临床试验的约 100000 名患者。该数据组表明，在高风险人群中，阿司匹林降低卒中、心肌梗死和死亡的发生率，包括那些从未有过心肌梗死的稳定型心绞痛患者。最近的一项系统性评价表明，尽管最佳剂量有争议，但人们普遍支持文献中推荐的 ASA 每日 75～81mg 的剂量。5%～10%的冠心病患者使用阿司匹林并不能显著降低血小板功能，这种情况称为阿司匹林抵抗。阿司匹林抵抗已被证实可以导致外周血管疾病患者的血栓性事件发生率增加。与阿司匹林敏感的患者相比,血小板活性高的患者发生卒中、心肌梗死和血管性死亡的风险更高。

(2)对于那些对阿司匹林过敏或不能耐受阿司匹林的患者,氯吡格雷已被证实可以降低存在外周血管、脑血管和冠状动脉血管疾病患者的致命和非致命性血管事件的发生率。

①氯吡格雷是不能耐受阿司匹林的患者的二线治疗方案。在既往有心脏手术史或缺血性事件发生的高危患者,使用氯吡格雷作为单一疗法或与阿司匹林合用,都是有益的。对于那些因稳定型冠状动脉疾病而接受金属裸支架(BMS)的患者,推荐至少 1 个月的双联抗血小板治疗(DAPT;阿司匹林 81mg/d,氯吡格雷 70mg/d)。对于置入药物洗脱支架(DES)患者的双重抗血小板治疗方案目前正在紧锣密鼓地探索中,一方面是由于晚期支架内血栓形成。另一方面质疑 DAPT 时间延长带来的益处。最新 ACC/AHA 的 PCI 指南推荐对于接受 DES 的患者,实行 12 个月的 DAPT 方案,尽管对于特定的高风险患者群,更长时间的 DAPT 仍可考虑(Ⅱb 类推荐)。氯吡格雷通常耐受性良好并具有较少不良反应。

②在 CHARISMA 试验(该试验招募了大量患者,包括先前发生过心血管事件的及具有多重心血管危险因素的患者)的初步分析中我们发现,在预防心肌梗死或死亡方面,DAPT 较单用阿司匹林而言并无显著优势。对高风险患者(陈旧性心肌梗死)的预分析显示,接受 DAPT 的患者心血管事件发生率明显减少。这表明,特定的患者群可能受益于长期的 DAPT。

2.降脂药

在明确诊断冠心病的患者中,降脂治疗作为二级预防,尤其是他汀类药物,可以显著降低心血管事件的风险。他汀类药物是强有效的 3-羟基 3 甲基戊二酰辅酶还原酶(HMG-CoA 还原酶)抑制药。它们是最有效地降低低密度脂蛋白(LDL)的药物,同时也可以上调 NO 合成酶,减少内皮素-1 的 mRNA 表达,改善血小板功能,并降低有害自由基的产生;所有这些都可改善正常内皮功能。

(1)适应证:4S 研究、CARE 研究、LIPID 研究及 HPS 研究均提供了令人信服的证据,罹患心血管疾病的患者无论其胆固醇水平正常亦或升高,他汀类药物都可以降低死亡率、降低心肌梗死和卒中的发生率及 CABG 治疗率。

(2)有效性:最近的研究已经表明,对于稳定型冠心病患者(TNT 研究)或急性冠状动脉综合征(ACS)患者(PROVEIT-TIMI-22 研究),强化降脂使 LDL 达到 70mg/dL 与强化降脂使 LDL 达到 100mg/dL 相比,可以降低心血管死亡、心肌梗死和卒中的风险。之所以建议积极的他汀类药物治疗,还因为它可以阻碍并延缓斑块的进展,这已被 IVUS 证实。

(3)选用的药物:他汀类药物应是治疗冠心病的一线用药。量化脂蛋白 a、纤维蛋白原、载脂蛋白 A 的和载脂蛋白 B100 是具有研究意义的。胆汁酸多价螯合剂主要降低 LDL 胆固醇,由于这些药物可能会加剧高三酰甘油血症,因而不能用于三酰甘油水平高于 300mg/dL 的患者。烟酸可以降低 LDL 和三酰甘油水平,是最有效的降脂药物,同时也增加高密度脂蛋白(HDL)的水平,它也是唯一可以降低脂蛋白 a 的药物。纤维酸衍生物是对高三酰甘油血症最有效的药物,能够提高 HDL 水平而对 LDL 影响不大,是治疗三酰甘油水平高于 400mg/dL 的患者的一线用药。ω-3 脂肪酸也可被用于治疗高三酰甘油血症,特别是对烟酸和纤维酸治疗无效的患者。提高 HDL 和胆固醇酯转移蛋白抑制药的药物,目前正在 RCT 试验中接受临床评价,在将来有可能提供一种有益的辅助他汀类药物治疗的方案。

①对于明确诊断冠心病或者冠心病等危症人群，目前的证据支持积极降低 LDL 胆固醇水平的治疗方案，目标是达到 70mg/dL（Ⅱa 级）。HDL 胆固醇＞45mg/dL 和三酰甘油＜150mg/dL 是饮食、生活方式及药物治疗之外的次级目标。

②他汀类药物的不良反应极其罕见，包括肌炎和肝炎。使用说明中建议于正式治疗前（或增加剂量前）和用药后 3 个月进行肝功能检测评估。除非临床上怀疑有药物不良反应产生，药物治疗相对稳定的常规随访患者没有必要进行血液相关检测。

3.硝酸盐（表 2-2-2）

表 2-2-2　硝酸盐类药物

药物	给药途径	每次剂量	用药频率
硝酸甘油（甘油硝酸，硝基投标，硝基-Dur）	舌下含服	0.15～0.6mg	需要时用
	舌下喷	0.4mg	需要时用
	缓释胶囊	2.5～9.0mg	每 6～12 小时
	软膏（局部）	0.5～2（1.25～5cm）	每 4～8 小时
	磁片（补丁）	1 贴（2.5～15mg）	每 24 小时
	静脉内	5～400μg/min	持续应用
	含片	1mg	每 3～5 小时
异山梨酯	舌下含服	2.5～10mg	每 2～3 小时
	嚼服含服	5～10mg	每 2～3 小时
	口服	10～40mg	每 6 小时
	缓释片剂	40～80mg	每 8～12 小时
异山梨醇 5 单硝酸酯	舌下含服	10～40mg	每 12 小时
	持续缓释	60mg	每 24 小时
四硝酸酯	舌下含服	5～10mg	需要时用
	片剂	10mg	每 8 小时

（1）作用机制：硝酸盐类药物通过减轻左心室的前后负荷来降低心脏整体负荷和耗氧。该药物也可以通过减少左心室舒张末期压力，扩张心外膜血管及改善缺血心肌组织的侧支循环使血液重新分布至缺血的心内膜下心肌组织。作为辅助治疗，硝酸盐也可以作为血小板聚集的弱抑制药。

（2）有效性的证据：硝酸盐类药物可降低运动诱发的心肌缺血，缓解症状，提高稳定型心绞痛患者的运动耐量。

①在最佳的β受体阻滞药治疗方案中添加硝酸盐并不会增加心绞痛发作的频率、硝酸甘油消耗量、运动持续时间及无症状心肌缺血的持续时间。

②在一些小型研究中，硝酸盐同期使用血管紧张素转化酶（ACE）抑制药，可有效减少心绞痛发作。

③对慢性稳定型心绞痛患者，目前仍然没有研究显示硝酸盐类药物会带来生存获益。

(3)药物的选择:因为硝酸盐起效迅速,舌下含服或口腔喷雾可以立即缓解心绞痛发作。

①当预计活动量可以加重心绞痛时,硝酸甘油片可用于短期预防(最多 30 分钟)。根据心绞痛发作的昼夜节律,用药的时间和频率可以个体化定制。约 8 小时的无硝酸盐用药期足以防止耐药的发生。

②使用长效药物和经皮给药途径可提高药效,但仍需存在一个无硝酸盐的间隔期。

(4)不良反应:硝酸盐类药物应与三餐同服以防止胃灼痛。

①头痛是较常见的不良反应,可以很严重。持续应用药物可使头痛的严重性降低,也可以通过降低药物剂量来缓解头痛。

②一过性面部潮红、头晕、乏力、直立性低血压可以发生,但这些影响通常可以由改变体位和其他促进静脉回流的方法消除。

(5)药物相互作用:硝酸盐类药物与其他血管扩张药,例如 ACE 抑制药、肼屈嗪或钙通道阻滞药合用时可以发生低血压。PDE5 抑制药如西地那非(万艾可)与硝酸盐合用可导致严重低血压,因此属于绝对禁忌。

(6)争议

①耐药性:持续药物治疗可能减弱硝酸盐药物的血管和抗血小板作用。虽然这种硝酸盐耐药现象的机制并未被完全理解,巯基耗竭、神经激素激活、血浆容量的增加可能参与其中。N-乙酰半胱氨酸、ACE 抑制药或利尿药并没有持续预防硝酸盐耐药。间歇用硝酸盐治疗是避免硝酸盐耐药的唯一方法。

②反弹:对于持续服用 β 受体阻滞药治疗的患者,间断使用硝酸盐并不会引起严重的心绞痛复发。延长用药间歇也不会引起心绞痛复发。

4.β 受体阻滞药(表 2-2-3)

(1)作用机制:阻断心脏表面的 β_1 肾上腺素受体,降低速率压力乘积和氧需。左心室室壁张力下降可以让血流从心外膜重新分配至心内膜。

①β 受体阻断所导致的冠状动脉痉挛十分罕见,但对于已知的易产生血管痉挛的患者,β 受体阻滞药应尽量避免。

②β 受体阻滞药还具有一定程度的膜稳定作用。

表 2-2-3 β 受体阻滞药

药物	每日剂量(mg)	用药频率	代谢	脂溶性	内在拟交感活性	膜稳定性
选择性 β 受体阻滞药						
美托洛尔						
短效	50～400	每 12 小时	肝	中度		
长效		每 24 小时			无	可能
阿替洛尔	25～200	每 24 小时	肾	无	无	无
醋丁洛尔	200～600	每 12 小时	肾	中度	低度	低度
奈必洛尔	5～40	每 24 小时	肾	高度	无	

续表

药物	每日剂量(mg)	用药频率	代谢	脂溶性	内在拟交感活性	膜稳定性
倍他洛尔	20～40	每24小时	肾		低度	
非选择性β受体阻滞药($\beta_1+\beta_2$)						
普萘洛尔	80～320	每4～6小时	肝			
长效		每12小时		高度	无	中度
纳多洛尔	80～240	每24小时	肾	低度	无	无
噻吗洛尔	15～45	每12小时	肝	中度	无	无
吲哚洛尔	15～45	每8～12小时	肾	中度	中度	可能
拉贝洛尔[a]	600～2400	每6～8小时	肝	无	无	可能
卡维地洛[a]						
短效	25～50	每12小时	肝	中度	无	可能
长效	10～80	每24小时				

[a] 强效 α_1 受体拮抗药

(2)有效性的证据:心肌梗死后服用β受体阻滞药可以降低死亡率。对于稳定型心绞痛患者(从未发生过心肌梗死),尽管改善心绞痛症状方面的作用已被证实,但生存获益尚无证据支持。

(3)不良反应:最主要的不良反应来源于对 β_2 受体的阻滞。然而数据表明,某些不良反应的发生率可能低于预期,但是潜在的急救治疗仍应提供给那些有发生不良事件巨大风险的患者群。

①支气管收缩、掩盖糖尿病患者的低血糖反应、周围血管疾病症状恶化、中枢神经系统不良反应如嗜睡、昏睡、抑郁症、多梦等均已被证实。中枢神经系统不良反应与这些药物的脂溶性相关。

②当患者存在传导系统障碍或心力衰竭时,应注意症状性心动过缓和心力衰竭加重的问题。

③部分患者需要注意性欲降低、性无能和可逆性脱发。

④β受体阻滞药的不良反应还包括增加LDL胆固醇同时降低HDL胆固醇。

(4)药物相互作用:与钙通道阻滞药合用易导致严重心动过缓和低血压。

(5)药物的选择:心脏选择性、脂溶性、药物代谢模式和给药频率都是选择具体药物时需要考虑的主要因素。主要针对心脏的特异性药物(如 β_1 受体阻滞药),包括美托洛尔、阿替洛尔、比索洛尔和奈必洛尔。值得注意的是,奈必洛尔也可诱导内皮细胞的NO通路并有助于血管扩张。在选择药物时,尽管具有内在拟交感活性的药物可降低冠心病患者的获益,但内在拟交感活性并非临床上需要考虑的重要因素。

(6)对血脂的影响:与β受体阻滞药相关血脂异常的临床意义目前仍不清楚。β受体阻滞药可使HDL水平下降,使三酯甘油水平上升。β受体阻滞药同时也能够提高NYHA Ⅰ级或Ⅱ级心力衰竭且存在心绞痛患者的生存率。对于NYHA分级Ⅲ或Ⅳ级患者,应先改善并稳定其心功能状态，然后才能行β受体阻滞药治疗。

5.钙通道阻滞药

(1)作用机制：此类药物通过抑制钙通道，阻断钙进入血管平滑肌细胞和心肌细胞内，但不影响细胞内钙释放的调节。其结果是肌细胞的收缩减少。

①四种类型的钙通道分别是L、T、N和P。

②T型钙通道存在于心房和窦房结内，并影响除极Ⅰ期。

③L型钙通道有助于动作电位Ⅲ期钙内流进入细胞内。

④N型及P型钙通道主要存在于神经系统。

⑤钙通道阻滞药主要有三类，包括二氢吡啶类(如硝苯地平)、地尔硫䓬类(如地尔硫䓬)及苯烷胺类(如维拉帕米)。

⑥二氢吡啶类结合到L型通道胞外部分的特定位点，它们不结合T型通道因而不具有负性变时性作用。由于其作用部位在细胞外，二氢吡啶类不抑制受体诱导的细胞内钙释放。

⑦维拉帕米结合到L型通道的胞内部分并抑制T型通道。维拉帕米能够抑制细胞内钙释放，是由于其结合位点位于细胞内及其反射性交感神经活化抑制效果较差。维拉帕米易产生使用依赖性，因为药物转运到细胞内结合位点需要开放通道。维拉帕米能够改善稳定型心绞痛，主要通过提高速度压力乘积，以及扩张冠状动脉血管进而增加氧的输送。

(2)有效性的证据：众多双盲安慰剂对照试验已经表明，钙通道阻滞药能够降低心绞痛发作次数并减轻运动诱发的ST段压低。

①一些研究对β受体阻滞药和钙通道阻滞药控制稳定型心绞痛的效果进行比较(其中死亡、心肌梗死和不稳定型心绞痛作为终点结局)，证实两者具有相同的疗效。

②一项回顾性研究和荟萃分析发现，短效硝苯地平能够增加冠心病患者的死亡率。如果预期使用硝苯地平，采用长效制剂联合β受体阻滞药治疗是更安全的方法。其增加死亡率的机制尚不清楚，但可能的解释是反射性心动过速和冠状动脉盗血现象。

(3)不良反应：最常见的不良反应是低血压、面部潮红、头晕和头痛。由于负性肌力作用可诱发心力衰竭，故左心室功能不全是钙通道阻滞药治疗的相对禁忌症。使用对窦房结和房室结有显著抑制效应的化合物能够导致传导障碍和症状性心动过缓发生。已知苄普地尔可延长Q-T间期，使用该药时Q-T监测是必要的。使用二氢吡啶类钙通道阻滞药常出现下肢水肿，这时需要降低药物的剂量或停止用药。非二氢吡啶类钙通道阻滞药也可引起便秘。

(4)药物相互作用：非二氢吡啶类钙通道阻滞药维拉帕米和地尔硫䓬能够增加洋地黄浓度。当存在洋地黄中毒时，应禁用这些药物。

(5)药物的选择：钙通道阻滞药具有不同的负性肌力作用。

①代偿性心力衰竭患者有可能耐受氨氯地平。在失代偿性心力衰竭，应避免使用任何钙通道阻滞药。氨氯地平是美国食品药品监督管理局(FDA)批准用于心绞痛的唯一钙通道阻滞药。

②具有传导障碍的患者应使用对传导系统影响最小的药物。长效制剂能够减少由反射性心动过速诱发的心绞痛风险。

6.血管紧张素转化酶(ACE)抑制药

使用ACE抑制药管理慢性稳定型心绞痛的论据来自心肌梗死后和心力衰竭的临床试验,研究显示使用ACE抑制药能明显减少缺血事件发生。

(1)ACE抑制药主要通过降低心脏前负荷,并在一定程度上降低后负荷,减少心肌耗氧量,从而有益于控制慢性稳定型心绞痛。HOPE研究显示,雷米普利能够显著降低高危冠心病、卒中、糖尿病及周围血管疾患者群的死亡率、心肌梗死和卒中发生率。最近的一项荟萃分析发现,对于无收缩功能不全证据的动脉粥样硬化患者,ACE抑制药同样可以降低心脑血管事件的风险。值得注意的是,PEACE研究旨在评估左心室功能正常的患者使用群多普利的疗效,其结果显示在死亡、心肌梗死、心绞痛、血运重建或卒中方面并无任何获益。许多假说可以解释这些不同的研究结果,包括剂量效应、药效差异及入选患者的风险等级等。然而,ACE抑制药推荐用于左心室功能不全的患者(Ⅰ类证据),并可合理地用于左心室功能正常的患者(Ⅱa级推荐)。

(2)不同ACE抑制药用于减轻心肌缺血的相对疗效尚未得到很好的研究。

(3)ACE抑制药的严重不良反应包括咳嗽、高钾血症和肾小球滤过率下降。严禁用于遗传性血管性水肿或双侧肾动脉狭窄患者的治疗。

7.激素替代疗法(HRT)

妇女绝经后血脂谱发生不良变化。LDL、总胆固醇和三酰甘油水平增加而高密度脂蛋白水平降低。所有这些变化对心血管疾病发病率和病死率均有不利影响。几个大型病例对照和前瞻性队列研究表明,绝经后单独使用雌激素或雌激素与醋酸甲羟孕酮联合使用可对血脂谱和心血管事件产生积极影响。然而,无论是针对一级预防的WHI研究,还是针对二级预防的HERS研究均显示,接受HRT的绝经后女性的心血管和脑血管事件的风险增加。另外一项以冠状动脉造影量化冠状动脉粥样硬化的随机试验结果显示使用雌激素产生阴性结果。因此,先前提到的治疗获益被认为可能是"健康用户"效应所致,不推荐HRT用于心血管事件的一级预防。

(1)使用获益:虽然使用雌激素已证实增加心血管事件,它同时也明确产生一些良性作用,包括维持正常内皮功能、减少氧化LDL水平、改变血管张力,维持正常的凝血功能、对血糖水平的良性作用、减少骨质疏松性骨折及减少更年期症状。

(2)不良反应:包括出血、恶心及水潴留。因为雌激素剂量很小,这些不良反应是罕见的。对于子宫完整的患者,必须行常规妇科检查以筛查癌症。使用HRT也增加乳腺癌的风险,常规筛查是有益的。

8.抗氧化剂

维生素A、维生素C及维生素E对冠心病患者的作用仍不明确。

(1)早期的观察性研究表明,每日补充维生素E可以降低动脉粥样硬化性心脏病患者心血管事件的风险。然而,在随机试验研究中发现,应用维生素E并未显示有益作用。还有数据表明,维生素E可以减轻他汀类药物的效果。不建议维生素A、维生素C和维生素E用于心血管事件的二级预防。

(2)缺乏有关维生素A和维生素C的研究数据。现有的大多数资料表明,服用超大剂量维生素没有任何益处。尽管维生素 A 可结合低密度脂蛋白分子，但不能阻止低密度脂蛋白氧化。水溶性的维生素 C 不可结合低密度脂蛋白分子。不推荐这两种维生素用于预防动脉粥样硬化的进展。

9.雷诺嗪

(1)雷诺嗪通过抑制心肌细胞的晚期钠通道发挥作用，这些通道在心肌缺血或心力衰竭等病理状态下持续开放。雷诺嗪减少晚期钠内流入心肌细胞，进而导致钠依赖性地进入细胞质的钙减少。细胞内钙离子水平降低能够减轻心肌舒张期僵硬度，从而改善舒张期血流、减轻缺血和心绞痛。早期的研究已经表明雷诺嗪主要通过其对脂肪酸代谢的影响发挥作用。然而，目前更有力的证据显示抑制晚期钠通道是其主要作用机制。

(2)有关雷诺嗪的许多随机研究，无论有或没有基础抗心绞痛治疗，均已显示其对稳定型心绞痛患者治疗有效，包括心绞痛发作频率、运动持续时间、平板试验中 ST 段压低出现的时间及舌下含服硝酸甘油的频率等。

(3)不良反应：头晕、头痛和 GI 不耐受是已知最常见的不良反应。Q-T 间期延长亦有报道，尤其见于代谢降低引起的肝功能障碍患者。基线或治疗过程中出现 Q-T 间期延长是其使用禁忌。

(4)药物相互作用：CYP3A4 受体抑制药能够抑制雷诺嗪代谢，如唑类抗真菌剂、非二氢吡啶类钙通道阻滞药、大环内酯类抗生素、蛋白酶抑制药和柚子汁等，不可与雷诺嗪同时服用。

10.新兴的药物疗法

(1)在动物模型体内直接注入血管内皮生长因子(VEGF)及碱性成纤维细胞生长因子蛋白已被证实能增加侧支循环血流。探讨这些细胞因子对改善心绞痛患者缺血心肌侧支循环的相关研究正在进行。虽然早期的结果令人鼓舞，但这些治疗手段长期的风险及获益仍未知。

(2)通过基因疗法使内源性生长因子过度表达，以控制侧支血管形成的方法已被提出，这些方法正在研究。

11.增强体外反搏(EECP)

已成为稳定型心绞痛患者的一种治疗选择。

(1)EECP 涉及下肢的间歇性加压，以努力增加舒张压并增加冠状动脉血流量。3 套气囊缠绕在小腿、大腿下部和大腿上部，具有心电图门控的精确箍带充气和放气。在 T 波的起点处，即舒张期开始时较低的箍带充气，在 P 波起点处，即收缩期之前 3 个箍带同时被触发放气。

(2)对于难治性心绞痛患者，临床试验表明 EECP 能够改善运动耐量，减少心绞痛的症状，减少硝酸甘油使用，并改善由铊显像测定的缺血客观指标。这些获益在 2 年随访时依然保持。

(三)经皮冠状动脉介入治疗(PCI)

多项研究对 PCI 在控制慢性稳定型心绞痛的症状及预防心肌梗死和死亡等方面的疗效与药物治疗和冠状动脉旁路移植术(CABG)进行了对比。

1.与药物治疗对比

(1)ACME 研究对比了 PCI 与药物治疗，共纳入 200 例单支血管及多支血管病变患者。单支血管病变患者 PCI 术后 6 个月症状明显改善，但病死率及心肌梗死发生率无显著改善。

双支血管病变患者在症状、病死率及心肌梗死发生率方面均无显著改善。

(2)MASS 研究入选 200 例左前降支冠状动脉近端病变的患者,随机接受药物治疗、PCI 及冠状动脉旁路移植术。该研究显示各组间首要终点事件(包括死亡、心肌梗死及需要再血管化的顽固性心绞痛)并无显著差异。与另外两组比较,随机接受冠状动脉旁路移植术的患者组具有更低的终点事件发生率,再血管化治疗措施明显降低。

(3)随机化介入治疗心绞痛 2 研究(RITAG2)入选超过 1000 例稳定型心绞痛患者随机接受药物治疗或 PCI。平均随访 2.7 年,药物治疗组具有较低的首要终点事件(死亡或心肌梗死)发生率。PCI 治疗组在心绞痛症状、运动耐力及生活质量方面有所提升。药物治疗组具有更高的再血管化治疗比率。

(4)OMT 研究评估血管造影证实的单支或多支血管病变患者行或不行 PCI 治疗的差异。入选患者具有典型症状或具有激发试验后缺血证据。与积极的药物治疗相比,采用金属裸支架的 PCI 治疗策略并未显著降低首要终点事件发生率,包括死亡、主要心血管不良事件(MACE)。该研究具有显著的局限性,主要包括研究人员严格的随访以获得高药物依从性、药物治疗组 1/3 的患者交叉至 PCI 组(这部分患者在意向治疗分析中仍包含在药物治疗组)及将近 80%患者没有或仅有轻微心绞痛症状。此外,必须强调一点,该研究所有患者均在行血管造影术之后入选。

(5)一项针对入选 COURAGE 研究的人群、基于阳性负荷影像结果的亚组分析中,研究者发现在减轻缺血方面,PCI 联合最优药物治疗优于单纯最优药物治疗。此外,残余缺血程度与未来死亡或心肌梗死发生率存在相关性。ISCHEMIA 研究在国家心肺血液研究所资助下对此问题进行研究,其结果更具有说服力。

(6)OAT 研究验证了高危且无临床症状的完全闭塞冠状动脉患者在心肌梗死后 3~28 天行常规 PCI 治疗能够改善结局。研究共入选 2166 例患者,尽管 PCI 组能够更迅速地缓解心绞痛,PCI 组与药物治疗组在远期心血管事件发生率方面并无显著差异。

(7)相比于金属裸支架,药物洗脱支架的应用显著降低支架内再狭窄发生率及靶血管重建,从而改善生活质量,改善心绞痛,并降低风险再次发生。尽管已经明确药物洗脱支架发生支架内血栓的风险略高于金属裸支架,但药物洗脱支架发生支架内血栓形成的绝对风险是相当低的。因此,对于没有出血风险、近期无须接受外科手术及长期抗血小板无经济限制的人群,药物洗脱支架的应用较多。

2.对比冠状动脉旁路移植术

(1)EAST 研究入选大约 400 名多支血管病变患者随机接受 PCI 或 CABG 治疗。平均随访 8 年,两组在死亡、Q 波型心肌梗死及大面积心肌铊灌注缺损的联合终点事件无显著差异。

在左前降支冠状动脉近端病变或糖尿病人群中,CABG 组仅显示轻微但无统计学意义的病死率改善。

(2)BARI 研究是对比多支血管病变患者接受 PCI 或 CABG 治疗的最大规模研究。该研究显示,经过 7 年随访,随机接受 PCI 与 CABG 组患者在病死率方面并无统计学差异。尽管糖尿病亚组人群分析显示 CABG 组较 PCI 组具有更高的存活率(76.4% vs. 55.7%)。

(3)ARTS 研究共入选 1200 例多支血管病变患者,随机接受冠状动脉旁路移植及金属裸支架置入。1 年及 5 年随访结果显示，两组间在病死率、心肌梗死及卒中发生率方面没有显著差异。在糖尿病患者中，接受 PCI 治疗组具有更高的病死率。PCI 组具有更高的再血管化治疗率。然而，ATRSG2 研究由于采用药物洗脱支架，PCI 组与冠状动脉旁路移植组具有相似的 1 年后再血管化治疗率。

(4)SOS 研究对比了近 1000 例急性冠脉综合征和非急性冠脉综合征的多支血管病变患者。PCI 组具有更高的病死率和再血管化治疗率，这种结果并未归因于糖尿病人群。

(5)在近期发表的 BARI2D 研究中，研究者对比了合并糖尿病和冠心病的患者行即刻再血管化治疗(适时的 PCI 或 CABG)与口服药物治疗的疗效。两组间病死率及主要心血管不良事件差异无统计学意义(第二主要终点事件包括死亡、心肌梗死及卒中)。经再血管化治疗分层分析后，CABG 组患者主要心血管不良事件显著降低(77.6% vs. 69.5%，P=0.01)。

(6)近期发表的 SYNTAX 研究是一项入选 3 支病变或左主干病变患者随机接受多血管 PCI 或 CABG 的关键性研究。CABG 治疗组的主要终点事件明显低于 PCI 治疗组，包括死亡、卒中、心肌梗死或重复再次血管化治疗(12.3% vs. 17.6%，P=0.002)。包括死亡、卒中或心肌梗死在内的次要终点事件在两组间差异没有统计学意义(7.7% vs. 7.6%，P=0.98)。尽管 PCI 组卒中发生率显著低于 CABG 组(2.2% vs. 0.6%，P=0.003)，但由于 PCI 组具有较高的重复再血管化治疗比率(13.5% vs. 5.9%，P<0.001)，因此 CABG 组的首要终点事件发生率更低。

(7)SYNTAX 研究的其他主要研究意义是 SYNTAX 评分的形成，这在最近的 ACC/AHAPCI 指南中作为评估 LMT 或多支血管病变的Ⅰ类指征的制定。SYNTAX 评分按照病变部位、复杂程度及功能性进行冠状动脉解剖分级，是评估患者选择 CABG 或 PCI 的有效个体化评估工具。在试验中，结果由 SYNTAX 评分三分位：具有低(0～22)或中间(23～32)评分的患者两种血运重建模式的主要终点结局没有显著性差异。然而，评分>32 分的患者，CABG 主要终点结局优于 PCI(10.9% vs. 23.4%，P<0.001)。

(8)对于左主干狭窄患者，指南曾经建议 CABG 作为首选治疗方法。然而，在当今支架置入的时代，“无保护”左主干狭窄的 PCI 受到了青睐。ACC/AHAPCI 指南中将无保护左主干 PCI 的Ⅲ类推荐修订为Ⅱa 类。小规模研究表明，在患者匹配的情况下 PCI 和 CABG 之间的病死率差别是可以忽略的。此外，近期一些研究表明，左主干病变置入药物洗脱支架较金属裸支架其再血管化治疗显著降低。

(9)在 SYNTAX 研究预先设定的亚组分析中，接受无保护左主干 PCI 与 CABG 的患者首要终点发生率相似。与总体研究人群相似，CABG 组卒中发生率更高(2.7% vs. 0.3%，P=0.009)，PCI 组血运重建发生率更高(11.8% vs. 6.5%，P=0.02)。鉴于无保护左主干血运重建的临床均势性，一项旨在评估依维莫司洗脱支架与 CABG 在左主干血运重建的疗效的 EXGCEL 研究正在进行中。研究人员计划入选 2500 例左主干狭窄和 SYNTAX 评分<32 分的患者随机接受 PCI 或 CABG。

(10)目前，多支血管病变和糖尿病、左心室功能不全患者或能够接受心脏直视手术的左主干病变患者更倾向于选择 CABG。一般来说，对于多支血管病变或左主干病变患者，有极少证据表明 CABG 较 PCI 有生存优势。最近的临床研究采用更先进的治疗方法，包括药物洗脱支架置入、积极的抗血小板治疗、非体外循环 CABG 及采用动脉桥血管等，显示了新技术的优势。对于能够适合选择任何一种治疗方式的患者，最终的决策应该由患者、心脏内科医师及心脏外科医师共同决定。

（四）冠状动脉旁路移植术

1.对比药物治疗

跟药物治疗相比，CABG 能够改善高危稳定型心绞痛患者的生存率。对于 3 支血管病变、左心室功能不全或左主干狭窄患者，其优势尤其显著。

（1）该结论主要来自于 CASS 研究、ECSS 研究及 VACS 研究的结果。但这些试验对于 β 受体阻滞药、ACE 抑制药、抗血小板药物或降脂药物的益处未得到有效共识。

（2）外科技术也显著改进，包括更多地使用动脉桥如乳内动脉（IMA）桥，微创手术的采用及心脏组织保存和麻醉技术的改进。

2.静脉桥或动脉桥的选择

有多种不同的 CABG 技术。孤立性左主干冠状动脉狭窄患者采用左乳内动脉桥进行的微创旁路移植手术与 PCI 相比，在死亡率、心肌梗死或卒中发生率方面并无显著性差异，但能够降低再次血运重建。在心脏直视手术中，左乳内动脉的使用已经得到肯定。同静脉桥相比，乳内动脉桥具有较好的远期疗效。由于左乳内动脉的成功应用，其他的动脉桥也在临床使用，如右乳内动脉、桡动脉及胃网膜右动脉等。

（1）20％的静脉桥在 5 年内失去效果，只有 60％～70％的静脉桥在 10 年后依然有效。相比之下，大于 90％的左乳内动脉-左前降支冠状动脉桥在手术 20 年后依然通畅。

（2）乳内动脉桥用于左前降支部位病变显示更好的 10 年通畅率（95％），优于左回旋支（88％）或右冠状动脉（76％）部位病变。对于通畅率而言，左乳内动脉优于右乳内动脉，原位桥优于游离桥。

（3）与仅使用大隐静脉桥相比，使用乳内动脉桥的患者生存率更高，这种生存获益持续长达 20 年。

（4）双侧乳内动脉桥具有良好的应用前景，有证据表明左乳内动脉＋右乳内动脉桥同左乳内动脉＋大隐静脉桥相比，更能够显著改善生存率。右乳内动脉的使用存在技术难度，因此没有得到普及。

（5）桡动脉桥于 1970 年左右引入临床使用，最初的研究结果好坏参半。然而，92％的桥血管在 1 年后保持通畅，80％～85％的桥血管在 5 年后保持通畅。胃网膜右动脉桥已被使用约 15 年，有报道显示 5 年造影通畅率达到 92％。

3.既往 CABG 史

既往实施过心脏旁路移植术并有稳定型心绞痛患者的治疗缺乏足够的数据。这类患者虽然可能需要再次旁路移植手术，其手术或药物治疗方面尚无直接比较。首次 CABG 时应用多支动脉桥血管能够降低再次手术风险。

（五）其他的血运重建方法

经皮和术中心肌血运重建术是不适宜行 PCI 或 CABG 的冠心病患者的可选治疗方式。

有报道显示，此类方法能够减轻症状、减小心肌灌注缺损并改善心肌收缩功能，但不能显著改善生存率。对于药物不能缓解的难治性心绞痛，或无法选择其他血运重建方法的患者，应保留这类方法，但近年来其已逐渐失去人们的青睐。

经术中或经皮血运重建时注射促血管生成药，如血管内皮生长因子（VEGF），刺激血管再生的方法目前正在研究中。到目前为止，这些干预方法的研究结果有好有坏。一些小规模研究显示积极治疗能够改善灌注和运动耐量。然而，两项更大规模的研究因中期分析无获益，近期已被提前终止。

（六）生活方式的改变

1.运动

（1）原理：运动能够调节骨骼肌，降低同等工作负荷条件下的身体总耗氧量。运动训练还可以降低任何工作负荷条件下的心率水平，从而降低心肌需氧量。一些证据表明，更高强度的体力活动和锻炼可以降低心血管疾病的发病率和死亡率。

（2）建议：作为二级预防，每周进行至少3～4次持续达到70％～85％最高预测心率目标的有氧等张运动，已被证实能够提高生存率。对初学者而言，进行有监督的运动或康复计划，达到50％～70％最大预测心率，也是有益的。等长运动大幅度增加心肌耗氧量，不推荐进行。

2.饮食

推荐低脂肪饮食，包括谷物、脱脂乳制品、水果和蔬菜、鱼和瘦肉，这些能够有效地降低冠心病患者心血管疾病风险。这些也属于“地中海饮食”的范畴，已被证明能够降低心血管风险。综合方法调理冠心病患者包括一名营养师在内，对个性化患者饮食习惯非常有帮助。

3.戒烟

吸烟与动脉粥样硬化的进展相关，通过上调冠状动脉α肾上腺素水平增加心肌负荷，并对凝血功能产生不良影响，所有这些均可能导致稳定型心绞痛恶化。戒烟能够降低包括既往行CABG在内的已明确诊断冠心病的患者的心血管风险。医师辅导是实现这一目标的最佳方法，辅助疗法包括尼古丁替代贴片、口香糖、喷雾剂或药物，如苯丙胺和伐尼克兰。

4.精神心理因素

愤怒、敌意、抑郁和压力等因素已被证明对冠心病有不利影响。小规模非随机研究结果显示，生物反馈和多种放松技巧可以帮助降低这些不利影响。

第三节　不稳定型心绞痛和非ST段抬高型心肌梗死

一、不稳定型心绞痛

急性冠状动脉综合征（ACS）是以冠状动脉粥样硬化斑块破裂或侵袭，继发完全或不完全闭塞性血栓形成为病理基础的一组临床综合征，包括不稳定型心绞痛（UAP）和急性心肌梗死

(AMI)。其中AMI又分为ST段抬高心肌梗死(STEMI)和非ST段抬高心肌梗死(NSTEMI)。

临床上将原来的初发型心绞痛、恶化型心绞痛和各型自发性心绞痛统称为不稳定型心绞痛。其特点是疼痛发作频率增加、程度加重、持续时间延长及发作诱因改变,甚至在休息时也会出现持续时间较长的心绞痛。含化硝酸甘油效果差或无效。本型心绞痛介于稳定型心绞痛和急性心肌梗死之间,易发展为心肌梗死,但无心肌梗死的心电图及血清酶学改变。

(一)病因及发病机制

目前认为有五种因素与产生不稳定型心绞痛有关,它们相互关联。

1.冠状动脉粥样硬化斑块上有非阻塞性血栓

为最常见的发病原因,冠状动脉内粥样硬化斑块破裂诱发血小板聚集及血栓形成,血栓形成和自溶过程的动态不平衡过程,导致冠状动脉发生不稳定的不完全性阻塞。

2.动力性冠状动脉阻塞

在冠状动脉器质性狭窄基础上,病变局部的冠状动脉发生异常收缩、痉挛导致冠状动脉功能性狭窄,进一步加重心肌缺血,产生不稳定型心绞痛。这种局限性痉挛与内皮细胞功能紊乱、血管收缩反应过度有关,常发生在冠状动脉粥样硬化的斑块部位。

3.冠状动脉严重狭窄

冠状动脉以斑块导致的固定性狭窄为主,不伴有痉挛或血栓形成,见于某些冠状动脉斑块逐渐增大、管腔狭窄进行性加重的患者或急诊经皮冠状动脉介入术后再狭窄的患者。

4.冠状动脉炎症

斑块发生破裂与其局部的炎症反应有十分密切的关系,在炎症反应中感染因素可能也起一定作用,其感染物可能是巨细胞病毒和肺炎衣原体。这些患者炎症递质标志物水平检测常有明显增高。

5.全身疾病加重的不稳定型心绞痛

在原有冠状动脉粥样硬化性狭窄基础上,由于外源性诱发因素影响冠状动脉血管导致心肌氧的供求失衡,心绞痛恶化加重。常见原因有:①心肌需氧增加,如发热、心动过速、甲亢等;②冠状动脉血流减少,如低血压、休克;③心肌氧释放减少,如贫血、低氧血症。

(二)临床表现

1.症状

临床上不稳定型心绞痛可表现为新近1个月内发生的劳力性心绞痛或原有稳定型心绞痛的主要特征近期内发生了变化,如心前区疼痛发作更频繁、程度更严重,时间也延长,轻微活动甚至在休息也发作。少数不稳定型心绞痛患者可仅表现为颌、耳、颈、臂或上胸部发作性疼痛不适或表现为发作性呼吸困难,其他还可表现为发作性恶心、呕吐、出汗和不能解释的疲乏症状,但无胸部不适表现。

2.体征

不稳定型心绞痛体格检查的目的是努力寻找诱发不稳定型心绞痛的原因,如难以控制的高血压、低血压、心律失常、梗阻性肥厚型心肌病、贫血、发热、甲状腺功能亢进、肺部疾病等,并确定心绞痛对患者血流动力学的影响，如对生命体征、心功能、乳头肌功能或二尖瓣功能等的影响，这些体征的存在高度提示预后不良。

不稳定型心绞痛患者一般无特异性体征。心肌缺血发作时可发现反常的左室心尖冲动，听诊有心率增快和第一心音减弱，可闻及第二心音、第四心音或二尖瓣反流性杂音。当心绞痛发作时间较长或心肌缺血较严重时，可发生左室功能不全的表现，如双肺底细小水泡音，甚至急性肺水肿或伴低血压。也可发生各种心律失常。

体检对胸痛患者的鉴别诊断至关重要，有几种疾病状态如得不到及时准确诊断，即可能出现严重后果，如背痛、胸痛、脉搏不整，心脏听诊发现主动脉瓣关闭不全的杂音，提示主动脉夹层破裂，心包摩擦音提示急性心包炎，而奇脉提示心脏压塞，气胸表现为气管移位、急性呼吸困难、胸膜疼痛和呼吸音改变等。

3.临床类型

(1)静息心绞痛：心绞痛发生在休息时，发作时间较长，含服硝酸甘油效果欠佳，病程 1 个月以内。

(2)初发劳力性心绞痛：发病时间在 1 个月以内新近发生的严重心绞痛，加拿大心脏病学会的劳力性心绞痛分级标准(表 2-3-1)分级，Ⅲ级以上的心绞痛为初发性心绞痛，尤其注意近 48 小时内有无静息心绞痛发作及其发作频率变化。

(3)恶化劳力性心绞痛：既往诊断的心绞痛，最近发作次数频繁、持续时间延长或痛阈降低。

(4)心肌梗死后心绞痛：急性心肌梗死后 24 小时以后至 1 个月内发生的心绞痛。

(5)变异型心绞痛：休息或一般活动时发生的心绞痛，发作时心电图显示暂时性 ST 段抬高。

表 2-3-1 加拿大心脏病学会的劳力性心绞痛分级标准

分级	特点
Ⅰ级	一般日常活动(如走路、登楼)不引起心绞痛，心绞痛发生在剧烈、速度快或长时间的体力活动或运动时
Ⅱ级	日常活动轻度受限，心绞痛发生在快步行走、登楼、餐后行走、冷空气中行走、逆风行走或情绪波动后活动
Ⅲ级	日常活动明显受限，心绞痛发生在平路一般速度行走时
Ⅳ级	轻微活动即可诱发心绞痛，患者不能做任何体力活动，但休息时无心绞痛发作

(三)辅助检查

1.心电图

静息心电图是诊断不稳定型心绞痛的最重要的方法，并且可提供预后方面的信息。ST-T 动态变化是不稳定型心绞痛最可靠的心电图表现，不稳定型心绞痛时静息心电图可出现 2 个或更多的相邻导联 ST 段下移达到或超过 0.1mV。静息状态下，症状发作时记录到一过性 ST 段改变，症状缓解后 ST 段缺血改变改善或者发作时倒置 T 波呈伪性改善(假性正常化)，发作后恢复原倒置状态更具有诊断价值，提示急性心肌缺血，并高度提示可能是严重冠状动脉疾病。发作时心电图显示胸前导联对称的T波深倒置并呈动态改变，多提示左前降支严重狭窄。心肌缺血发作时偶有一过性束支阻滞。持续性ST段抬高是心肌梗死心电图特征性改变。变异型心绞痛ST段常呈一过性抬高。心电图正常并不能排除不稳定型心绞痛的可能性。胸痛明显发作时心电图完全正常，应该考虑到非心源性胸痛。

ST-T异常还可以由其他原因引起。ST段持久抬高的患者，应当考虑到左心室室壁瘤、心包炎、肥厚型心肌病、早期复极和预激综合征、中枢神经系统事件等。三环类抗抑郁药和吩噻嗪类药物也可以引起T波明显倒置。

2.心脏生化标志物

心脏肌钙蛋白复合物包括肌钙蛋白T、肌钙蛋白I(TnI)和肌钙蛋白C 3个亚单位，目前只有肌钙蛋白T和肌钙蛋白I应用于临床。约有35%不稳定型心绞痛患者显示血清肌钙蛋白T水平增高，但其增高的幅度与持续的时间与急性心肌梗死有差别。急性心肌梗死患者肌钙蛋白T>3.0ng/mL者占88%，非Q波心肌梗死中仅占17%，不稳定型心绞痛中无肌钙蛋白T>3.0ng/mL者。所以，肌钙蛋白T升高的幅度和持续时间可作为不稳定型心绞痛与急性心肌梗死的鉴别诊断。

不稳定型心绞痛患者肌钙蛋白T和肌钙蛋白I升高者较正常者预后差。临床怀疑不稳定型心绞痛患者肌钙蛋白T定性试验为阳性结果者表明有心肌损伤，但如为阴性结果并不能排除不稳定型心绞痛的可能性。

3.冠状动脉造影

冠状动脉造影目前仍是诊断冠心病的金标准。在长期稳定型心绞痛的基础上出现的不稳定型心绞痛常提示为多支冠状动脉病变，而新发的静息心绞痛可能为单支冠状动脉病变。冠状动脉造影结果正常提示可能是冠状动脉痉挛、冠状动脉内血栓自发性溶解、微循环系统异常等原因引起或冠状动脉造影病变漏诊。

不稳定型心绞痛有以下情况时应视为冠状动脉造影强适应证：①近期内心绞痛反复发作，胸痛持续时间较长，药物治疗效果不满意者可考虑及时行冠状动脉造影，以决定是否急诊介入性治疗或急诊冠状动脉旁路移植术。②原有劳力性心绞痛近期内突然出现休息时频繁发作者。③近期活动耐量明显减低，特别是低于Bruce Ⅱ级或4MET淋巴者。④梗死后心绞痛。⑤原有陈旧性心肌梗死，近期出现由非梗死区缺血所致的劳力性心绞痛。⑥严重心律失常、左心室射血分数<40%或充血性心力衰竭。

4.螺旋CT血管造影

近年来，多层螺旋CT尤其是64排螺旋CT冠状动脉成像在冠心病诊断中正在推广应用。冠状动脉成像能够清晰显示冠状动脉主干及其分支狭窄、钙化、开口起源异常及桥血管病变。冠状动脉成像对冠状动脉狭窄病变、桥血管、开口畸形、支架管腔、斑块形态均显影良好，对钙化病变诊断率优于冠状动脉造影，阴性者不能排除冠心病，阳性者应进一步行冠状动脉造影检查。另外，冠状动脉成像也可以作为冠心病高危人群无创性筛选检查及冠状动脉支架术后随访手段。

5.其他

其他非创伤性检查包括运动平板试验、运动放射性核素心肌灌注扫描、药物负荷试验、超声心动图等，也有助于诊断。通过非创伤性检查可以帮助决定冠状动脉造影单支临界性病变是否需要做介入性治疗，明确缺血相关血管，为血供重建治疗提供依据。同时可以提供有否存活心肌的证据，也可作为经皮腔内冠状动脉成形术后判断有否再狭窄的重要对比资料。但不稳定型心绞痛急性期应避免做任何形式的负荷试验，这些检查宜放在病情稳定后进行。

(四)诊断及鉴别诊断

1.诊断

对同时具备下述情形者，应诊断不稳定型心绞痛：①临床新出现或恶化的心肌缺血症状表现，如心绞痛、急性左心衰竭或心电图心肌缺血图形；②无或仅有轻度的心肌酶(肌酸激酶同工酶)或 TnT、TnI 增高，但未超过 2 倍正常值，且心电图无 ST 段持续抬高。

应根据心绞痛发作的性质、特点、发作时体征和发作时心电图改变及冠心病危险因素等，结合临床综合判断，以提高诊断的准确性。心绞痛发作时心电图 ST 段抬高或压低的动态变化或左束支阻滞等具有诊断价值。

不稳定型心绞痛的诊断确立后，应进一步进行危险分层，以便于对其进行预后评估和干预措施的选择。

(1)中华医学会心血管分会关于不稳定型心绞痛的危险度分层：根据心绞痛发作情况，发作时 ST 段下移程度及发作时患者的一些特殊体征变化，将不稳定型心绞痛患者分为高、中、低危险组(表 2-3-2)。

表 2-3-2　不稳定型心绞痛临床危险度分层

	心绞痛类型	发作时 ST 下移幅度	持续时间	肌钙蛋白 T 或 I
低危险组	初发、恶化劳力性，无静息时发作	≤1mm	＜20 分钟	正常
中危险组	A:1 个月内出现的静息心绞痛，但 48 小时内无发作者(多数由劳力性心绞痛进展而来) B:梗死后心绞痛	＞1mm	＜20 分钟	正常或轻度升高
高危险组	A:48 小时内反复发作静息心绞痛 B:梗死后心绞痛	＞1mm	＞20 分钟	升高

①陈旧性心肌梗死患者其危险度分层上调一级，若心绞痛是由非梗死区缺血所致时，应视为高危险组；②左心室射血分数(LVEF)＜40％，应视为高危险组；③若心绞痛发作时并发左心功能不全、二尖瓣反流、严重心律失常或低血压(SBP≤90mmHg)，应视为高危险组；④当横向指标不一致时，按危险度高的指标归类，例如心绞痛类型为低危险组，但心绞痛发作时 ST 段压低＞1mm，应归为中危险组

(2)美国 ACC/AHA 关于不稳定型心绞痛/非 ST 段抬高心肌梗死危险分层：美国 ACC、AHA 关于不稳定型心绞痛及非 ST 段抬高心肌梗死危险分层。

2.鉴别诊断

不稳定型心绞痛和非 ST 段抬高心肌梗死是在病因和临床表现上相似、但严重程度不同

而又密切相关的两种临床综合征，主要区别在于缺血是否严重到导致足够量的心肌损害，以至于能检测到心肌损害的标记物肌钙蛋白（TnI、TnT）或肌酸激酶同工酶（CK-MB）水平升高。如果反映心肌坏死的标记物在正常范围内或仅轻微增高，但未超过 2 倍正常值，就诊断为不稳定型心绞痛，而当心肌坏死标记物超过正常值 2 倍时，则考虑诊断为非 ST 段抬高心肌梗死。

不稳定型心绞痛和 ST 段抬高心肌梗死的区别在于后者在胸痛发作的同时出现典型的 ST 段抬高并具有相应的动态改变过程和心肌酶学改变。

（五）治疗

不稳定型心绞痛的治疗目标是控制心肌缺血发作和预防急性心肌梗死。治疗措施包括内科药物治疗、冠状动脉介入治疗（PCI）和外科冠状动脉旁路移植手术（CABG）。

1.一般治疗

不稳定型心绞痛急性期须卧床休息 1～3 日、吸氧、持续心电监护。对于低危险组患者留院观察期间未再发生心绞痛，心电图也无缺血改变，无左心衰竭的临床证据，在留院观察 12～24 小时期间未发现有肌酸激酶同工酶升高，心肌肌钙蛋白 T 或 I 正常者，可留院观察 24～48 小时后出院；对于中危险组或高危险组的患者，特别是肌钙蛋白 T 或 I 升高者，住院时间相对延长，并应强化内科治疗。

2.药物治疗

（1）缓解疼痛：静脉滴注硝酸甘油或硝酸异山梨酯，从每分钟 10μg 开始，每3～5 分钟增加 10μg，直至症状缓解或出现血压下降。如效果不佳，可用非二氢吡啶类钙拮抗剂，如地尔硫䓬静脉滴注 1～5μg/(kg · min)，常能控制发作。无禁忌症时，β-阻滞剂用至最大耐受剂量，应能够控制发作。

（2）抗血小板治疗：阿司匹林仍为抗血小板治疗的首选药物。急性期阿司匹林使用的剂量为每日 150～300mg，口服，可达到快速抑制血小板聚集的作用，3 日后可改为小剂量口服，每日 50～150mg 维持治疗；对阿司匹林存在变态反应的患者，可采用噻氯匹定或氯吡格雷替代治疗，使用时应注意定时检查血象，一旦出现明显白细胞或血小板降低，应立即停药。

（3）抗凝血酶治疗：静脉肝素治疗一般用于中危险组和高危险组的患者，国内临床常采用先静脉推注 5000U 肝素，然后以每小时 1000U 维持静脉滴注，调整肝素剂量使激活的部分凝血活酶时间延长至对照的 1.5～2 倍（无条件时可监测全血凝固时间或激活的全血凝固时间），静脉肝素治疗 2～5 日为宜，后可改为肝素7500U，每 12 小时 1 次，皮下注射，治疗 1～2 日。目前已有证据表明低分子量肝素降低不稳定型心绞痛有更优或至少相同的疗效；由于低分子量肝素不需血凝监测、停药无反跳、使用方便，故可采用低分子量肝素替代普通肝素。

（4）硝酸酯类药物：使用此类药物的主要目的是控制心绞痛的发作，心绞痛发作时应口含硝酸甘油，初次含服硝酸甘油的患者以先含 1 片为宜，对于已有含服经验的患者，心绞痛症状严重时也可 2 片 1 次含服。心绞痛发作时，若含服 1 片无效，可在 3～5 分钟之内追加 1 片含服；若连续含服硝酸甘油三四片仍不能控制疼痛症状，须应用强镇痛剂以缓解疼痛，并随即采用硝酸甘油或硝酸异山梨酯静脉滴注，硝酸甘油剂量以每分钟 5μg 开始，以后每 5～10 分钟增加 5μg，直至症状缓解，最高剂量一般不超过每分钟 80～100μg，患者一旦出现头痛或血压降低(收缩压＜90mmHg)应迅速减少静脉滴注剂量；硝酸甘油或硝酸异山梨酯维持静脉滴注的剂量以每分钟 10～30μg 为宜；对于中危险组和高危险组的患者，硝酸甘油持续静脉滴注 24～48 小时即可，以免产生耐药性而降低疗效。目前，常用的口服硝酸酯类药物为硝酸异山梨酯(消心痛)和 5-单硝酸异山梨酯。①硝酸异山梨酯作用的持续时间为 4～5 小时，故以每日 3～4 次口服给药为妥。②对劳力性心绞痛患者应集中在白天给药，5-单硝酸异山梨酯可采用每日 2 次给药。③白天和夜间或清晨均有心绞痛发作者，硝酸异山梨酯可采用每 6 小时给药 1 次，但宜短期治疗以避免耐药性。④对于频繁发作的不稳定型心绞痛患者，口服硝酸异山梨酯短效药物的疗效常优于服用 5-单硝类的长效药物，硝酸异山梨酯的使用剂量可从每次 10mg 开始，症状控制不满意时可逐渐加大剂量，但一般不超过每次 40mg，只要患者心绞痛发作时口含硝酸甘油有效，就应是增加硝酸异山梨酯剂量的指征。⑤若患者反复口含硝酸甘油不能缓解症状，常提示患者有极为严重的冠状动脉阻塞性病变，此时即使加大硝酸异山梨酯剂量也不一定能取得良好效果。

(5)β 受体阻滞剂：此类药物对不稳定型心绞痛患者控制心绞痛症状以及改善患者近、远期预后均有好处，因此，除非有肺水肿、未稳定的左心衰竭、支气管哮喘、低血压(收缩压≤90mmHg)、严重窦性心动过缓或Ⅱ、Ⅲ度房室传导阻滞等禁忌症，一般都主张常规服用 β 受体阻滞剂。选择 β 受体阻滞剂药物时，应首选具有心脏选择性的药物，如阿替洛尔、美托洛尔和比索洛尔等。除少数症状严重者可采用静脉推注 β 受体阻滞剂外，一般主张口服给药，使用剂量应个体化，并根据患者症状、心率及血压情况调整剂量，如用阿替洛尔 12.5～25mg，每日 2 次，口服或用美托洛尔 25～50mg，每日 2～3 次，口服或用比索洛尔 5～10mg，每日 1 次，口服。不伴有劳力性心绞痛的变异型心绞痛不主张使用。

(6)钙拮抗剂：服用此类药物是以控制心肌缺血发作为主要目的的。

①硝苯地平：对缓解冠状动脉痉挛有独到的效果，故为变异型心绞痛的首选用药，用法为：a.硝苯地平 10～20mg，每日 1 次，口服；b.若仍不能有效控制变异型心绞痛的发作，还可与地尔硫䓬合用，以产生更强的解除冠状动脉痉挛的作用，病情稳定后可改为缓释和控释制剂；c.短效二氢吡啶类药物也可用于治疗不稳定型心绞痛伴有高血压病患者，但应与 β 受体阻滞剂合用，该类药物的不良反应是加重左心功能不全，造成低血压和反射性心率加快，所以使用时须注意了解左心功能情况。

②地尔硫䓬：有减慢患者心率、降低心肌收缩力的作用，故地尔硫䓬较硝苯地平更常用于控制心绞痛发作，用法为：a.地尔硫䓬 30～60mg，每日 3～4 次，口服；b.该药可与硝酸酯类药物合用，亦可与 β 受体阻滞剂合用，但与后者合用时须密切注意患者心率和心功能变化，对已有窦性心动过缓和左心功能不全的患者，应禁用此类药物；c.对于一些心绞痛反复发作，静脉滴注硝酸甘油不能控制的患者，也可试用地尔硫䓬静脉滴注，使用方法为 5～15mg/(kg·min)，可持续静脉滴注 24～48 小时，静脉滴注过程中须密切观察患者心率、血压的变化；d.静息心率＜50 次/分者，应减少地尔硫䓬剂量或停用地尔硫䓬。

③维拉帕米：一般不与 β 受体阻滞剂配伍，维拉帕米多用于心绞痛合并支气管哮喘不能使用 β 受体阻滞剂的患者。总之，对于严重不稳定型心绞痛患者常须联合应用硝酸酯类、β 受体

阻滞剂和钙拮抗剂。

(7)降脂治疗：常用的为羟甲基戊二酰辅酶A还原酶抑制剂(HMG-CoA还原酶抑制剂，简称他汀类)。如用辛伐他汀(舒降之)20～40mg，每日1次，口服或用普伐他汀(普拉固)10～40mg，每日1次，口服或用氟伐他汀(来适司)20～40mg，每日1次。此类药物不宜与β类或烟酸类等药物合用，治疗过程中应注意肝功能及肌酸激酶的检测。

(8)伴随疾病的控制与治疗：如有高血压、糖尿病等，应予以相应治疗。

3.不稳定型心绞痛的介入治疗和外科手术治疗

高危险组患者如果存在以下情况之一的，应考虑行紧急介入治疗或冠状动脉架桥术：①虽经内科加强治疗，心绞痛仍反复发作；②心绞痛发作时间明显延长超过1小时，药物治疗不能有效缓解缺血发作；③心绞痛发作时伴有血流动力学不稳定，如出现低血压、急性左心功能不全或伴有严重心律失常等。不稳定型心绞痛的紧急介入治疗的风险一般高于择期介入治疗，故在决定之前应仔细权衡利弊，紧急介入治疗的主要目标是以迅速开通病变的血管，恢复其远端血流为原则，对于多支病变的患者，可以不必一次完成全部的血管重建，如果患者冠状动脉造影显示为左冠状动脉主干病变或弥散性狭窄病变不适宜介入性治疗时，则应选择急诊冠状动脉搭桥术。对于血流动力学不稳定的患者最好同时应用主动脉内球囊反搏术，力求稳定高危患者的血流动力学状态。除以上少数不稳定型心绞痛患者外，大多数不稳定型心绞痛患者的介入性治疗宜放在病情稳定至少48小时后进行。

二、非ST段抬高型急性冠脉综合征

非ST段抬高心肌梗死(NSTEMI)属于急性冠状动脉综合征(ACS)中的一种类型，通常由动脉粥样硬化斑块破裂引起，临床表现为突发胸痛但不伴有ST段抬高。通常心电图表现为持续性或短暂ST段压低或T波倒置或低平，但也有部分患者无变化；此外，多数非ST段抬高心肌梗死的患者伴有血浆肌钙蛋白水平升高，这一点有别于不稳定型心绞痛，后者通常不升高或仅有轻度升高。

非ST段抬高心肌梗死的发病率高于ST段抬高急性心肌梗死。就临床预后而言，住院期间ST段抬高心肌梗死的病死率高于非ST段抬高心肌梗死，出院后6个月随访两者的病死率接近。但是，4年的长期随访研究发现，非ST段抬高心肌梗死的病死率反而高于ST段抬高心肌梗死的2倍。这种时间依赖性预后差异可能与非ST段抬高心肌梗死的患者基础情况有一定关系，通常此类患者多半是合并有各种并发症的老年人，尤其常见于合并糖尿病和肾功能不全的患者，这类患者往往血管病变较重，多合并血浆炎性因子升高，提示血管病变复杂且多不稳定。因此，对于非ST段抬高心肌梗死患者的治疗需要兼顾急性期和远期的治疗效果。

(一)病理生理

非ST段抬高心肌梗死与不稳定型心绞痛相似，多数是由于不稳定的冠状动脉粥样硬化斑块破裂，伴或不伴有血管收缩，随后血小板血栓附着于血管壁，引起冠状动脉血流量突然严重下降，导致一系列的临床后果。不过，也有少数患者没有冠状动脉粥样硬化的基础，可能的原因为外伤、大动脉夹层、动脉炎、栓子栓塞、先天性异常或导管操作并发症等。

(二)临床表现

1.症状

非 ST 段抬高心肌梗死包括多种临床表现，比较严重或典型的临床症状有：①长时间的静息心绞痛(＞20 分钟)；②新发的严重心绞痛(加拿大分级Ⅲ级)；③近期稳定型心绞痛加重(加拿大分级Ⅲ级以上)；④心肌梗死后心绞痛。

非 ST 段抬高心肌梗死表现为胸骨后压榨性疼痛，伴有向左侧肩部、颈部及下颚放射，常伴有冷汗、恶心、腹痛、呼吸困难、晕厥等症状。也有部分患者表现为上腹痛、新出现的消化不良、胸部刺痛、肋软骨炎样疼痛或者进行性的呼吸困难等不典型症状，这种不典型的临床症状常常发生在 24～40 岁和年龄＞75 岁、女性及合并糖尿病、慢性肾衰竭或痴呆的患者。在临床实践中，80％的患者表现为胸痛时间的延长，20％的患者表现为心绞痛症状的加重。

2.体征

非 ST 段抬高心肌梗死患者通常缺乏特异性的阳性体征，部分患者由于伴有心衰或血流动力学不稳定，可能会出现肺部啰音、心率加快等非特异性体征。肺部啰音的出现和范围、Killip 分级对临床预后起影响作用。另有部分体征的发现，对于判断危险性的高低有帮助。如收缩期低血压(收缩压＜100mmHg)、心动过速(心率＞100/min)和呼吸窘迫可能提示可能发生心源性休克；新出现的二尖瓣关闭不全性杂音、原有的杂音增强提示乳头肌或二尖瓣缺血性功能失调；出现第三或第四心音或左心室扩大提示心肌缺血范围可能较大。

(三)辅助检查

1.心电图检查

ST-T 动态变化是非 ST 段抬高心肌梗死最有诊断价值的心电图表现。进行性胸痛患者应即刻(＜10 分钟)做 12 导联心电图，必要时加做 18 导联心电图。症状发作时可记录到一过性 ST 段改变(常表现 2 个或以上相邻导联 ST 段下移≥0.1 毫伏)，症状缓解后 ST 段缺血性改变改善，或者发作时倒置 T 波呈“伪正常化”。发作后恢复至原倒置状态更具有诊断意义，提示急性心肌缺血或严重冠状动脉疾病。

需要强调的是，心电图正常不能除外非 ST 段抬高心肌梗死的诊断，临床上一定要结合症状、心电图和生化指标进行综合分析。

2.实验室检查

所有患者，一旦怀疑非 ST 段抬高心肌梗死，应即刻检测肌酸激酶同工酶(CK-MB)、TnT 或 TnI。通常，非 ST 段抬高心肌梗死发病后 48～72 小时会有肌钙蛋白的升高，而肌钙蛋白的灵敏度和特异度明显高于肌酸激酶，在肌酸激酶正常的患者群中，有将近 1/3 的人高敏肌钙蛋白检测可以表现为肌钙蛋白水平增高。尽管肌钙蛋白的特异性极高，也并非所有肌钙蛋白升高的患者都诊断为非 ST 段抬高心肌梗死。某些非心肌梗死性胸痛也可伴有肌钙蛋白升高(表 2-3-3)，而且有些疾病是十分严重甚至是致命性的，在临床诊断上同样要给予高度重视。

表 2-3-3 肌钙蛋白升高的非冠状动脉疾病

急性、慢性严重的充血性心力衰竭
主动脉夹层、主动脉病变或肥厚型心肌病
心脏挫伤、消融、起搏、心脏电复律、心内膜下心肌活检
感染性疾病，如心肌炎、心肌扩张、心内膜下或心包炎
高血压危象
心动过速或心动过缓
肺栓塞、重度肺动脉高压
甲状腺功能减退
心尖球样综合征
慢性或急性肾功能不全
急性的神经系统疾病，如卒中或蛛网膜下隙出血等
全身性疾病，如淀粉样病变、血色病、类肉瘤病、硬皮病
药物毒性作用，如阿霉素、氟尿嘧啶、曲妥珠单抗、蛇毒
烧伤，烧伤面积大于体表面积 30%
横纹肌溶解
危重患者，特别是呼吸功能衰竭和败血症患者

有时根据临床需要，需行其他的实验室检查，包括全血细胞计数、全身代谢情况和甲状腺功能，以此来鉴别其他少见病因，并用于指导治疗由于贫血和肾衰竭引起的严重不良后果。血脂检查作为常规应在入院后 24 小时内进行，评估是否患有高胆固醇血症，以此决定是否进行强化降脂治疗。另外，行脑钠肽及 C-反应蛋白检查，利于对预后进行评估，前者可判断患者的心功能受损情况，后者则可反映血管病变的炎性状态。

3.影像学检查

(1)所有的患者都应行胸 X 线片检查，一方面判断心脏的形态和大小，另一方面了解肺部情况，尤其对于诊断是否有血流动力学不稳定或肺水肿的患者都很有用，可以用来判断心脏功能情况。

(2)超声心动图检查可发现缺血时左心室射血分数(LVEF)减低和心肌节段性运动减弱，甚至消失。负荷超声心动图的阴性预测值较高。

(3)心脏磁共振显像(MRI)、心肌灌注成像及多源计算机 X 射线断层扫描(CT)对诊断和排除非 ST 段抬高心肌梗死均有一定的价值。

(四)诊断和鉴别诊断

1.诊断

(1)根据患者的病情变化动态评估其风险性

①入院即应及时进行 12 导联心电图检查，同时由具有经验的临床医师进行分析。怀疑有下壁和右心室心肌梗死的患者，还应有附加导联(V_3R,V_4R,V_7、V_8、V_9)。如果患者持续有症状发作，应在 6 小时、12 小时及出院前复查心电图。

②60 分钟内及时检测肌钙蛋白(cTnT 或 cTnI)，如果检测结果阴性，应在6～12小时后复查肌钙蛋白。

③要对患者进行危险评分(如 GRACE 评分)，以此对患者早期及晚期的病情和预后做出风险评估(表 2-3-4)。

表 2-3-4 GRACE 评分

危险分级	GRACE 评分	院内病死率(%)	GRACE 评分	出院后 6 个月病死率(%)
低危	≤108	<1	≤88	<3
中危	109～140	1～3	89～118	3～8
高危	>140	>3	>118	>8

④进行心脏超声检查鉴别诊断。

⑤对无再发胸痛、心电图正常、肌钙蛋白阴性的患者，出院前应检测运动负荷试验，进一步评估心肌缺血的风险。

(2)根据以下结果对患者的远期病死率及心肌梗死的可能性预测进行危险分层

①临床情况：年龄、心率、血压、Killip 分级(表 2-3-5)、糖尿病史、既往心肌梗死或冠心病史。

表 2-3-5 急性心肌梗死后的 Killip 分级

级别	临床特点
Ⅰ	没有心力衰竭的证据，肺部无啰音
Ⅱ	第三心音、颈静脉压升高、肺部啰音<1/2 肺野
Ⅲ	明显的肺水肿，啰音>1/2 肺野
Ⅳ	心源性休克

②心电图：ST 段持续压低情况。

③实验室检查：肌钙蛋白、肾小球滤过率/肌酐清除率/半胱氨酸蛋白酶抑制药 C、BNP/NT-proBNP、hsCRP 等的结果。

④影像学检查：是否有低射血分数、左主干病变、三支病变。

⑤危险评分结果：GRACE 危险评分的危险因素的评判来源于住院期间死亡和治疗开始后 6 个月内死亡的独立预测因子，因此 GRACE 危险评分对于预测住院期间及 6 个月的病死率具有一定意义。

2.鉴别诊断

非 ST 段抬高心肌梗死的诊断需与一些心源性及非心源性疾病做鉴别诊断(表 2-3-6)。

表 2-3-6 非 ST 段抬高心肌梗死鉴别诊断

需鉴别的疾病	鉴别诊断要点
主动脉夹层	突发的剧烈胸痛，疼痛一开始即达到高峰，常放射到背、腹、腰和下肢，两上肢血压及脉搏可有明显差别，少数患者出现主动脉瓣关闭不全，可有下肢暂时性瘫痪和偏瘫。心电图检查无缺血性改变，X 线显示主动脉增宽，CT 或 MRI 主动脉断层显像及超声心动图探查到主动脉夹层影像，可确立诊断
急性心包炎	可有较剧烈而持久的疼痛，且心电图检查有 ST-T 段变化。但心包炎的胸痛于坐位前倾时减轻，深呼吸和咳嗽时加重，可闻及心包摩擦音。心电图检查除 aVR 外各导联 ST 段弓背向下抬高，无异常 Q 波出现。同时伴有发热、白细胞计数升高等明显炎性反应的表现
急性肺动脉栓塞	急性肺大块栓塞除突发胸痛外，尚有咯血、气急表现。体检发现右心负荷急剧增高的体征，如发绀、P_2 亢进、三尖瓣区收缩期杂音、颈静脉充盈、肝大、下肢水肿等。发热和白细胞计数升高多在 24 小时内出现。心电图检查显示电轴右偏，出现 $S_{Ⅰ}Q_{Ⅲ}T_{Ⅲ}$ 的典型表现，aVR 导联出现高 R 波，胸导联过渡区左移，右胸导联 T 波倒置。血乳酸脱氢酶升高，但 CK 不高，D-二聚体敏感性高而特异性差，$>500\mu g/L$ 时高度提示肺栓塞。肺部 X 线、放射性核素肺通气灌注扫描、CT 肺动脉造影有助于诊断
急腹症	急性胆囊炎、胆石症、急性胰腺炎、消化性溃疡穿孔等，应与放射到腹部的急性冠状动脉综合征鉴别。通过病史、腹部体征与相关的辅助检查，不难鉴别
急性胸膜炎	自发性气胸、带状疱疹、肋软骨炎等胸部疾病，依据疼痛特点、特异性体征、心电图是否异常与 X 线表现，容易鉴别
食管源性疾病	如食管炎、食管溃疡、食管反流性疾病等，根据疼痛与进食相关性的特点与心电图正常等，不难排除

（五）治疗

虽然 ACS 包括 STEMI 和 NSTE-ACS，但两者的治疗原则完全不同。NSTE-ACS 冠状动脉病变为未完全闭塞的富含血小板的白血栓，纤维蛋白溶解剂可进一步激活血小板和凝血酶，促进血栓再形成，从而使原来未完全闭塞的冠状动脉病变完全闭塞，使 NSTE-ACS 恶化为 STE-MI，甚至发生死亡。因此，NSTE-ACS 不宜溶栓治疗，而是进一步评估发展为心肌梗死和死亡的潜在危险程度，并根据危险度分层采取不同的治疗策略。

1.药物治疗

药物治疗是 NSTE-ACS 患者抗心肌缺血的基础措施和最重要的内容之一，不仅可缓解缺血症状，更重要的是改善预后，提高远期生存率。

2.抗缺血和抗心绞痛药物治疗

(1)硝酸酯类药物：主要通过介导一氧化氮的产生，刺激鸟苷酸环化酶增加循环环鸟苷酸(GMP)水平，减少缩血管物质，扩张静脉血管，降低心脏前负荷，减少心肌需氧量。同时扩张冠状动脉血管，增加冠状动脉血流。所有血流动力学稳定的胸痛患者应在进行心电图检查后给予舌下含服硝酸甘油片剂。早期的心电图检查对于观察是否存在动态演变及右心室梗死是非常重要的。如果存在右心室梗死，硝酸酯类应禁用(Ⅲ,C)。硝酸酯类主要的不良反应为低血压及反射性心动过速，从而增加心肌耗氧量。如患者症状缓解不满意需应用其他治疗，如β受体阻滞剂和静脉硝酸酯类药物，硝酸酯类药物与β受体阻滞剂联合应用可以增强抗心肌缺血作用，并相互抵消药物的不良反应(例如心动过速)。磷酸二酯酶抑制剂能明显加强和延长硝酸甘油介导的血管扩张，可导致严重的低血压、心肌梗死甚至死亡。急性期持续给予硝酸酯类药物可能会由于巯基消耗而出现耐药，因此，应维持每天至少8小时的无药期。硝酸酯类药物可以减轻症状和心肌缺血程度，但并不能降低死亡率。硝酸酯类对NSTE-ACS患者远期临床终点事件的影响尚缺乏随机双盲试验证实。

(2)β受体阻滞剂：通过减慢心率、降低体循环血压和减低心肌收缩力从而降低心肌氧耗量，改善缺血区氧供；同时，通过延长心肌有效不应期，提高心室颤动阈值，可减低恶性心律失常发生率。β受体阻滞剂在缓解心绞痛症状的同时，还能降低急性期患者的死亡率。因此，NSTE-ACS患者排除禁忌后应早期(24小时内)给予口服的β受体阻滞剂(Ⅰ,B)，并将其作为常规治疗，从小剂量开始，逐渐加量，注意观察患者的心率及血压。口服药治疗要将静息心率降至50～60次/分。首选具有心脏选择性的β受体阻滞剂，有阿替洛尔、美托洛尔、比索洛尔、卡维地洛等。如患者不能耐受β受体阻滞剂，可考虑应用非二氢吡啶类钙拮抗剂(维拉帕米或地尔硫卓)(Ⅰ,B)。NSTE-ACS患者使用β受体阻滞剂的禁忌症：①心力衰竭的体征，或未稳定的左心衰竭；②低心排状态；③发生心源性休克的危险性高；④其他相对禁忌症(PR间期>0.24秒，二度或三度房室传导阻滞，急性哮喘或反应性气道疾病)。

(3)肾素-血管紧张素-醛固酮系统抑制剂：主要作用机制是通过影响心肌重构、减轻心室过度扩张而减少充血性心力衰竭的发生。大量临床试验证实，血管紧张素转换酶抑制剂(ACEI)可以对NSTE-ACS患者发挥心肌保护作用，并降低左心室收缩功能障碍者、糖尿病伴左心功能不全者和包括左心室功能正常的高危患者的死亡率。TRACE试验随访显示在心肌梗死伴心功能不全患者中使用ACEI，死亡率和住院率的长期受益可维持10～12年。研究证实血管紧张素受体阻滞剂(ARB)对于心肌梗死后高危患者与ACEI同样有效，对于不能耐受ACEI的患者可使用ARB替代，但联合使用ACEI和ARB可增加不良事件。EPHESUS研究显示选择性醛固酮受体阻滞剂可降低心肌梗死合并心功能不全或糖尿病患者的致残率和死亡率。在无禁忌症的情况下，抗凝、抗血小板治疗后血压稳定即可开始使用，剂量和时限根据患者情况而定，一般从小剂量开始，逐渐增加，长期应用。ACEI/ARB的禁忌症如下：①ACS急性期收缩压<90mmHg；②严重的肾衰竭(血肌酐>265μmol/L)；③双侧肾动脉狭窄；④对ACEI/ARB过敏；⑤妊娠、哺乳期妇女。

(4)钙拮抗剂(CCB)：主要通过减轻心脏后负荷、降低心肌收缩力、减慢心率，从而缓解心绞痛症状和(或)控制血压，但目前尚无证据显示CCB可以改善NSTE-ACS患者的长期预后。主要不良反应为头痛、脸红、低血压、反射性心动过速及周围血管扩张导致的心肌氧耗量增加。因短效CCB能引起血压波动及交感兴奋，故禁用于NSTE-ACS患者。指南推荐：①在应用β受体阻滞剂和硝酸酯类药物后患者仍然存在心绞痛症状或难以控制的高血压，可加用长效的二氢吡啶类CCB(Ⅰ,C)；②如患者不能耐受β受体阻滞剂，应将非二氢吡啶类CCB与硝酸酯类合用；③非二氢吡啶类CCB不宜用于左心室收缩功能不良的NSTE-ACS患者，并尽量避免与β受体阻滞剂合用(Ⅲ,C)。

(5)吗啡:对于硝酸酯类药物不能控制胸痛的 NSTE-ACS 患者,如无禁忌症可予静脉应用吗啡控制缺血症状。虽然吗啡也在血流动力学方面带来益处,其最主要的益处仍然是缓解疼痛和抗焦虑,从而使患者平静,减少儿茶酚胺的释放,对 NSTE-ACS 患者有潜在的益处。但镇痛的作用可能掩盖持续心肌缺血的表现。因此,对于应用吗啡后症状缓解的患者,应密切观察是否存在持续心肌缺血的症状,以免延误治疗。现有的大规模注册登记资料提示,使用吗啡的患者死亡风险较高,因此新指南将使用吗啡的建议从Ⅰ类降为Ⅱa 类。

3.抗凝治疗

NSTE-ACS 患者的初始治疗给予阿司匹林及足量的静脉肝素,能使心肌梗死及死亡的发生危险降低 30%～40%。有证据显示,在抗血小板基础上联合抗凝治疗较单一用药更为有效。抗凝和双联抗血小板治疗被推荐为 NSTE-ACS 初始阶段的一线用药。因此,所有 NSTE-ACS 患者如无禁忌症,均应接受抗凝治疗(Ⅰ,A)。

(1)低分子肝素(LMWH):肝素和 LMWH 间接抑制凝血酶的形成和活性,从而减少血栓的形成和促进血栓的溶解。与普通肝素相比,LMWH 有更高的抗Ⅹa/Ⅱa 活性比。LMWH 的优势在于无须监测,可皮下注射给药。各种 LMWH 之间是有差别的,它们的抗 Xa/Ⅱa 活性不同。这种差别是否意味着治疗获益的差别目前尚不清楚,但在 NSTE-ACS 患者的治疗中依诺肝素是唯一有证据优于普通肝素的 LMWH。

(2)磺达肝癸钠:是目前临床使用的唯一选择性 Xa 因子抑制剂,为人工合成戊糖,通过抗凝血酶介导选择性抑制Ⅹa 因子,对凝血酶本身无抑制作用。在 OASIS5 研究中,磺达肝癸钠较依诺肝素在 30 天和 6 个月的严重出血发生率都有显著降低,6 个月联合终点事件发生率也显著降低,但磺达肝癸钠组 PCI 术中导管内血栓发生率高于依诺肝素组,因此,对于 PCI 术前使用磺达肝癸钠治疗的患者,术中应在此基础上加用标准剂量普通肝素或 GPⅡb/Ⅲa 受体拮抗剂(Ⅰ,B)。

(3)直接凝血酶抑制剂:比伐卢定是一种人工合成的拟水蛭素,能够可逆性地结合凝血酶,从而抑制血栓的形成。ACUITY 研究比较了比伐卢定和肝素合并糖蛋白Ⅱb/Ⅲa(GPⅡb/Ⅲa)受体拮抗剂的疗效。在术前接受氯吡格雷负荷组的患者中,单独使用比伐卢定的缺血发生率低于联合使用肝素和 GPⅡb/Ⅲa 受体拮抗剂,且严重出血事件的发生率降低。但在术前未接受氯吡格雷负荷治疗的患者中,单独使用比伐卢定的联合缺血终点事件发生率高于肝素合并 GPⅡb/砸 α 受体拮抗剂治疗组。因此,比伐卢定推荐用于 NSTE-ACS 患者需急诊或择期 PCI 术的抗凝替代治疗。

(4)华法林:一些临床试验将长期口服华法林抗凝加用或不加用阿司匹林及单独应用阿司匹林进行了比较,目前的研究结果并不能明确说明 NSTE-ACS 患者在阿司匹林的基础上加用华法林长期抗凝能够带来获益。目前 NSTE-ACS 的治疗中并不推荐服用华法林,但对有明确使用华法林指征的 NSTE-ACS 患者(中高危心房颤动、人工机械瓣或静脉血栓栓塞者),可与阿司匹林和(或)氯吡格雷合用,但需严密监测,建议将 INR 控制在 2.0～2.5(Ⅰ,B)。

近年来出现了一些新型的抗凝药物(如利伐沙班、阿哌沙班、达比加群等),但目前在 NSTE-ACS 中的应用仍处于临床研究阶段。综上所述,对 NSTE-ACS 患者保守治疗和行侵入性治疗的抗凝策略进行了总结,表 2-3-7 和表 2-3-8。

表 2-3-7 保守治疗的抗凝策略

抗凝药物	用法及注意点
普通肝素	负荷量 60U/kg，维持量 12U/(kg·h)，调整 APTT 1.5～2.0 倍
	维持至 PCI 术或者最长 48 小时（Ⅰ，A）
依诺肝素	年龄＜75 岁，负荷量 30mgiv，15 分钟后 1mg/kg 皮下注射 q12h（最大 100mg）
	年龄＞75 岁无负荷量，0.75mg/kg 皮下注射 q12h（最大 75mg）
	肌酐清除率＜30ml/min 者 1.0mg/kg 皮下注射 qd
	PCI 术前 8 小时内应用无须另外给药，8～12 小时追加 0.3mg/kg
	维持至 PCI 术或者最长住院 8 天（Ⅰ，A）
磺达肝素	2.5mg iv，维持 2.5mg 皮下注射 qd
	维持至 PCI 术或者最长住院 8 天
	肌酐清除率＜30ml/min 者禁用（Ⅰ，B）
	出血风险增加者，磺达肝素优于依诺肝素和普通肝素（Ⅰ，B）
	磺达肝素或依诺肝素优于普通肝素（Ⅱa，B）

表 2-3-8 侵入性治疗的抗凝策略

抗凝药物	用法及注意点
普通肝素	负荷量 60U/kg，维持量 12U/(kg·h)，调整 APTT 1.5～2.0 倍
	维持至 PCI 结束（Ⅰ，A）
依诺肝素	年龄＜75 岁负荷量 30mgiv，15 分钟后 1mg/kg 皮下注射 q12h（最大 100mg）
	年龄＞75 岁无负荷量，0.75mg/kg 皮下注射 q12h（最大 75mg）
	肌酐清除率＜30ml/min 者 1.0mg/kg 皮下注射 qd
	PCI 术前 8 小时内应用无须另外给药，8～12 小时追加 0.3mg/kg
	维持至 PCI 术结束（Ⅰ，A）
磺达肝素	2.5mgiv，维持 2.5mg 皮下注射 qd
	维持至 PCI 术，术中需另加抗凝剂或 GPⅡb/Ⅲa 受体拮抗剂（Ⅰ，B）
	肌酐清除率＜30ml/min 者禁用（Ⅰ，B）
比伐卢定	负荷量 0.75mg/kg，维持量 1.75mg/(kg·h)
	肌酐清除率＜30ml/min 者 1.0mg/(kg·h)（Ⅰ，B）
	维持至 PCI 术后或术后 4 小时

4.抗血小板治疗

(1)阿司匹林：通过不可逆的抑制血小板环氧化酶-1 减少血栓素 A2 的生成，从而抑制血小板的活化。在所有阿司匹林的临床研究中，针对 NSTE-ACS 的治疗作用最为突出。所有入院的 NSTE-ACS 患者，如无禁忌，立即给予阿司匹林（Ⅰ，A）。对于植入支架的患者，则建议使用较大剂量的阿司匹林维持，依据支架获准的临床试验，并根据出血风险和研究资料的更新，建议初始剂量为每日 150～300mg，金属裸支架植入术后维持 1 个月，药物洗脱支架植入术后维持 3 个月。阿司匹林的治疗不仅能够在急性期带来获益，长期治疗还可以带来长期益处。因此，阿司匹林是 NSTE-ACS 患者抗血栓治疗的基石。

(2)P2Y12 受体拮抗剂：噻氯吡啶和氯吡格雷均为 ADP 受体拮抗剂，通过特异性抑制 P2Y12-ADP 受体而阻断 ADP 诱导的血小板激活途径，从而抑制血小板的活化和聚集。噻氯吡啶的副作用(血小板减少、骨髓衰竭等)限制了其使用，氯吡格雷成为应用最广泛的 P2Y12 受体拮抗剂。由于达到完全的抗血小板作用需要一段时间，现有的研究表明给予 1 次负荷剂量氯吡格雷可缩短达到有效抗血小板效果的时间。随着负荷剂量的增加，对血小板抑制的程度增加、发挥作用所需的时间缩短，但最佳的负荷剂量尚未确定。氯吡格雷不可逆地抑制血小板 P2Y12-ADP 受体，从而抑制血小板活性。CAPRIEC 研究结果显示氯吡格雷的疗效等于或大于阿司匹林。作为合理的二级抗血小板药物，当患者存在阿司匹林禁忌时，优先选用氯吡格雷(Ⅰ，A)。

氯吡格雷和阿司匹林通过不同的机制抑制血小板活性，因此两者合用其抗血小板的效应相加。两者合用所带来的临床获益在 CURE 研究中得到了证实，在用药早期即可出现，并且平均随访 9 个月，可以观察到获益的持续增加。因此，无论选择介入治疗还是保守治疗，排除禁忌后，均应使用阿司匹林＋氯吡格雷(负荷量＋维持量)(Ⅰ，A)。

ACCF/AHA 基于 TRITON-TIMI38 研究和 PLATO 研究结果在 2012 年的 UA/USTEMI 治疗指南更新增加了普拉格雷和替格瑞洛用于 NSTE-ACS 的抗血小板治疗，2011 年 ESC 指南也强烈推荐普拉格雷和替格瑞洛两种 P2Y12 受体拮抗剂，推荐力度甚至高于氯吡格雷。我国 2012 年指南也推荐普拉格雷和替格瑞洛用于 NSTE-ACS。另一种可静脉应用的、选择性的、可逆的 P2Y12 受体拮抗剂坎格雷洛目前正在进行Ⅱ期临床试验。

(3)GPⅡb/Ⅲa 受体拮抗剂：与血小板激活机制无关，血小板的聚集依赖于血小板之间通过血小板表面的 GPⅡb/Ⅲa 受体及纤维蛋白原的相互作用。GPⅡb/Ⅲa 受体拮抗剂通过阻止血小板表面 GPⅡb/Ⅲa 受体与纤维蛋白原的结合，从而抑制血小板聚集。研究显示，在 P2Y12 受体拮抗剂使用之前，阿司匹林和 GPⅡb/Ⅲa 受体拮抗剂联合使用可使高危 ACS 患者获益。CAP-TURE 研究和 ISAR-REACT-2 研究证实，NSTE-ACS 患者给予阿昔单抗治疗后，PCI 术后 30 天死亡和心肌梗死的发生率均明显降低。ESPRIT 研究证实依替巴肽可显著降低 PCI 术后 48 小时死亡、心肌梗死和需紧急血运重建的发生率，上述获益可维持 30 天甚至 6 个月。RESTORET 研究证实替罗非班降低 NSTE-ACS 患者 48 小时及 7 天的缺血事件的发生风险。因此，当 NSTE-ACS 患者行 PCI 治疗前，在应用其他抗凝药物的基础上 GPⅡb/Ⅲa 受体拮抗剂(阿昔单抗、替罗非班、依替巴肽)可作为一线药物使用。

对于 GPⅡb/Ⅲa 受体拮抗剂使用时间，EARLYACS 研究和 ACUITY 研究结果均表明早期使用 GPⅡb/Ⅲa 受体拮抗剂和 PCI 术中使用在主要终点上无显著差异，但 EARLYACS 研究还表明早期使用组患者 TIMI 大出血风险显著增加。因此，新指南推荐在已经使用双联抗血小板的基础上，GPⅡb/Ⅲa 受体拮抗剂可在 PCI 术中选择性应用，特别在处理高度血栓负荷的急性病变时。

综上所述，PCI 术后口服双联抗血小板药物是目前指南所公认的，在高风险 NSTE-ACS

患者(如反复心肌缺血、伴心电图动态改变、cTn 水平增高、血栓负荷重等),GPⅡb/Ⅲa 受体拮抗剂是应用指征,但应权衡出血风险,进行个体化调整。我们对 NSTE-ACS 保守治疗和行侵入性治疗的抗凝策略进行了总结(表 2-3-9 和表 2-3-10)。

表 2-3-9　保守治疗的抗血小板策略

抗血小板药物	用法及注意点
阿司匹林	立即负荷量 150～300mg,维持量 75～100mg qd(Ⅰ,A)
	不能耐受者应使用氯吡格雷(负荷量+维持量)(Ⅰ,A)
	有胃肠道出血史或有多个消化道出血危险因素者单用或联合使用氯吡格雷时,应使用质子泵抑制剂(奥美拉唑除外)和胃黏膜保护剂(Ⅰ,A)
氯吡格雷	负荷量 600mg,维持量 75mg qd;至少 1 个月(Ⅰ,A),最好 1 年(Ⅰ,B)
替格瑞洛	用于中、高危缺血和未知冠状动脉病变的患者
	负荷量 180mg,维持量 90mg bid(Ⅰ,B)
CPⅡb/Ⅲa 受体拮抗剂	保守治疗的患者因病情变化需要行 PCI,在阿司匹林+抗凝药物的基础上+GPⅡb/Ⅲa 受体拮抗剂(替罗非班或依替巴肽)(Ⅰ,A)
	阿昔单抗不用于未计划行 PCI 的患者(Ⅲ,A)

表 2-3-10　行侵入治疗的抗血小板策略

抗血小板药物	用法及注意点
阿司匹林	立即采取双联抗血小板治疗(负荷量+维持量同上)(Ⅰ,A)
	有胃肠道出血史或有多个消化道出血危险因素者应使用质子泵抑制剂(奥美拉唑除外)和胃黏膜保护剂(Ⅰ,A)
氯吡格雷	负荷量 600mg,维持量 75mg qd;DES 至少 1 年,BMS 最长 1 年(Ⅰ,A)
替格瑞洛	负荷量 180mg,维持量 90mg bid;DES 至少 1 年,BMS 最长 1 年(Ⅰ,B)
普拉格雷	用于冠状动脉病变明确,拟行 PCI 的患者;有卒中史或 TIA 史禁用(Ⅲ,B)
	负荷量 60mg,维持量 10mg qd;DES 至少 1 年,BMS 最长 1 年(Ⅰ,B)
GPⅡb/Ⅲa 受体拮抗剂	替罗非班:负荷量 25μg/kg,维持量 0.15μg/(kg · min)12～18 小时
	肌酐清除率<30ml/min 者减半(Ⅱa,B)
	依替巴肽:负荷量 180μg/kg×2 次,间隔 10 分钟,维持量 2μg/(kg · min)18 小时;肌酐清除率<50ml/min 者减半(Ⅱa,B)
	替罗非班或依替巴肽优先选择(Ⅰ,A)
	已接受阿司匹林准备行 PCI 的高危患者,出血风险较小时,术前使用 GPⅡb/Ⅲa 受体拮抗剂(Ⅰ,A)
	术前使用比伐卢定或 6 小时前使用氯吡格雷(>300mg),可不使用 GPⅡb/Ⅲa 受体拮抗剂(Ⅱa,B)

(4)他汀类药物:目前所有指南均把 LDL-C 作为首要干预的靶点(Ⅰ,A),而未把 HDL 作为干预靶点(Ⅲ,C)。如无禁忌症,无论基线 LDL-C 水平如何,所有 NSTE-ACS 患者(包括

PCI 术后)均应尽早给予他汀类药物治疗(I,A)。我国 2007 年《血脂异常管理指南》建议 ACS 患者 LDL-C 目标值达到<2.07mmol/L(80mg/dl)或原基线上下降 40%(I,A),2011 年 ESC 血脂异常管理指南建议 LDL-C 目标值更低,达到<1.8mmol/L(70mg/dl)或原基线上下降 50%(Ⅰ,A)。LDL-C 达标后,长期维持治疗,有利于冠心病二级预防。他汀类药物所带来的临床获益与 LDL-C 降低程度有关,与他汀种类无关,因此他汀类药物选择依赖于 LDL-C 降低程度。

5.血运重建治疗

心肌血运重建使 NSTE-ACS 患者缓解症状、缩短住院时间和改善预后。其指征和最佳时间以及优化采用的方法[PCI 或冠状动脉搭桥术(CABG)]取决于临床情况、危险分层、合并症和冠状动脉病变的程度和严重性。但目前 NSTE-ACS 患者行血运重建的时机与预后关系的研究尚较少,其最佳时机目前仍存在争论。

(1)侵入性策略(冠状动脉造影/PCI):早期的ⅡMIⅡB 研究和 VANQWISH 研究将介入治疗与传统治疗相比,未见更多获益,甚至提示可能有害。近期 FRISCⅡ研究和 TACTICS-TIMI 18 研究得到了一致的结论,肯定了介入治疗的获益,对于高危的,尤其是 cTn 升高的患者,介入治疗获益明显。循证医学证据表明,对危险度高的患者,早期介入治疗策略显示出了明显的优势。应在危险分层的基础上明确这些患者 PCI 治疗的指征。如前所述,危险分层的方法常用有 TIMI 危险积分和 GRACE 预测积分,这些危险分层的指标都是将患者的症状、体征、心电图、心肌坏死标志物及其他辅助检查指标进行分析,权重后总结得出。其中胸痛持续时间过长、有心力衰竭表现、血流动力学不稳定、心肌坏死标志物显著升高和心电图提示 ST 段显著压低等方面更为重要。对于低危和早期未行 PCI 的 NSTE-ACS 患者,出院前应进行必要的评估,根据心功能、心肌缺血情况和再发心血管事件的危险采取相应的治疗。对中、高危以上的 NSTE-ACS 患者行 PCI 应遵循首先进行危险分层,合理规范的术前、术中用药和恰当的 PCI 策略,危险度越高的患者越应尽早行 PCI,术前、术中的用药如抗血小板治疗、抗凝治疗等也随着危险度的增加应适当加强。

(2)CABG 约 10%的 NSTE-ACS 患者在病情稳定后需要行 CABG,NSTE-ACS 选择血运重建的原则与 STEMI 相同。①左主干病变、三支病变的患者(尤其是合并糖尿病),优先选择 CABG(Ⅰ,A);②前降支病变累及前降支近段且伴 LVEF<50%或无创性检查提示心肌缺血的患者宜 CABG 或 PCI(Ⅰ,A);③强化药物治疗下不适宜行 PCI 的可考虑 CABG(Ⅰ,B)。

第三章 消化系统疾病

第一节 急性胃炎

急性胃炎是由各种病因引起的胃黏膜急性炎症，临床上常急性起病，有明显上腹部症状，恶心、呕吐、腹痛、嗳气等；内镜检查可见胃黏膜充血、水肿、出血、糜烂（可伴有浅表溃疡）等一过性病变；病理组织学特征为胃黏膜固有层见到以中性粒细胞为主的炎症细胞浸润。它可以不仅局限于胃，同时伴随食管炎症者称食管胃炎，伴随肠道炎症者称胃肠炎。根据其病因不同，临床上一般可分为以下几种类型：①急性糜烂出血性胃炎：又称急性胃黏膜病变（AGML），其特点是胃黏膜急性多发性糜烂和出血或伴有浅表性溃疡，诱因有严重感染、颅脑损伤、严重烧伤、休克等。②急性腐蚀性胃炎：系由于吞服强酸、强碱或其他腐蚀剂所造成的胃黏膜损伤，主要的病理变化为黏膜充血、水肿和黏液增多，严重者可发生糜烂、溃疡、坏死，甚至穿孔。③急性单纯性胃炎：又称急性非特异性胃炎、急性浅表性胃炎，是由各种化学因素（如药物、酒精、浓茶、咖啡和香料等）、物理因素（如进食过冷过热、粗糙食物等）、微生物感染或细菌毒素等外源性刺激因子以及精神神经功能障碍、应激、变态反应等内源性刺激因子，引起的胃黏膜急性炎症。

一、病因与发病机制

急性胃炎的病因颇多，大致可分为内源性和外源性两类。有害物质通过血流或通过神经体液调节障碍引起胃黏膜急性炎症者，称内源性病因；通过口腔进入胃内引起胃黏膜急性炎症者，称外源性病因。

常见的内源性病因有病毒和细菌感染性疾病，如白喉、猩红热、肺炎、伤寒、肝炎、流感等。其他严重的全身性疾病，如尿毒症、肝硬化、慢性肺心病呼吸衰竭以及精神神经功能障碍，应激状态或各种因素所致的机体变态反应均属内源性病因范畴。外源性病因有化学性（药物）、物理性（温度的和机械的）因素、微生物感染或细菌毒素。化学刺激可来自烟草（烟草中含有尼古丁等物质）、烈酒、浓茶、咖啡、香料和调味品，内服药物如水杨酸盐类和吲哚美辛等解热镇痛药、磺胺、肾上腺皮质激素、呋喃唑酮、呋喃妥因、某些抗生素、抗肿瘤药物、洋地黄、氯化钾、氨茶碱、铁剂等均可刺激胃黏膜；物理刺激如过烫、过冷、过于粗糙的食物；进食被细菌或其毒素污染的食物，可引起急性胃肠炎，致病细菌以幽门螺杆菌、沙门菌属及副溶血弧菌（嗜盐菌）为常见，毒素以金黄色葡萄球菌毒素为常见，而以肉毒杆菌毒素所引起的病情最为严重。病毒感染常为流感、肠道病毒等。

急性胃炎的发病机制主要由于致病因子损伤了胃黏膜防御机制。后者包括黏膜屏障、黏液 HCO_3^- 屏障、上皮快速修复功能、黏膜血流、前列腺素以及某些调节肽(表皮生长因子、生长抑素等)。各成分相互联系,可防御各种外来、内在的损害因子的损伤。而胃炎的发生首先是由于各种过强的损害因子直接或间接削弱胃黏膜防御机制的某一种或几种成分,胃腔中的 H^+ 反弥散到胃壁,引起血管充血、出血、黏膜水肿等炎症反应,并使胃黏膜受到胃酸、胃蛋白酶的消化而出现糜烂、出血。NSAIDs 抑制环氧合酶(COX-1)活性,抑制前列腺素合成,进而使胃黏膜修复功能降低。应激性损伤表现有皮质-腺垂体-肾上腺皮质轴活动亢进。

急性胃炎在病因祛除后,可望在短时间内恢复正常,如病因长期持续存在,可能转为慢性胃炎。

二、临床表现

(一)急性单纯性胃炎

临床上多见感染或进食了被细菌毒素污染的食物后所致的急性单纯性胃炎。一般起病急,症状轻重不一,可表现为上腹痛、食欲缺乏、恶心、呕吐、腹泻。严重者可有发热、脱水、酸中毒,甚至休克等症状,偶有呕血或便血。体检有上腹部及脐周压痛、肠鸣音亢进。一般病程短,数日内即可好转。少部分患者没有明显症状,仅在胃镜下黏膜呈现急性胃炎的表现。

(二)急性糜烂性胃炎

轻者有上腹部疼痛、食欲缺乏等消化不良的表现。上消化道出血常见,一般为少量、间歇性、可自止,出血量大者也可引起呕血和(或)黑粪,严重者可引起低血压甚至休克。体检可有上腹部或脐周压痛、肠鸣音亢进。确诊有赖于急诊胃镜检查,一般应在大出血后 24～48h 进行;可见以多发性糜烂、出血灶为特征的急性胃黏膜损害。

(三)急性腐蚀性胃炎

本病是由吞服或误服强酸、强碱或其他腐蚀剂引起急性胃黏膜糜烂所致。最早可出现口腔、咽喉、胸部及中上腹部剧烈疼痛,常伴有吞咽疼痛、咽下困难、恶心和呕吐,严重者可致呕血、急性食管或胃穿孔和急性腹膜炎,并可出现休克。急性期后,可逐渐形成食管、贲门或幽门的瘢痕性狭窄和萎缩性胃炎。

(四)急性化脓性胃炎

由于抗生素的广泛应用,本病罕见。患者起病常较急,症状多极严重,可有高热、寒战、上腹部剧痛,并可有上腹部肌紧张和明显压痛等急性腹腔炎症的表现,血压可下降,可出现脓毒症休克。

三、辅助检查

(一)实验室检查

感染因素引起者外周血白细胞计数一般轻度增高、中性粒细胞比例增高,化脓性急性胃炎者外周血白细胞升高明显。伴肠炎者粪常规检查可见少量黏液及红、白细胞，粪培养可检出病原菌。以出血为主者，粪和呕吐物隐血试验阳性；出血量大时，可有血中白细胞升高，一过性血尿素氮升高。

(二)内镜检查

胃黏膜明显充血、水肿，有时见糜烂及出血点，黏膜表面覆盖黏稠的炎性渗出物和黏液。对于急性单纯性胃炎内镜不必作为常规检查，有上消化道出血者应在出血后24～48h进行胃镜检查。

四、诊断

主要由病史和症状做出拟诊，而经胃镜检查发现糜烂及出血病灶得以确诊。但吞服腐蚀物质者禁忌胃镜检查。有长期服NSAID药物、酗酒以及临床重危患者，均应想到急性胃炎可能。

五、鉴别诊断

(一)急性阑尾炎

以转移性右下腹痛为特征，初期有中上腹或脐周疼痛，数小时后腹痛转移并固定于右下腹，可伴有恶心、呕吐，体征为右下腹麦克伯尼点压痛、反跳痛等腹膜刺激征，外周血白细胞明显升高。而急性胃炎腹部压痛位于上腹和脐周，一般无腹膜刺激征。

(二)急性胆囊炎

表现为右上腹持续性剧痛或绞痛，阵发性加重，可放射到右肩部，进食油腻食物可诱发，查体Murphy征阳性。腹部B超、CT或MRI等影像学检查可确立诊断。

(三)急性胰腺炎

常有暴饮、暴食史或胆石症病史，突发中上腹持续剧烈疼痛，向腰背部呈束带样放射，伴恶心、呕吐，血尿淀粉酶升高，B超、CT等辅助检查可发现胰腺呈弥散性或局限性肿大。

(四)急性肠梗阻

持续性腹胀、腹痛，阵发性加重，肛门停止排便、排气，伴剧烈呕吐。查体可见肠型；早期肠鸣音亢进，晚期可减弱或消失。腹部立位X线片可见气-液平面。

以出血为主者，需要在48h内完善胃镜检查，以与其他可引起消化道出血的疾病鉴别。

六、治疗

(一)急性单纯性胃炎

1.一般治疗

应去除病因，卧床休息，清淡饮食，必要时禁食。水、电解质紊乱时，轻者可给予口服补液盐，重者应给予静脉补充平衡盐液或5%葡萄糖盐水，并注意补钾。

2.对症治疗

(1)解痉镇痛:适用于腹痛较剧烈的患者。①阿托品 0.3mg,口服;或 0.2～0.5mg,皮下注射,必要时可 6 小时后重复使用。②或山莨菪碱,10mg,口服或肌内注射,必要时可重复使用。③或颠茄片,8mg,口服,每日 3 次。④或普鲁本辛,15～30mg,口服,每日 3 次。

(2)止吐:①可选用多潘立酮,10mg,口服,每日 3 次。②或甲氧氯普胺,10mg,口服或肌内注射、静脉注射,每日 3 次。③或维生素 B_6 100～200mg,加入 5%～10%葡萄糖注射液静脉滴注。

(3)抗酸治疗:①西咪替丁 200mg,口服,每日 4 次;或 400mg,口服,每 12 小时 1 次或静脉注射。②或雷尼替丁,口服,150mg,每 12 小时 1 次;或静脉注射。③法替莫丁 20mg,口服,每 12 小时 1 次。对上腹灼热伴反酸者,可使用质子泵抑制药如奥美拉唑 20mg,口服,每日 1～2 次治疗。

(4)保护胃黏膜:可选用麦滋林、十六角蒙脱石(思密达)、硫糖铝、前列腺素 E 或胶体铋剂等黏膜保护剂治疗,以减轻黏膜炎症,促进黏膜上皮细胞的修复。

3.抗感染治疗

一般不需要抗感染治疗。由细菌引起尤其伴腹泻者,可选用小檗碱、呋喃唑酮、磺胺类制剂、诺氟沙星等喹诺酮制剂、庆大霉素等抗菌药物。需注意药物的毒性及不良反应。

4.维持水、电解质及酸碱平衡

因呕吐、腹泻导致水、电解质紊乱时,轻者可给予口服补液盐,重者应予静脉补液。可选用平衡盐液或 5%葡萄糖盐水,并注意补钾。对于有酸中毒者可用 5%碳酸氢钠注射液进行纠正。

(二)急性糜烂性胃炎

1.一般治疗

去除诱发病因,治疗原发病。患者应卧床休息,禁食或流质饮食,保持安静,烦躁不安时给予适量的镇静药如地西泮。出血明显者应保持呼吸道通畅,必要时吸氧。加强护理,密切观察神志、呼吸、脉搏、血压变化及出血情况,记录 24 小时出入量。

2.抗酸治疗

根据病情可选用或联合使用。

(1)制酸药:出血期应用较少,出血控制后可选服复方氢氧化铝(胃舒平)、复方铝酸铋(胃必治)、复方次硝酸铋(胃速乐),2～3 片,每日 3～4 次。

(2)H_2 受体拮抗药:可选服西咪替丁,200mg,每日 4 次或 400mg,每 12 小时 1 次;雷尼替丁 150mg,每 12 小时 1 次;法莫替丁 20mg,每 12 小时 1 次。不能进食者可予静脉注射。

(3)质子泵抑制药(PPI):可口服奥美拉唑 20mg,每日 1 次或每 12 小时 1 次;兰索拉唑 30mg,每日 1 次或每 12 小时 1 次;泮托拉唑 40mg,每日 1 次或每 12 小时 1 次;雷贝拉唑每日 10～20mg,因其药动学的特点属非酶代谢(即不完全依赖肝细胞色素 P450 同工酶 CYP2C19 进行代谢),故其抑酸效果无显著个体差异性;埃索美拉唑,每日 20～40mg,口服,该药是奥美拉唑的左旋异构体。

3.保护胃黏膜

可口服复方谷氨酰胺(麦滋林)0.67g,每日 3 次;硫糖铝 1.0g,每日 3～4 次;铝碳酸镁,3 片,每日 3～4 次;果胶铋、十六角蒙脱石(思密达)3.0g,每日 3 次;亦可选用吉福士、磷酸铝胶浆等服用。近年来还多广泛应用替普瑞酮胶囊,50mg,每日 3 次;或前列腺素 E_2 衍生物米索前列醇,常用量为 200μg,每日 4 次,餐前和睡前口服。

4.大出血者的治疗措施

(1)补充血容量:对伴上消化道大出血者应立即建立静脉通道,积极补液,酌量输注新鲜血液,迅速纠正休克及水、电解质紊乱。输液开始宜快,可选用生理盐水、林格液、右旋糖酐-40(低分子右旋糖酐)等。补液量根据失血量而定,但右旋糖酐-40 在 24 小时内不宜超过 1000mL。输血指征:①血红蛋白≤70g/L,红细胞计数$<3\times10^{12}$/L 或血细胞比容$<30\%$;②收缩压<80mmHg;③脉率>140 次/分。

(2)局部止血:留置胃管,可观察出血情况、判断治疗效果、降低胃内压力,也可经胃管注入药物止血。常用局部止血药物及用法用量,见表 3-1-1

表 3-1-1　急性糜烂性胃炎大出血者的局部止血

药物名称	用法、用量
去甲肾上腺素	6～8mg 加于生理盐水 100mL 中,分次口服或胃内间歇灌注
凝血酶	1000～4000U 加水稀释,分次口服或胃管注入
云南白药	0.5g 加水溶解后口服,每日 3 次
冰盐水	注入 3～5℃冰盐水,每次约 500mL,反复冲洗,直至冲洗液清亮,总量不超过 3000mL,可清除胃内积血,使黏膜下层血管收缩,有利于止血

(3)止血药:见表 3-1-2。

表 3-1-2　急性糜烂性胃炎大出血的止血药应用

药物名称	作用机制及用法、用量	注意事项
卡巴克洛(安络血)	可以减低毛细血管的渗透性,并增加断裂毛细血管断端回缩作用,每 4～8 小时肌内注射 10mg	止血药物在出血控制后应及时停用
酚磺乙胺(止血敏)	能促使血小板凝血活性物质的释放,并增加其集聚活性与黏附性,可用 2～4g 加入 5%葡萄糖注射液或生理盐水中输入	
巴曲酶	能使纤维蛋白原转化成纤维蛋白,且不受凝血酶抑制药的影响。还能促进出血部位血小板聚集,1kU,每 8 小时 1 次静脉注射(首次使用时应同时皮下注射 1kU)	

注:也可酌情选用氨基己酸、氨甲苯酸(抗血纤溶芳酸)等药物。

(4)抗分泌药:抗分泌药(表 3-1-3)可以减少胃酸分泌,防止 H^+ 逆向弥散,pH 上升后,可使胃蛋白酶失去活性,有利于凝血块的形成,从而达到间接止血的目的。

表 3-1-3　急性糜烂性胃炎大出血者的抗分泌药物治疗

药物类型	药物名称	用法、用量
H_2 受体拮抗药	西咪替丁	200mg,每日 4 次或 400mg,每 12 小时 1 次

续表

药物类型	药物名称	用法、用量
质子泵抑制药	法莫替丁	每次 20～40mg，每日 1～2 次，加入葡萄糖或生理盐水中静脉滴注
	奥美拉唑	静脉滴注 40mg，每日 1～2 次
	泮托拉唑	40mg 静脉滴注，每日 1～2 次

(5)中药：许多中药复方经动物实验和临床验证具有较强的细胞保护作用，如大柴胡汤、加味左金丸、补中益气汤、沙参麦冬汤、四逆汤等。中成药胃痛灵口服液、猴头健胃灵等可减轻急性胃黏膜损伤。

(6)生长抑素：人工合成的生长抑素能抑制胃酸、胃蛋白酶和胃泌素的分泌，刺激胃黏液分泌，减少内脏血流量。常用有十四肽生长抑素，首次以 250μg 加入 5%葡萄糖注射液 20mL 缓慢静脉注射，再以每小时 250μg 静脉持续滴注，必要时剂量可加倍。人工合成类似物八肽生长抑素，首剂 100μg，皮下或静脉注射，然后以每小时 20～50μg 的速度静脉维持 24～48 小时。此类药物用于严重出血而常规方法治疗无效者。

(7)内镜下止血：内镜治疗前应尽可能抽吸和去除胃内积血，保持内镜视野清晰。可用 5%～10%孟氏液 30～50mL 或去甲肾上腺素、凝血酶局部喷洒止血，也可酌情选用电凝、激光、微波凝固止血。常规止血方法无效时，可选用内镜下止血方法。

(8)选择性动脉内灌注垂体后叶素：常规止血方法无效时可考虑应用放射介入治疗。方法为经股动脉穿刺插管，将垂体后叶素灌注入腹腔动脉及肠系膜上动脉，每分钟 0.1～0.3U，维持 18～24 小时。近年来多选用特利加压素每次 1～2mg 灌注，疗效更好，不良反应少。

(9)手术治疗：少数伴有应激性溃疡出血者，经 24～48 小时内科积极治疗仍难以控制出血时，在急诊胃镜检查后基本明确诊断的基础上，可选用外科手术治疗。

(三)急性腐蚀性胃炎

本病是一种严重的内科急症，必须积极抢救。

1.治疗原则

应了解口服的腐蚀剂种类，并及早静脉输液补充足够的营养，纠正电解质和酸碱失衡，保持呼吸道畅通。

2.急性腐蚀性胃炎的治疗

(1)禁食、禁洗胃或使用催吐剂。尽早饮蛋清或牛乳稀释。强碱不能用酸中和，强酸在牛乳稀释后可服氢氧化铝凝胶 60mL。

(2)积极防治休克，镇痛，剧痛时慎用吗啡、哌替啶，以防掩盖胃穿孔的表现，喉头水肿致呼吸困难者，可行气管切开并吸氧。

(3)防治感染，可选用青霉素、氨苄西林、头孢菌素等广谱抗生素。

(4)输液，维持内环境平衡，需要时静脉高营养补液。

(5)急性期过后，可施行食管扩张术以预防食管狭窄，幽门梗阻者可行手术治疗。

(四)急性化脓性胃炎

急性化脓性胃炎治疗成功的关键在于早期诊断。治疗措施主要包括应用适当足量的抗生素以控制感染，纠正休克及水、电解质紊乱及一般支持疗法等，也可选择胃黏膜保护药及抑酸药治疗。并发胃穿孔，经抗生素积极治疗无效时，如全身一般情况尚好，可行外科手术治疗，如胃蜂窝织炎的引流术或部分胃切除术（切除病变）。

（五）急性胃炎的并发症及治疗

急性胃炎的并发症包括穿孔、腹膜炎、水电解质紊乱和酸碱失衡等。细菌感染者应选用抗生素进行治疗，因过度呕吐致脱水者应及时补充水和电解质，并适时检测血气分析，必要时纠正紊乱。对于穿孔或腹膜炎者，必要时进行外科治疗。

第二节　急性出血性坏死性肠炎

急性出血性坏死性肠炎（AHNE），又称坏死性肠炎，是以小肠的广泛出血、坏死为特征的肠道急性蜂窝织炎，病变主要累及空肠和回肠，偶尔也可侵犯十二指肠和结肠，甚至累及全消化道。临床上以腹痛、腹泻、便血、腹胀、呕吐和发热为主要表现，严重者可有休克、肠麻痹等中毒症状和肠穿孔等并发症，是一种危及生命的暴发性疾病。本病的发病与产生β毒素的Welchii杆菌（C型产气荚膜杆菌）感染有关。任何年龄均可发病，但以学龄前儿童和青少年多见，男性多于女性，农村多于城市。四季均可发病，但高发于夏秋季节。

一、病因与发病机制

近年来认为本病的发病与产生β毒素的Welchii杆菌（C型产气荚膜杆菌）感染有关。β毒素属于蛋白质外毒素，它能干扰肠黏膜表面绒毛的正常功能，从而影响肠道的清洗作用，致使病原体黏附于肠黏膜而致病；β毒素可致肠道组织坏死，产生坏疽性肠炎。营养不良和饮食不当是本病的诱因。正常情况下胰蛋白酶有破坏β毒素的作用；在蛋白酶活性缺乏或降低的情况下，如长期低蛋白膳食（使消化酶合成减少），当进食受C型产气荚膜杆菌污染或变质的食物时，不能分解破坏β毒素而致病；或进食大量的甘薯、大豆等含有耐热性胰蛋白酶抑制因子的食物（使胰蛋白酶的活性和浓度降低），可使寄生肠内的Welchii杆菌滋生并产生大量β毒素而致病。饮食习惯突然改变，从多吃蔬菜转变为多吃肉食，使肠内生态学环境发生改变，有利于Welchii杆菌的繁殖而致病。变态反应亦参与本病的发病。易感因素包括肠道感染、肠道缺血、肠屏障功能受损、ARDS、先天性心脏病合并心衰、脓毒症、休克等。由于肠壁对细菌及细菌内、外毒素或病毒等过于敏感，引发肠出血、坏死、白细胞浸润、小血管纤维素样变性及坏死。本病病变以空肠和回肠最为多见且严重，有时可累及结肠、十二指肠及胃。病变常呈节段性分布，严重者融合成片。始于黏膜下层的病变，向黏膜层发展，黏膜肿胀增厚、粗糙，呈鲜红色或暗褐色，上有片状坏死和散在溃疡，黏膜下层水肿，此时患者以腹泻为主；黏膜广泛坏死脱落则大量便血；病变向浆肌层发展为主时，出现肠蠕动障碍，临床上可表现为肠梗阻；大片肠壁浆肌层或全层坏死时，肠内细菌与毒素外渗，肠壁也可穿孔，产生严重的腹膜炎和脓毒症休克。

二、诊断

(一)病史

起病急,发病前多有不洁饮食或暴饮暴食史。受冷、劳累、肠道蛔虫感染及营养不良为诱因。

(二)临床表现

1.腹痛

既是首发症状又是主要症状。病初常表现为逐渐加剧的脐周或左中上腹阵发性绞痛,其后逐渐转为全腹或右下腹持续性痛并有阵发性加剧。一般在1～3天后加重,重者可产生腹膜刺激症状。常伴有恶心呕吐,呕吐常为黄水,严重者呈咖啡样或血水样。腹痛在便血控制后3～5天仍可每天发作数次,可为最后消失的症状。

2.腹泻与便血

腹痛发生后即可有腹泻,每日数次至十数次不等。粪便初为糊状而带粪质,其后渐为黄水样,继之即呈血水状或呈赤豆汤和果酱样,甚至可呈鲜血状或暗红色血块,粪质少而具难闻的腥臭味。无里急后重。出血量多少不定,轻者可仅粪便潜血阳性而无便血;严重者一天出血量可达数百毫升。腹泻和便血时间短者仅1～2天,长者可达一月余,且可呈间歇发作或反复多次发作。严重病例后期因中毒症状严重,发生麻痹性肠梗阻时便次减少,甚至停止,但肛门指检多能发现血便为本病的特征之一。

3.全身中毒症状

起病后不久即出现发热,一般在38～39℃左右,少数可达40℃以上,持续4～7天后渐退,偶有长达2～3周者。中毒症状严重者可出现抽搐、昏迷,也可出现四肢厥冷、皮肤暗紫花纹、血压下降、脓毒症休克。腹泻、便血严重时,可出现贫血、脱水和酸中毒。

4.腹部体征

胃肠道症状虽重,但腹部体征却相对较少。腹部饱满,有时可见肠型。触诊腹软或有轻度压痛,但也可有明显压痛、腹肌紧张和反跳痛,提示急性腹膜炎。移动性浊音可阳性,也可抽出血性腹水。肠鸣音早期亢进,有肠梗阻时可闻及气过水声或金属音。腹膜炎明显时,肠鸣音减弱或消失。

(三)辅助检查

1.血常规

白细胞增多,一般为(12～20)×10^9/L,以中性粒细胞增多为主。嗜酸性粒细胞及血小板常减少。

2.粪便检查

粪便呈血性或潜血试验强阳性,镜检可见大量红细胞、白细胞及脱落的上皮细胞。粪便培养部分病例可有 Welchii 杆菌、大肠埃希菌等生长。

3.尿常规

可有蛋白尿、红细胞、白细胞及管型。

4.X 线检查

腹部透视或平片可见中腹或上腹部肠管充气、扩张，黏膜皱襞模糊、粗糙，肠壁水肿增厚，肠间隙增宽。立位片中有大小不等的液平面。肠穿孔者可有气腹。在急性期不宜做胃肠钡餐或钡灌肠检查，以免发生肠穿孔。

5.结肠镜检查

结肠镜检查可见全结肠腔内有大量新鲜血液，但未见出血病灶，并可见回盲瓣口有血液涌出。

(四)临床分型

本病由于病变部位不同，损伤程度不一以及机体反应性的差异，临床表现亦不一致。依其最突出的表现，可将本病分为以下几种类型：

1.急性胃肠炎型

当病变仅累及黏膜和黏膜下层时，临床表现以腹泻为主，伴有恶心、呕吐，便血不明显。腹部 X 线平片示小肠充气、扩张，肠曲间隙增宽。

2.肠出血型

病变黏膜广泛坏死脱落时，则以便血为主，量多少不等，呈血水样或暗红色，有明显贫血或急性大出血体征。

3.肠梗阻型

病变以浆肌层为主时，因肠管肌层严重受损而浸润肿胀，肠管变僵直，丧失蠕动能力，临床表现为肠梗阻，如腹痛、腹胀、频繁呕吐，肠鸣音亢进或减弱、消失。可有肠型，腹部 X 线检查见多个液平面。

4.腹膜炎型

随着浆肌层病变加重，肠内细菌毒素外渗或局部出现全层坏死，则发展成腹膜炎。表现为腹部压痛、反跳痛、腹肌紧张和肠鸣音消失。

5.中毒休克型

全身中毒症状为主，高热、谵妄、血压下降乃至休克。

(五)诊断与鉴别诊断

本病的诊断主要依据临床表现：有不洁饮食、暴饮暴食史，突然腹痛、腹泻、便血和呕吐，伴有中度发热或突然腹痛后出现休克症状或出现麻痹性肠梗阻，应考虑本病的可能，特别是呈腥臭味的洗肉水样便而无明显里急后重者。由于本病的病情变化迅速且复杂，临床分型也较多，故需与之鉴别的疾病也较多。主要有：

1.中毒性菌痢

起病更急，开始即出现高热、惊厥、神志模糊、面色苍白，重者血压下降、休克，数小时后出现脓血便。急性出血性坏死性肠炎常以腹痛、腹泻为主，1～3 天内出现红豆汤样或果酱样血便，少量黏液，无里急后重。病程、粪便性质和病原学检查可资鉴别。

2.绞窄性肠梗阻

腹痛、呕吐、便血、休克等症状与急性出血性坏死性肠炎相似。但绞窄性肠梗阻腹痛突出而剧烈，腹胀、呕吐更重，无排便排气，血便出现晚且量少。急性出血性坏死性肠炎早期出现肠梗阻是由于病变侵及肠壁浆肌层，引起节段性运动功能障碍，多为不全性肠梗阻；后期发生的肠梗阻则由肠管的僵硬、狭窄、粘连、坏死等原因引起，多为完全性梗阻，而且此前常先有腹泻、便血。

3.急性克罗恩病

与本病鉴别较困难，但急性克罗恩病多转为慢性，经常复发，而急性出血性坏死性肠炎却极少复发。

4.腹型过敏性紫癜

以腹痛、便血起病，与本病相似，但无腹泻和发热，中毒症状不重，待皮肤出现紫癜后诊断更明确。

此外，本病尚应与急性阑尾炎、肠套叠、阿米巴痢疾、细菌性食物中毒等鉴别。在临床急诊工作中，造成本病误诊的原因主要有二：一是对本病的临床特点认识不够，未能掌握其规律及其与各种疾病鉴别的要点；二是由于有时症状不典型，尤其有时相当一部分患者无腹泻或血便，对这类病例往往通过肛门指诊才获得确诊。

三、治疗

（一）内科治疗

1.禁食

轻症患者可进食易吸收的碳水化合物类流质。伴有明显的腹胀、腹痛及呕吐的患者，应严格禁食，并予胃肠减压。病情好转后可逐步开放流质、半流质、软饭，再过渡到普通饮食。

2.支持治疗

禁食期间应选择加强静脉补充营养物质。一般儿童每日补液量 80～100mL/kg，成人每天补液 2000～3000mL。能量补给可选择高营养液，如 10%葡萄糖、复方氨基酸和水解蛋白等。注意电解质的平衡，微量元素和维生素的补充。出血及渗出明显的患者应予以补充悬浮红细胞、血浆及白蛋白。有休克表现的应积极抗休克治疗，包括补充血容量，补充胶体液。对血压改善不佳的患者应加用血管活性药物。

3.抗生素治疗

控制肠道内感染可减轻临床症状，常用的抗生素有氨基苷类、青霉素类、头孢类、喹诺酮类及硝基咪唑类。抗生素应早期、足量联合应用。一般选用两种作用机制不同的药物联合使用，可得到更好的疗效。

4.肾上腺皮质激素治疗

肾上腺皮质激素可以抑制炎症反应，减轻中毒症状，但有加重肠出血和增加肠穿孔风险，一般用药不超过 3～5 天。儿童建议使用氢化可的松每天 4～8mg/kg 或地塞米松 1～2.5mg/d 静脉滴注；成人使用氢化可的松 200～300mg/d 或地塞米松 8～12mg/d 或静脉滴注。

5.对症治疗

腹痛可用阿托品或山莨菪碱缓解，如效果不佳可在严密观察下使用布桂嗪（强痛定），曲马多,甚至哌替啶(杜冷丁)。高热、烦躁者可给予吸氧、解热药、镇静药或予物理降温。便血可以用维生素 K、酚磺乙胺、注射用血凝酶(立止血)等,大出血可以用奥曲肽(善宁)或生长抑素(思他宁)静脉滴注。有输血指征者可输血治疗。

(二)外科治疗

本病经内科积极治疗后,大多可痊愈。对积极治疗后病情无好转者,如有以下情况可以考虑手术治疗:

(1)有明显肠坏死倾向。

(2)疑有肠穿孔。

(3)疑有绞窄性肠梗阻及不能排除的外科急腹症。

(4)便血或休克经内科积极保守治疗无效者。

(5)腹穿获脓性血性渗液者。当发展到肠管坏死或合并肠梗阻时,细菌会在肠腔快速生长繁殖,产生大量毒素,对机体造成严重损害,并加重病情。故外科手术切除坏死的肠段能阻止细菌毒素的进一步生成及吸收。

第三节　急性胰腺炎

急性胰腺炎(AP)是指多种病因引起的胰酶激活,继以胰腺局部炎性反应为主要特征,伴或不伴有其他器官功能改变的疾病。临床以急性上腹痛及血淀粉酶或脂肪酶升高为特点。大多数患者的病程呈自限性,20%~30%的患者临床经过凶险。总体病死率为 5%~10%。

AP 严重度分为以下 3 级:①轻度 AP(MAP):具备 AP 的临床表现和生物化学改变,不伴有器官功能衰竭及局部或全身并发症,通常在 1~2 周内恢复,病死率极低。②中度 AP(MSAP):具备 AP 的临床表现和生物化学改变,伴有一过性的器官功能衰竭(48 小时内可自行恢复)或伴有局部或全身并发症而不存在持续性的器官功能衰竭(48 小时内不能自行恢复)。③重度 AP(SAP):具备 AP 的临床表现和生物化学改变,须伴有持续的器官功能衰竭(持续 48 小时以上、不能自行恢复的呼吸系统、心血管或肾脏功能衰竭,可累及一个或多个脏器)。病死率较高,为 36%~50%。

一、临床表现

(一)腹痛

为本病的主要表现和首发症状,突然起病,程度轻重不一,可为钝痛、刀割样痛、钻痛或绞痛,呈持续性,可伴有阵发性腹痛加剧,不能为一般胃肠解痉药缓解,进食可加剧。疼痛部位多在中上腹,可向腰背部呈带状放射,取弯腰抱膝位可减轻疼痛。MAP 腹痛 3~5 天即可缓解。SAP 病情发展快,腹部剧痛延续较长,可引起全腹痛。极少数年老体弱患者可无或轻微腹痛,而仅表现为明显腹胀。AP 腹痛的机制主要是:①胰腺的急性水肿,炎症刺激和牵引其包膜上的神经末梢;②胰腺的炎性渗出液和胰液外溢刺激毗邻的腹膜和腹膜后组织,产生局限性腹膜炎；③胰腺炎症累及肠道，导致肠胀气和肠麻痹；④胰管阻塞或伴胆囊炎、胆石症引起疼痛。

（二）恶心、呕吐及腹胀

多在起病后出现，有时很频繁，吐出食物和胆汁，呕吐后腹痛并不减轻。伴腹胀。极少数年老体弱患者可无或轻微腹痛，而仅表现为明显腹胀。

（三）发热

发热常源于全身炎性反应综合征（SIRS），多数患者有中度以上发热，持续 3～5 天。若持续发热一周以上不退或逐日升高，应怀疑有继发感染，如胰腺脓肿或胆道感染等。

（四）黄疸

AP 时下列原因可引起黄疸，且不同原因的黄疸持续时间不同：①胆石症、胆道感染引起胆总管梗阻；②肿大的胰头压迫胆总管；③合并胰腺脓肿或胰腺假性囊肿压迫胆总管；④合并肝脏损害等情况。

（五）低血压或休克

SAP 常发生。患者烦躁不安、皮肤苍白、湿冷等；有极少数休克可突然发生，甚至发生猝死。

（六）体征

MAP 患者腹部体征较轻，往往与主诉腹痛程度不十分相符，可有腹胀和肠鸣音减少，无肌紧张和反跳痛。SAP 患者上腹或全腹压痛明显，并有腹肌紧张，反跳痛。肠鸣音减弱或消失，可出现移动性浊音。伴麻痹性肠梗阻且有明显腹胀。腹水多呈血性。少数患者有皮肤瘀斑（因胰酶、坏死组织及出血沿腹膜间隙与肌层渗入腹壁下，致两侧胁腹部皮肤呈暗灰蓝色，称 Grey-Turner 征；可致脐周围皮肤青紫，称 Cullen 征）。少数患者因脾静脉栓塞出现门静脉高压，脾脏肿大。罕见横结肠坏死。腹部因液体积聚或假性囊肿形成可触及肿块。其他可有相应并发症所具有的体征。

（七）局部并发症

包括急性液体积聚（APFC）急性坏死物积聚（ANC）、胰腺假性囊肿、包裹性坏死（WON）和胰腺脓肿，其他局部并发症还包括胸腔积液、胃流出道梗阻、消化道瘘、腹腔出血、假性囊肿出血、脾静脉或门静脉血栓形成、坏死性结肠炎等。局部并发症并非判断 AP 严重程度的依据。

1.急性胰周液体积聚（APFC）

发生于病程早期，表现为胰腺内、胰周或胰腺远隔间隙液体积聚。并缺乏完整包膜，可单发或多发。

2.急性坏死物积聚（ANC）

发生于病程早期，表现为液体内容物，包含混合的液体和坏死组织，坏死物包括胰腺实质或胰周组织的坏死。

3.胰腺假性囊肿

有完整非上皮性包膜包裹的液体积聚，内含胰腺分泌物、肉芽组织、纤维组织等，多发生于

AP 起病 4 周后。

4.包裹性坏死(WON)

WON 是一种成熟的、包含胰腺和(或)胰周坏死组织、具有界限分明炎性包膜的囊实性结构,多发生于 AP 起病 4 周后。

5.胰腺脓肿

胰腺内或胰周的脓液积聚,外周为纤维囊壁,增强 CT 提示气泡征,细针穿刺物细菌或真菌培养阳性。

(八)全身并发症

主要包括器官功能障碍/衰竭、全身炎性反应综合征(SIRS)、全身感染、腹腔内高压(IAH)或腹腔间隔室综合征(ACS)、胰性脑病(PE)等。

1.器官功能衰竭

AP 的严重程度主要取决于器官功能衰竭的出现及持续时间(是否超过 48 小时)。呼吸衰竭主要包括急性呼吸窘迫综合征(ARDS),循环衰竭主要包括心动过速、低血压或休克,肾衰竭主要包括少尿、无尿和血清肌酐升高。

2.SIRS

符合以下临床表现中的 2 项及以上,可以诊断为 SIRS。心率>90 次/分;体温<36℃或>38℃;WBC 计数<4×10^9/L 或>12×10^9/L;呼吸频率>20 次/分或 PCO_2<32mmHg。SIRS 持续存在将会增加器官功能衰竭发生的风险。

3.全身感染

SAP 患者若合并脓毒症,病死率升高,为 50%~80%。主要以革兰阴性杆菌感染为主,也可有真菌感染。

4.IAH 和 ACS

SAP 时 IAH 和 ACS 的发生率分别约为 40%和 10%,IAH 已作为判定 SAP 预后的重要指标之一,容易导致 MODS。膀胱压(UBP)测定是诊断 ACS 的重要指标,膀胱压≥20mmHg,伴有少尿、无尿、呼吸困难、吸气压增高、血压降低时应考虑出现 ACS。

5.胰性脑病

胰性脑病是 AP 的严重并发症之一,发生率为 5.9%~11.9%。可表现为耳鸣、复视、谵妄、语言障碍及肢体僵硬、昏迷等,多发生于 AP 早期,常为一过性,可完全恢复,也可留有精神异常。其发生与 PLA_2 损害脑细胞,引起脑灰白质广泛脱髓鞘改变有关。

二、辅助检查

(一)淀粉酶测定

强调血清淀粉酶测定的临床意义,尿淀粉酶变化仅作参考。血清淀粉酶在起病后 6~12 小时开始升高,48 小时开始下降,持续 3~5 天。血清淀粉酶超过正常值 3 倍可确诊为本病。尿淀粉酶在起病后 12~14 小时开始升高,下降缓慢,持续 1~2 周恢复正常。血清淀粉酶活性高低与病情不呈相关性。患者是否开放饮食或病情程度的判断不能单纯依赖于血清淀粉酶是否降至正常，应综合判断。血清淀粉酶持续增高要注意病情反复、并发假性囊肿或脓肿、疑有结石或肿瘤、肾功能不全、巨淀粉酶血症等。要注意鉴别其他急腹症（如消化性溃疡穿孔、胆石症、胆囊炎、肠梗阻等）引起的血清淀粉酶增高，但一般不超过正常值2倍。

（二）血清脂肪酶活性测定

常在起病后24～72小时开始升高，持续7～10天。血清脂肪酶活性测定具有重要临床意义，尤其当血清淀粉酶活性已经下降至正常或其他原因引起血清淀粉酶活性增高，血清脂肪酶活性测定有互补作用。同样，血清脂肪酶活性与疾病严重度不呈正相关。

（三）血清标志物

（1）C反应蛋白（CRP）：CRP是组织损伤和炎症的非特异性标志物，有助于评估与监测AP的严重性。发病72小时后CRP＞150mg/L提示胰腺组织坏死。

（2）动态测定血清白细胞介素-6水平增高提示预后不良。

（四）生化检查

（1）暂时性血糖升高常见，可能与胰岛素释放减少和胰高血糖素释放增加有关。持久的空腹血糖＞10mmol/L反映胰腺坏死，提示预后不良。

（2）暂时性低钙血症（＜2mmol/L）常见于SAP，低血钙程度与临床严重程度平行，若血钙＜1.5mmol/L提示预后不良。

（五）影像学检查

在发病初期24～48小时行腹部超声检查，是AP的常规初筛影像学检查，可以初步判断胰腺组织形态学变化，同时有助于判断有无胆道疾病，但受AP时胃肠道积气的影响，对AP不能做出准确判断。推荐CT扫描作为诊断AP的标准影像学方法，且发病1周左右的增强CT诊断价值更高，可有效区分液体积聚和坏死的范围。在SAP的病程中，应强调密切随访CT检查，建议按病情需要，平均每周1次。此外，MRI也可以辅助诊断AP。

ERCP和超声内镜（EUS）对AP的诊治均有重要作用。EUS主要用于诊断，尤其对于鉴别诊断恶性肿瘤和癌前病变（如壶腹部腺瘤、微小结石等）有重要意义。

胸、腹部X线平片检查对发现有无胸腔积液、肠梗阻等有帮助。

三、严重程度的判定

（一）Ranson标准

标准：入院时：年龄＞55岁；血糖＞11.2mmol/L；白细胞＞16×10^9/L；ALT＞250U/L；LDH＞350U/L。入院后48小时内：Hct下降＞10%；血钙＜2.0mmol/L；碱缺失＞4mmol；BUN上升＞1.79mmol/L；估计失液量＞6L；PaO_2＜60mmHg。每项计1分。

（二）APACHE-Ⅱ（急性生理学和慢性健康指标评估）

计分≥8分者，预后不良。

(三)AP 严重程度床边指数(BISAP)

BISAP 评分系统可用于住院 48 小时内的任何时候,其对预后评估的准确性似与 Ranson 标准相似。5 个指标为:BUN>8.93mmol/L;精神障碍;存在 SIRS;胸腔积液;年龄>60 岁。每项计 1 分。

(四)CT 影像学分级标准

1.Balthazar 和 Ranson CT 分级系统

本分级系统包括胰腺的 CT 表现和 CT 中胰腺坏死范围大小两部分组成。

(1)胰腺的 CT 表现:根据炎症的严重程度分级为 A~E 级。A 级:正常胰腺。B 级:胰腺实质改变,包括局部或弥漫的腺体增大。C 级:胰腺实质及周围炎症改变,胰周轻度渗出。D 级:除 C 级外,胰周渗出显著,胰腺实质内或胰周单个液体积聚。E 级:广泛的胰腺内、外积液,包括胰腺和脂肪坏死,胰腺脓肿。A 级计 0 分;B 级计 1 分;C 级计 2 分;D 级计 3 分;E 级计 4 分。

(2)胰腺坏死范围计分:无坏死,计 0 分;坏死范围<33%,计 2 分;坏死范围≥33%,<50%,计 4 分;坏死范围>50%,计 6 分。总分:CT 表现(0~4)+坏死范围计分(0~6),分值越高,预后越差。

2.国内建议使用的 CT 分级标准

将胰腺分为头、体、尾三部分,每部再分为 4 小份,每小份记为 1 分,全胰为 12 分。胰外包括小网膜腔、肠系膜血管根部、左、右结肠旁沟,左、右肾区,每区 1 分,如有全后腹膜分离,再加 1 分。判定:Ⅰ级<6 分;Ⅱ级 7~10 分;Ⅲ级 11~14 分;Ⅳ级≥15 分。

(五)改良 CT 严重指数(MCTSI)

胰腺炎性反应分级为,正常胰腺(0 分),胰腺和(或)胰周炎性改变(2 分),单发或多个积液区或胰周脂肪坏死(4 分);胰腺坏死分级为,无胰腺坏死(0 分),坏死范围≤30%(2 分),坏死范围>30%(4 分);胰腺外并发症,包括胸腔积液、腹水,血管或胃肠道等(2 分)。评分≥4 分可诊断为 MSAP 或 SAP。

四、诊断

(一)AP 的诊断标准

临床上符合以下 3 项特征中的 2 项,即可诊断为 AP。①与 AP 符合的腹痛(急性、突发、持续、剧烈的上腹部疼痛,常向背部放射);②血清淀粉酶和(或)脂肪酶活性至少>3 倍正常上限值;③增强 CT/MRI 或腹部超声呈 AP 影像学改变。

(二)AP 的分级诊断

(1)MAP 为符合 AP 诊断标准,满足以下情况之一,无脏器衰竭、无局部或全身并发症,Ranson 评分<3 分,APACHEⅡ评分<8 分,BISAP 评分<3 分,MCTSI 评分<4 分。

(2)MSAP 为符合 AP 诊断标准,急性期满足下列情况之一,Ranson 评分≥3 分,APACHEⅡ评分≥8 分,BISAP 评分≥3 分,MCTSI 评分≥4 分,可有一过性(<48 小时)的器

官功能障碍。恢复期出现需要干预的假性囊肿、胰瘘或胰周脓肿等。

(3)SAP为符合AP诊断标准,伴有持续性(>48小时)器官功能障碍(单器官或多器官),改良Marshall评分≥2分。

(三)建议

(1)临床上完整的AP诊断应包括疾病诊断、病因诊断、分级诊断和并发症诊断,例如AP(胆源性、重度、ARDS)。

(2)临床上应注意一部分AP患者有从MAP转化为SAP的可能,因此,必须对病情作动态观察。除Ranson评分、APACHEⅡ评分外,其他有价值的判别指标如体质指数(BMI)>28kg/m²,胸膜渗出,尤其是双侧胸腔积液,72小时后CRP>150mg/L,并持续增高等,均为临床上有价值的严重度评估指标。

五、治疗

(一)治疗原则

AP治疗的主要目标:①寻找并去除病因;②控制炎症;③防治器官功能障碍/衰竭。

AP,即使是SAP,应尽可能采用内科或内镜治疗。SAP时经历大的手术创伤将加重全身炎症反应,增加死亡率。如诊断为胆源性AP,宜尽可能在本次住院期间完成内镜治疗或在康复后择期行胆囊切除术,避免以后复发。胰腺局部并发症可通过内镜或外科手术治疗。

(二)基本处理

主要目的是纠正水、电解质紊乱,支持治疗,防止局部及全身并发症。

1.动态观测与评估

观察内容包括血、尿、凝血常规测定,粪便隐血、肾功能、肝功能测定,血糖、血钙测定,心电监护,血压监测,血气分析,血清电解质测定,胸部X线摄片,中心静脉压测定等。动态观察腹部体征和肠鸣音改变。记录24小时尿量及出入量变化。上述指标可根据患者具体病情做相应选择,根据APACHEⅡ评分、Ranson评分、BISAP评分等指标判断AP的严重程度及预后。SAP病情危重时,应收入ICU治疗。

2.常规禁食

食物是胰液分泌的天然刺激物,起病后短期禁食,降低胰液分泌,减轻自身消化。一般MAP需禁食4~7天,SAP需禁食2周左右。对有严重腹胀、麻痹性肠梗阻者应采取胃肠减压等相关措施。在患者腹痛减轻或消失、腹胀减轻或消失、肠道动力恢复或部分恢复时可以考虑开放饮食,开始以糖类为主,如米汤或冲服藕粉等,逐步过渡到低脂饮食,避免饱餐和油腻食品。不以血清淀粉酶活性高低作为开放饮食的必要条件。

3.补液

静脉补液,积极补足血容量,维持水电解质和酸碱平衡。补液量包括基础需要量和流入组织间隙的液体量。输液种类包括胶体物质、0.9%氯化钠溶液和平衡液。扩容时应注意晶体与胶体的比例,并及时补充微量元素和维生素。必要时使用血管活性药物。

4.止痛治疗

疼痛剧烈时考虑镇痛治疗。在严密观察病情下，可肌内注射盐酸哌替啶(杜冷丁)25～100mg。不推荐应用吗啡或胆碱能受体拮抗剂，如阿托品、654-2 等，因前者会收缩奥狄括约肌，后者则会诱发或加重肠麻痹。

(三)抑制胰腺分泌

抑制胰腺分泌，除了禁食与胃肠减压外，常用药物有：

1.生长抑素及类似物

具有多种内分泌活性：抑制胃酸分泌；抑制胰腺的外分泌，使胰液量、消化酶分泌减少；抑制生长激素、胰高血糖素、缩胆囊素等多种激素的释放；降低门脉压和脾血流等。在 AP 早期应用，能迅速控制病情、缓解临床症状、减少并发症、缩短住院时间、提高治愈率。奥曲肽 0.1mg皮下注射，6～8 小时 1 次；或生长抑素首剂 250μg 缓慢静脉注射后按每小时 250μg 的剂量持续静脉滴注。疗程均 3～7 天。SAP 患者应尽早应用。

2.H_2 受体拮抗剂或质子泵抑制剂

可通过抑制胃酸分泌而间接抑制胰腺分泌，还可以预防应激性溃疡的发生。可选用法莫替丁20～40mg 或泮托拉唑 40～80mg 加入液体中静脉滴注或静脉注射，1～2 次/天。

(四)蛋白酶抑制剂应用

蛋白酶抑制剂(乌司他丁、加贝酯、抑肽酶)能够广泛抑制与 AP 发展有关胰蛋白酶、弹性蛋白酶、磷脂酶 A 等的释放和活性，还可稳定溶酶体膜，改善胰腺微循环，减少 AP 并发症，主张早期足量应用。

1.乌司他丁

系从人尿中提取的糖蛋白，为一种蛋白酶抑制剂，可以抑制胰蛋白酶等各种胰酶，此外，它还有稳定溶酶体膜、抑制溶酶体酶的释放，抑制心肌抑制因子产生和炎性介质的释放。用法：10 万 U 加入补液 500mL 内静脉滴注，1～2 小时内滴完，1～3 次/天。

2.加贝酯

为一种非肽类蛋白分解酶抑制剂，可抑制蛋白酶、血管舒缓素、凝血酶原、弹力纤维酶等，另外对 Oddi 括约肌有松弛作用。仅供静脉滴注。每次 100mg 加入 250mL 补液内，治疗开始头 3 天每 8 小时 1 次，症状减轻后改为每日 1 次，疗程 7～10 天。滴速为 1mg/(kg·h)，不宜>2.5mg/(kg·h)。需注意有对多种药物过敏者、妊娠妇女及儿童禁用，给药中，一旦发生过敏现象应及时停药并对症治疗。

3.抑肽酶

可抗胰血管舒缓素，使缓激肽原不能变为缓激肽，尚可抑制蛋白酶、糜蛋白酶和血清素。每日用量 10 万～20 万 U，分 2 次溶入葡萄糖液静脉滴注，疗程 1～2 周。

(五)抗生素的应用

对于非胆源性 AP 不推荐预防使用抗生素。对于胆源性 MAP 或伴有感染的 MSAP 和 SAP 应常规使用抗生素。胰腺感染的致病菌主要为革兰阴性菌和厌氧菌等肠道常驻菌。抗生素的应用应遵循“降阶梯”策略，选择抗菌谱为针对革兰阴性菌和厌氧菌为主、脂溶性强、有效通过血胰屏障的药物。推荐方案：碳青霉烯类；青霉素＋β-内酰胺酶抑制剂；第三代头孢菌素＋抗厌氧菌；喹诺酮＋抗厌氧菌。疗程为7～14天，特殊情况下可延长应用时间。要注意真菌感染的诊断，临床上无法用细菌感染来解释发热等表现时，应考虑到真菌感染的可能，可经验性应用抗真菌药，同时进行血液或体液真菌培养。

AP在病程中极易感染，是病情加重的重要因素之一。其感染源多来自肠道。可采取以下措施预防胰腺感染：①导泻清洁肠道，可减少肠腔内细菌过生长，促进肠蠕动，有助于维护肠黏膜屏障。可用33％硫酸镁30～50mL/次或芒硝。在此基础上，口服抗生素可进一步清除肠腔内及已进入门静脉系统的致病菌。②尽早恢复肠内营养，有助于受损的肠黏膜修复，减少细菌移位。

（六）营养支持

MAP患者只需短期禁食，故不需肠内或肠外营养。MSAP或SAP患者常先施行肠外营养(PTN)，待患者胃肠动力能够耐受，及早（发病48小时内）实施肠内营养(EN)。肠内营养的最常用途径是内镜引导或X线引导下放置鼻空肠管。输注能量密度为4.187J/mL的要素营养物质，如能量不足，可辅以肠外营养，并观察患者的反应，如能耐受，则逐渐加大剂量。EN能维持肠屏障功能，是防止肠道衰竭的重要措施。EN增加肠黏膜血流灌注和促进肠蠕动，预防肠源性感染和MODS，改善疾病的严重程度和预后。通过肠黏膜与营养素的接触，可以直接向肠黏膜提供其代谢所需的营养物质，阻止肠黏膜的氧化损伤，避免肠道屏障功能的破坏和菌群易位，维持肠道内细菌的平衡和肠道免疫的“觉醒”状态改善肠道的通透性，从而限制由肠道介导的全身炎症反应。EN显著降低了总的并发症的发生，费用及住院时间明显缩短。应注意补充谷氨酰胺制剂。对于高脂血症患者，应减少脂肪类物质的补充。进行肠内营养时，应注意患者的腹痛、肠麻痹、腹部压痛等胰腺炎症状和体征是否加重，并定期复查电解质、血脂，血糖、总胆红素、血清白蛋白水平、血常规及肾功能等，以评价机体代谢状况，调整肠内营养的剂量。可先采用短肽类制剂，再逐渐过渡到整蛋白类制剂，要根据患者血脂、血糖的情况进行肠内营养剂型的选择。

（七）防治脏器功能障碍/衰竭

AP的严重程度主要取决于器官功能衰竭的出现及持续时间（是否超过48小时），因此积极维护脏器功能贯穿于AP整个诊疗中。主要措施包括以下几点。

1.早期液体复苏

SAP时胰腺周围及腹膜后大量渗出，早期可合并SIRS，毛细血管渗漏增加，体液从血管渗出至腹腔及腹膜后，是造成有效血容量丢失和血液浓缩的主要原因。因此SAP发病后一经诊断应立即进行液体复苏，在48小时内血流动力学得到改善时，额外的液体补充又会加重患者死亡，应采用“控制性液体复苏”策略。复苏主要分为快速扩容和调整体内液体分布两个阶段：①快速扩容：应采用输液泵，匀速补液，速度多控制在250～300mL/h。补液时晶体早期用生理盐水和平衡液，胶体液包括羟乙基淀粉、低分子右旋糖酐、血浆、白蛋白等。合适的晶体与胶体比例为 2∶1,快速扩容要在 6 小时内完成。②调控液体的体内分布:目的是排除第三间隙潴留的液体,同时治疗由于快速扩容时液体外渗导致的并发症,补液量原则上要小于前一日的总出量。晶体与胶体比例调整至 3∶1,输注胶体后可给予小剂量呋塞米治疗。待 SIRS 缓解时结束液体复苏。

2.针对 ARDS 的治疗

处理包括动态监测患者血气分析,面罩吸氧或机械通气,大剂量、短程糖皮质激素的应用,有条件时行气管镜下肺泡灌洗术。

3.针对急性肾损伤/肾衰竭的治疗

主要是支持治疗,稳定血流动力学参数,必要时透析。持续性肾脏替代疗法(CRRT)的指征是伴急性肾衰竭或尿量≤0.5mL/(kg·h);早期伴 2 个或 2 个以上器官功能障碍;SIRS 伴心动过速、呼吸急促,经一般处理效果不明显;伴严重水电解质紊乱;伴胰性脑病。

4.预防和治疗肠道衰竭

对于 SAP 患者,应密切观察腹部体征及排便情况,监测肠鸣音的变化。及早给予促肠道动力药物,包括生大黄、芒硝、硫酸镁、乳果糖等;给予微生态制剂调节肠道细菌菌群;应用谷氨酰胺制剂保护肠道黏膜屏障。同时可应用中药,如皮硝外敷。病情允许下,尽早恢复饮食或实施肠内营养对预防肠道衰竭具有重要意义。

5.其他脏器功能的支持

出现肝功能异常时可予保肝药物,弥散性血管内凝血时可使用肝素,上消化道出血可使用质子泵抑制剂。

(八)胆源性胰腺炎的内镜治疗

对于怀疑或已经证实的胆源性 AP 患者,如果符合重症指标和(或)有胆管炎、黄疸、胆总管扩张或最初判断是 MAP 但在治疗中病情恶化者,应行鼻胆管引流或内镜下十二指肠乳头括约肌切开术(EST)。胆源性 SAP 发病的 48～72 小时内为行内镜逆行胰胆管造影(ERCP)最佳时机,而胆源性 MAP 于住院期间均可行 ERCP 治疗。在胆源性 AP 恢复后应该尽早行胆囊切除术,以防再次发生 AP。

(九)并发症的处理

1.局部并发症的处理

大多数 APFC 和 ANC 可在发病后数周内自行消失,无须干预,仅在合并感染时才有穿刺引流的指征。无菌的假性囊肿及 WON 大多数可自行吸收,少数直径>6cm 且有压迫现象等临床表现或持续观察见直径增大或出现感染症状时可予微创引流治疗。胰周脓肿和(或)感染首选穿刺引流,引流效果差则进一步行外科手术,外科手术为相对适应证。有条件的单位应行内镜下穿刺引流术或内镜下坏死组织清除术。

2.全身并发症的处理

发生 SIRS 时应早期应用乌司他丁或糖皮质激素。CRRT 能很好地清除血液中的炎性介质,同时调节体液、电解质平衡,因而推荐早期用于 AP 并发的 SIRS,并有逐渐取代腹腔灌洗治疗的趋势。菌血症或脓毒症者应根据药物敏感试验结果调整抗生素,要由广谱抗生素过渡至使用窄谱抗生素，要足量足疗程使用。SAP 合并 ACS 者应采取积极的救治措施，除合理的液体治疗、抗炎药物的使用之外，还可使用血液滤过、微创减压及开腹减压术等。

（十）手术治疗

在 AP 早期阶段，除因严重的 ACS，均不建议外科手术治疗。在 AP 后期阶段，若合并胰腺脓肿和（或）感染，应考虑手术治疗。

第四章　神经系统疾病

第一节　脑梗死

脑梗死(CI)是由于脑部血液供应障碍,缺血、缺氧引起的局限性脑组织的缺血性坏死或软化。包括脑血栓形成、脑栓塞和腔隙性脑梗死等,占全部脑卒中的80%左右。

一、脑血栓形成

脑血栓形成(CT)又称动脉粥样硬化性脑梗死,是指脑动脉因动脉粥样硬化及各类动脉炎等血管病变导致血管的管腔狭窄或闭塞,进而发生血栓形成,造成局部脑供血区血流中断,发生相应脑组织缺血、缺氧,软化坏死,出现神经功能缺失症状和体征。是脑梗死中最常见的类型。

(一)病因和发病机制

1.大动脉粥样硬化(LAA)

大动脉粥样硬化包括主动脉弓和颅内/外大动脉粥样硬化。

2.心源性卒中(CS)

潜在疾病包括:心脏瓣膜置换,二尖瓣狭窄,既往4周内的心肌梗死,左心室室壁瘤,左心室附壁血栓,任何有记录的阵发性或永久性房颤或房扑、伴有或不伴有超声自发显影或左房栓子,病态窦房结综合征,扩张型心肌病,心内肿物,心内膜炎,卵圆孔未闭(PFO)。

3.穿支动脉疾病(PAD)

由于穿支动脉粥样硬化或小动脉纤维玻璃样变所导致的急性穿支动脉区孤立梗死灶为穿支动脉疾病。

4.其他病因(OE)

存在其他特殊疾病(如细菌、病毒、钩端螺旋体等感染性疾病,肌纤维发育不良、Binswanger病等遗传性疾病,血小板增多症、红细胞增多症、弥散性血管内凝血、白血病、血小板减少性紫癜等血液病,结缔组织病等各种原因所致的动脉炎,可卡因等药源性动脉炎;其他还有Moyamoya病、脑淀粉样血管病等)的证据,这些疾病与本次卒中相关,且可通过血液学检查、脑脊液(CSF)检查以及血管影像学检查证实,同时排除了大动脉粥样硬化或心源性卒中的可能性。

5.病因不确定(UE)

未发现能解释本次缺血性卒中的病因。一是无确定的病因。未发现确定的病因或有可疑病因但证据不够强,除非再做更深入的检查。二是多病因。发现两种以上病因,但难以确定哪一种与该次卒中有关。三是检查欠缺。常规血管影像或心脏检查都未能完成,难以确定病因。如某些病例虽有明确的脑梗死临床表现和影像学证据,但却难以找到病因,其发生可能与蛋白C、蛋白S、抗心磷脂抗体以及抗血栓Ⅲ缺乏引起的高凝状态等。

在CISS分型体系中,进一步将颅内外大动脉粥样硬化所致缺血性卒中的潜在发病机制分为:载体动脉(斑块或血栓)阻塞穿支动脉、动脉-动脉栓塞、低灌注/栓子清除下降以及混合机制。

(二)诊断与鉴别诊断

1.临床分类

根据患者的临床表现脑血栓形成通常分为以下几类。

(1)大面积脑梗死:通常是主干(颈内动脉、大脑中动脉)或皮质支的完全性卒中,患者表现为病灶对侧完全性偏瘫、偏身感觉障碍及向病灶对侧的凝视麻痹,可伴有头痛和意识障碍,并呈进行性加重。

(2)腔隙性脑梗死:是指发生在大脑半球深部白质及脑干的缺血性微梗死,直径0.2~15mm的囊性病灶,约占脑梗死的20%。是脑组织缺血、坏死、液化并由吞噬细胞移走而形成腔隙。

(3)分水岭脑梗死(CWSI):是相邻血管供血区之间分水岭区或边缘带的局部缺血。一般多为血流动力学障碍所致。结合CT或MR可分为:①皮质前型:为大脑前与大脑中动脉供血区的分水岭脑梗死,出现以上肢为主的中枢性偏瘫及偏身感觉障碍,一般无面舌瘫,可有情感障碍、强握反射和局灶性癫痫;优势半球病变可出现经皮质性运动性失语。②皮质后型:为大脑中与大脑后动脉或大脑前、中、后动脉皮质支间的分水岭区,病灶位于顶、枕、颞交界区。以偏盲最常见,多以下象限盲为主,可有皮质性感觉障碍,偏瘫无或轻微;约一半患者有情感淡漠,可有记忆力减退和格斯特曼综合征(角回受损),主侧病变出现认字困难和经皮质感觉性失语,非主侧偶见体象障碍。③皮质下型:为大脑前、中、后动脉皮质支与深穿支间或大脑前动脉回返支(Heubner动脉)与大脑中动脉的豆纹动脉间的分水岭区梗死,病灶位于大脑深部白质、壳核、尾状核等处,可出现纯运动性轻偏瘫和(或)感觉障碍、不自主运动等。

(4)出血性脑梗死:是由于脑梗死供血区内动脉再灌注损伤或坏死后血液漏出继发出血,常发生于大面积脑梗死之后。

(5)多发性脑梗死:是指两个或两个以上不同的供血系统脑血管闭塞引起的梗死,多为反复发生脑梗死的后果。

2.临床表现

(1)一般特点:由动脉粥样硬化引起的多见于中老年人,动脉炎所致的以中青年居多。多在安静或休息状态下起病,部分病前有肢体麻木无力、眩晕、言语不清等TIA前驱症状。局灶性神经功能缺失症状多在发病后10余小时或1~2天达到高峰。除脑干梗死和大面积脑梗死外很少出现意识障碍。

(2)不同血管闭塞所致脑梗死的临床表现:

①颈内动脉闭塞:病灶侧霍纳征(颈上交感神经节后纤维受损)或同侧单眼一过性黑矇,偶可因眼动脉缺血所致永久性视力障碍;眼或颈部血管杂音,颈动脉搏动减弱;对侧偏瘫、偏身感觉障碍和偏盲等三偏症状,优势半球受累可有失语症,非优势半球受累可出现体象障碍,甚至出现痴呆或晕厥发作。

②大脑前动脉闭塞:病灶对侧中枢性面舌瘫及偏瘫,以面舌瘫及下肢瘫明显,可伴轻度感觉障碍,旁中央小叶受损出现尿潴留或尿急,额极与胼胝体受累出现淡漠、反应迟钝、欣快和缄默等,额叶受累常有强握与吸吮反射,优势半球受累可出现上肢失用及布罗卡失语。皮质支受累对侧下肢远端为主的中枢性瘫痪,可伴感觉障碍及肢体短暂性共济失调、强握反射和精神症状。深穿支闭塞出现对侧中枢性面舌瘫及上肢近端轻瘫(内囊膝部及部分前肢)。

③大脑中动脉闭塞:病灶对侧中枢性面舌瘫及偏瘫、偏身感觉障碍和偏盲等三偏症状,上下肢瘫痪程度基本相等(主干闭塞),皮质支上分支受累面部及上肢重于下肢,布罗卡失语(优势半球)和体象障碍(非优势半球);下分支受累肢体无偏瘫,出现感觉性失语、命名性失语和行为障碍等。深穿支闭塞出现三偏症状(中枢性上下肢均等偏瘫)、面舌瘫及主侧半球病变侧皮质下失语。

④大脑后动脉闭塞:病灶对侧偏瘫、偏盲和偏身感觉障碍(较轻)、丘脑综合征,优势半球病变可有失读症(主干闭塞),皮质支受累对侧同向性偏盲或象限盲,而黄斑视力保存(黄斑回避现象),两侧病变可出现皮质盲。优势半球出现命名性失语。深穿支闭塞:丘脑穿通动脉闭塞出现红核丘脑综合征:病灶侧小脑性共济失调、意向性震颤、舞蹈样不自主运动,对侧感觉障碍;丘脑膝状体动脉闭塞可见丘脑综合征:对侧感觉障碍,深感觉为主以及自发性疼痛、感觉过度、轻偏瘫,共济失调和不自主运动,可有舞蹈、手足徐动症和震颤等锥体外系症状;中脑支闭塞出现韦伯综合征:同侧动眼神经瘫痪,对侧中枢性偏瘫或 Benedit 综合征:同侧动眼神经瘫痪,对侧不自主运动。后脉络膜动脉闭塞主要表现为对侧象限盲。

⑤椎-基底动脉闭塞

主干闭塞:常引起脑干广泛梗死,出现眩晕、呕吐、瞳孔缩小、共济失调、四肢瘫痪、昏迷等脑神经、锥体束及小脑症状,常伴消化道出血、肺水肿、高热等,甚至因病情危重死亡。

基底动脉尖综合征:基底动脉尖端分出小脑上动脉和大脑后动脉两对动脉,其分支供应中脑、丘脑、小脑上部、颞叶内侧及枕叶,故闭塞后可出现以中脑病损为主要表现的一组临床综合征,多因动脉粥样硬化性脑血栓形成、心源性或动脉源性栓塞引起。临床表现为眼球运动及瞳孔异常,单侧或双侧动眼神经部分或完全麻痹、一个半综合征及眼球上视不能(上丘受累),瞳孔光反应迟钝而调节反应存在,类似阿罗瞳孔(顶盖前区病损)。意识障碍,一过性或持续数天或反复发作(中脑及/或丘脑网状激活系统受累);对侧偏盲或皮质盲;严重记忆障碍(颞叶内侧损伤)。

中脑支闭塞出现韦伯综合征、Benedit 综合征、脑桥支闭塞出现米亚尔-居尔勒综合征(外展、面神经麻痹,对侧肢体瘫痪)、福维尔综合征(同侧凝视麻痹、周围性面瘫,对侧偏瘫)。

⑥小脑后下动脉或椎动脉闭塞综合征

延髓背外侧综合征：是脑干梗死中最常见的类型。主要表现为眩晕、呕吐、眼球震颤（前庭神经核），同侧霍纳征（交感神经下行纤维受损），交叉性感觉障碍（三叉神经脊束核及对侧交叉的脊髓丘脑束受损），吞咽困难和声音嘶哑（舌咽、迷走神经受损），同侧小脑性共济失调（绳状体或小脑受损）。

双侧脑桥基底部梗死出现闭锁综合征：患者四肢瘫痪，意识清楚，不能讲话和吞咽，仅能以目示意。

⑦小脑梗死：由小脑上动脉、小脑后下动脉、小脑前下动脉等闭塞所致，常有眩晕、恶心、呕吐、共济失调、眼球震颤、站立不稳和肌张力降低等，可有脑干受压及颅内压增高症状。

3.辅助检查

（1）颅脑CT检查：CT显示脑梗死病灶的大小和部位准确率66.5%～89.2%，梗死灶为低密度，可以明确病变的部位、形状及大小，较大的梗死灶可使脑室受压，变形及中线结构移位，但脑梗死起病4～6小时，只有部分病例可见边界不清的稍低密度灶，多数脑梗死病例发病后24～48小时后逐渐显示与闭塞血管供血区一致边界较清的低密度灶，多数24小时内或梗死灶小于8mm、小脑及脑干等颅后窝梗死不易为CT显现，皮质表面的梗死也常常不被CT察觉，脑CT检查往往不能提供正确诊断。必要时应在短期内复查，以免延误治疗。病后亚急性期（2～3周）梗死区处于吸收期，此时因水肿消失、巨噬细胞吞噬梗死区坏死细胞可导致病灶与脑组织等密度，CT上不能见到病灶，出现“模糊效应”，需强化方可显示。增强扫描能够提高病变的检出率和定性诊断率。出血性梗死CT表现为大片低密度区内有不规则斑片状高密度区，与脑血肿的不同点为低密度区较宽广及出血灶呈散在小片状。CT显示初期脑出血的准确率100%。因此，早期CT检查有助于排除脑出血。

（2）颅脑MRI检查：MRI对脑梗死的检出极为敏感，对脑部缺血性损害的检出优于CT，能够检出较早期的脑缺血性损害，可在缺血1小时内见到。起病6小时后大梗死几乎都能被MRI显示，表现为T_1加权低信号，T_2加权高信号。有研究发现，MRI弥散加权（DWI）15～20分钟即可发现脑梗死超早期缺血病变，MRI在DWI图上梗死区呈高信号，ADC图为低信号，急性脑梗死病灶在不同时期DWI信号均为高信号，超早期（≤6小时）、急性期（6～24小时）、坏死期（24～48小时）、软化期（48小时至3周）ADC值呈现类似“U”形改变：超早期的下降、急性期及坏死期降至最低和软化期的逐渐升高。DWI对诊断超早期和急性期缺血性脑梗死病灶非常敏感。各时期ADC值的变化反映了急性脑梗死不同时期的脑细胞由细胞毒性水肿向血管源性水肿演变的病理过程。磁共振ADC图对判断缺血梗死病灶的病程发展时期有很大帮助。

（3）数字减影全脑血管造影（DSA）、MRA、CTA均可发现血管狭窄和闭塞的部位，可显示动脉炎、烟雾病、动脉瘤和血管畸形等，但DSA为血管检查的金标准。

（4）特殊检查：经颅多普勒超声（TCD）及颈动脉彩色B超可发现颈动脉及颈内动脉的狭窄、动脉粥样硬化斑或血栓形成。脑脊液检查通常CSF压力、常规及生化检查正常，大面积脑梗死压力可增高，出血性脑梗死CSF可见红细胞。如通过临床及影像学检查已确诊为脑梗死，则不必进行CSF检查。

(5)常规检查:血、尿、大便常规及肝功能、肾功能、凝血功能、血糖、血脂、心电图等作为常规检查,有条件者可进行动态血压监测。胸片应作为常规以排除癌栓,是否发生吸入性肺炎的诊断依据。

4.诊断要点

中老年患者,多有高血压、糖尿病、心脏病、高脂血症、吸烟等脑血管病的相关危险因素病史,常在安静状态或睡眠中突然起病,迅速出现局限性神经功能缺失症状并持续 24 小时以上,症状可在数小时或数日内逐渐加重,神经症状和体征可以用某一血管解释,经脑 CT/MRI 排除脑出血、炎症性疾病和瘤卒中等,并发现梗死灶,即可确诊。

5.鉴别诊断

(1)脑栓塞:起病急骤,数秒钟或数分钟内症状达到高峰,常有心脏病史,特别是心房纤颤、心肌梗死、急性细菌性心内膜炎或其他栓子来源时应考虑脑栓塞。

(2)脑出血:发病更急,常在活动中起病,数分钟或数小时内出现神经系统局灶定位症状和体征,常有头痛、呕吐等颅内压增高症状及较重的意识障碍,血压明显增高。但轻型脑出血与一般脑血栓形成,大面积脑梗死和脑出血症状相似,可行头颅 CT 以鉴别。

(3)颅内占位病变:某些颅内肿瘤、硬膜下血肿、脑脓肿等发病也较快,出现偏瘫等局限性神经功能缺失症状和体征,需与本病鉴别。可行 CT/MRI 检查鉴别。

(三)治疗

1.一般治疗

应保持安静、卧床休息,避免情绪激动和血压升高,严密观察体温、脉搏、呼吸和血压等生命体征,注意瞳孔和意识改变,保持呼吸道通畅,及时清理呼吸道分泌物或吸入物,有意识障碍、消化道出血患者应禁食 24～48 小时。有明确病因者应尽可能针对病因治疗,根据《中国缺血性脑卒中和短暂性脑缺血发作二级预防指南》推荐:发病数天后如果收缩压≥140mmHg 或舒张压≥90mmHg,应启动降压治疗(Ⅰ级推荐,A 级证据),发病 48 小时内急性期强化降压并无显著获益,如急性期收缩压≥180mmHg 或舒张压≥100mmHg 或平均动脉压≥130mmHg 可适当降压,不主张过早过度降压以免加重脑缺氧,如高血压患者达标血压应控制在＜140/90mmHg,糖尿病患者伴高血压者血压宜控制在更低水平(＜130/85mmHg);糖尿病患者推荐 HbA1c 治疗目标为＜7%;对于高脂血症患者,证据表明,当 LDL-C 下降≥50%或 LDL-C≤1.8mmol/L(70mg/dL)时,二级预防更为有效。有效地控制血液系统疾病、心律失常等也很重要。

2.超早期治疗

目的是解除血栓梗阻,通畅血管,迅速恢复血流,减轻神经元损伤。

(1)静脉溶栓治疗:根据《中国急性缺血性脑卒中诊治指南》对缺血性脑卒中发病 3 小时内和 3～4.5 小时的患者进行溶栓治疗有可能挽救缺血半暗带。常用的药物及其适应证与禁忌症如下。

①重组组织型纤溶酶原激活药(rt-PA):是选择性纤维蛋白溶解药,与血栓中纤维蛋白形成复合物后增强了与纤溶酶原的亲和力,使纤溶作用局限于血栓形成的部位;每次用量为

0.9mg/kg(总量<90mg)静脉滴注,其中10%在最初1分钟内静脉推注,其余90%药物溶于100mL的生理盐水,持续静脉滴注1小时,用药期间及用药24小时内应严密监护患者;此药有较高的安全性和有效性。曾发表的IST-3试验提示发病6小时内静脉溶栓治疗急性缺血性脑卒中可能是安全有效的,发病后3小时内rt-PA溶栓治疗的患者获益最大,ECASSⅢ试验提示发病后3~4.5小时静脉使用rt-PA仍然有效。

②尿激酶:常用量100万~150万U,加入5%葡萄糖或生理盐水中静脉滴注,30分钟至2小时滴完,剂量因人而异。我国"九五"攻关课题《急性缺血性脑卒中6小时内的尿激酶静脉溶栓治疗》试验显示6小时内采用尿激酶溶栓相对安全、有效。

③溶栓治疗适应证:a.年龄≥18岁;b.有缺血性卒中导致的神经功能缺损症状;c.症状出现<3小时,尿激酶可酌情延长至6小时,排除TIA(其症状和体征绝大多数持续不足1小时),无意识障碍,但椎-基底动脉系统血栓形成因预后极差,即使昏迷也可考虑;d.NIHSS 5~25分;e.治疗前收缩压<200mmHg或舒张压<120mmHg;f.CT排除颅内出血,且本次病损的低密度梗死灶尚未出现;g.无出血性疾病及出血素质;h.患者或家属签署知情同意书。

④溶栓治疗禁忌症:a.年龄>80岁;b.血压高于185/100mmHg,血糖<2.7mmol/L;c.NIHSS评分>26分或<4分,瘫痪肢体的肌力在3级以上;d.体温>39℃有意识障碍;e.头颅CT见大片低密度影,>1/3大脑半球;f.有出血倾向或出血素质,血小板<100×10^9/L,INR>1.7,APTT>15秒。

(2)血管内治疗:血管内治疗是急性缺血性卒中急性期治疗的重要手段之一,是rt-PA静脉溶栓治疗未通后一种有益的补救方法,近期AHA/ASA在指南明确推荐:rt-PA静脉溶栓与血管内支架取栓桥接治疗对急性缺血性卒中患者具有临床获益。符合静脉rt-PA溶栓的患者应接受静脉rt-PA治疗,即使正在考虑血管内治疗。

适应证:尚无统一标准,以下仅供参考:①年龄≥18岁;②卒中前mRS评分为0分或1分;③NIHSS≥6分;④大血管闭塞(血管直径≥2mm)或梗死是由颈内动脉或大脑中动脉M_1段闭塞所致;DWI显示梗死体积<70mL,ASPECT≥6分;⑤可在6小时内开始治疗(腹股沟穿刺),后循环可延长至发病24小时内。

尽管获益尚不确定,对于特定的急性缺血性卒中患者在发病6小时内利用支架取栓器进行血管内治疗可能是合理的,包括大脑中动脉M2或M3段、大脑前动脉、椎动脉、基底动脉或大脑后动脉闭塞患者。

3.抗血小板聚集治疗

阿司匹林(ASA):100~300mg,口服,每日1次,可降低死亡率和复发率。

氯吡格雷:75mg,口服,每日1次。

噻氯匹定:125~250mg,口服,每日1~2次。

对于大血管病变可考虑氯吡格雷联合阿司匹林双抗降低脑梗死的复发率。

4.抗凝治疗

抗凝治疗能降低缺血性脑卒中的复发率、降低肺栓塞和深静脉血栓形成发生率,但被症状性颅内出血增加所抵消。心源性栓塞、动脉夹层可考虑使用抗凝治疗。常用药物如下。

华法林:每次2~4mg,口服,每日1次,华法林的目标剂量是维持INR在2.0~3.0。

低分子肝素：每次 4000U，腹壁皮下注射，每日 2 次。

新型口服抗凝血药可作为华法林的替代药物，包括达比加群、利伐沙班、阿哌沙班及依度沙班，选择何种药物应考虑个体化因素。

5.降纤治疗

通过降解血中纤维蛋白原，增强纤溶系统活性，抑制血栓形成。国内常见的药物如下。

巴曲酶：首次剂量为 10BU，另两次各为 5BU，隔日 1 次，共 3 次。使用前用 250mL 生理盐水稀释，静脉滴注 1 小时以上。用药前血纤维蛋白原浓度应高于 100mg/dL 者。

降纤酶：急性发作期，1 次 10U，每日 1 次，连用 3～4 日。非急性发作期，首次 10U，维持量 5～10U，每日或隔日 1 次，2 周为 1 个疗程。使用前用注射用水或 0.9％氯化钠溶液适量使之溶解，加入无菌生理盐水 100～250mL 中，静脉滴注 1 小时以上。

安克洛酶：一般皮下注射，也可静脉滴注。开始 4 天内每天 1U/kg，第 5 天后，每天 1～2U/kg，10 天后每次 4U/kg，每周 2～3 次。以血浆纤维蛋白原为监测指标，使其下降至 0.7～1.0g/L，疗程一般 3～4 周。

蚓激酶：60 万 U(2 片)，口服，每日 3 次。

6.脑保护治疗

在缺血瀑布启动前超早期针对自由基损伤、细胞内钙离子超载、代谢性细胞酸中毒、兴奋性氨基酸毒性作用和磷脂代谢障碍等进行联合治疗。可采用自由基清除剂(依达拉奉、丁基苯酞等)、钙离子通道阻滞药、抗兴奋性氨基酸递质和亚低温治疗。

7.脱水治疗

脑水肿高峰期为发病后 48 小时至 5 天，根据临床观察或颅内压监测，给予 20％甘露醇 125～250mL，每 6～8 小时一次，静脉滴注；亦可用呋塞米 20～40mg 或白蛋白 50mL，静脉注射。

8.康复治疗

对于生命体征平稳的急性缺血性脑血管病患者应尽早进行体能和针灸、按摩等康复理疗，以降低患者的致残率，增进神经功能恢复，提高生活质量。

二、脑栓塞

脑栓塞是指脑动脉被异常的栓子(血液中异常的固体、液体、气体)阻塞，使其远端脑组织发生缺血性坏死，出现相应的神经功能障碍。栓子以血液栓子为主，占所有栓子的 90％；其次还有脂肪、空气、癌栓、医源物体等。脑栓塞发生率占急性脑血管病的 15％～20％，占全身动脉栓塞的 50％。

(一)临床表现

1.发病年龄

本病起病年龄不一，若因风湿性心脏病所致，患者以中青年为主；若因冠心病、心肌梗死、心律失常所致者，患者以中老年人居多。

2.起病急骤

大多数患者无任何前驱症状,多在活动中起病,局限性神经缺损症状常于数秒或数分钟发展到高峰,是发展最急的脑卒中,且多表现为完全性卒中,少数患者在数日内呈阶梯样或进行性恶化。50%～60%的患者起病时有意识障碍,但持续时间短暂。

3.局灶神经症状

栓塞引起的神经功能障碍取决于栓子的数目、栓塞范围和部位。栓塞发生在颈内动脉系统特别是大脑中动脉最常见,临床表现突起的偏瘫、偏身感觉障碍和偏盲,在主侧半球可有失语,也可出现单瘫、运动性或感觉性失语等。9%～18%的患者出现局灶性癫痫发作。本病约10%的栓子达椎-基底动脉系统,临床表现为眩晕、呕吐、复视、眼震、共济失调、交叉性瘫痪、构音障碍及吞咽困难等。若累及网状结构则出现昏迷与高热,若阻塞了基底动脉主干可突然出现昏迷和四肢瘫痪,预后极差。

4.其他症状

本病以心源性脑栓塞最常见,故有风湿性心脏病或冠心病、严重心律失常的症状和体征;部分患者有心脏手术、长骨骨折、血管内治疗史;部分患者有脑外多处栓塞证据,如皮肤、球结膜、肺、肾、脾和肠系膜等栓塞和相应的临床症状和体征。

(二)辅助检查

目的:明确脑栓塞的部位和病因(如心源性、血管源性及其他栓子来源的检查)。

1.心电图或24小时动态心电图观察

心电图或24小时动态心电图观察可了解有无心律失常、心肌梗死等。

2.超声心动图检查

超声心动图检查有助于显示瓣膜疾患、二尖瓣脱垂、心内膜病变等。

3.颈动脉超声检查

颈动脉超声检查可显示颈动脉及颈内外动脉分叉处的血管情况,有无管壁粥样硬化斑及管腔狭窄等。

4.腰椎穿刺脑脊液检查

可以正常,若红细胞增多可考虑出血性梗死,若白细胞增多考虑有感染性栓塞的可能,有大血管阻塞、有广泛性脑水肿者脑脊液压力增高。

5.脑血管造影

颅外颈动脉造影可显示动脉壁病变,数字减影血管造影(DSA)能提高血管病变诊断的准确性,有否血管腔狭窄、动脉粥样硬化溃疡、血管内膜粗糙等情况。新一代的MRA能显示血管及血流情况,且为无创伤性检查。

6.头颅CT扫描

发病后24～48小时后可见低密度梗死灶,若为出血性梗死则在低密度灶内可见高密度影。

7.MRI

能更早发现梗死灶,对脑干及小脑扫描明显优于CT。

(三)诊断及鉴别诊断

1.诊断

(1)起病急骤,起病后常于数秒内病情达高峰。

(2)主要表现为偏瘫、偏身感觉障碍和偏盲,在主侧半球则有运动性失语或感觉性失语。少数患者为眩晕、呕吐、眼震及共济失调。

(3)多数患者为心源性脑栓塞,故有风心病或冠心病、心律失常的症状和体征。

(4)头颅 CT 或 MRI 检查可明确诊断。

2.鉴别诊断

在无前驱症状下,动态中突然发病并迅速达高峰,有明确的定位症状和体征;如询查出心脏病、动脉粥样硬化、骨折、心脏手术、大血管穿刺术等原因可确诊。头颅 CT 和 MRI 能协助明确脑栓塞的部位和大小。腰椎穿刺检查有助于了解颅内压、炎性栓塞及出血性梗死。脑栓塞应注意与其他类型的急性脑血管病区别。尤其是出血性脑血管病,主要靠头颅 CT 和 MRI 检查加以区别。

(四)治疗

积极改善侧支循环、减轻脑水肿、防治出血和治疗原发病。

1.脑栓塞治疗

其治疗原则与脑血栓形成相同。但应注意:

(1)由于容易合并出血性梗死或出现大片缺血性水肿,所以,在急性期不主张应用较强的抗凝和溶栓药物如肝素、双香豆素类药、尿激酶,tPA、噻氯匹定(抵克力得)等。

(2)发生在颈内动脉末端或大脑中动脉主干的大面积脑栓塞以及小脑梗死可发生严重的脑水肿,继发脑疝,应积极进行脱水、降颅压治疗,必要时需要进行颅骨骨瓣切除减压,以挽救生命。由心源性所致者,有些伴有心功能不全。在用脱水药时应酌情减量,甘露醇与呋塞米交替使用。

(3)其他原因引起的脑栓塞,要有相应的治疗。如空气栓塞者,可应用高压氧治疗。脂肪栓塞者,加用 5%碳酸氢钠 250mL,静脉滴注,每日 2 次;也可用小剂量肝素 10~50mg,每 6 小时 1 次或 10%乙醇溶液 500mL,静脉滴注,以求溶解脂肪。

(4)部分心源性脑栓塞患者发病后 2~3 小时内,用较强的血管扩张药如罂粟碱静脉滴注,可收到意想不到的满意疗效。

2.原发病治疗

针对性治疗原发病有利于脑栓塞的恢复和防止复发。如先天性心脏病或风湿性心脏病患者,有手术适应证者,应积极手术治疗;有亚急性细菌性心内膜炎者,应彻底治疗;有心律失常者,努力纠正;骨折患者,减少活动,稳定骨折部位。急性期过后,针对血栓栓塞容易复发,可长期使用小剂量的阿司匹林、双香豆素类药物或噻氯匹定;也可经常检查心脏超声,监测血栓块大小,以调整抗血小板药物或抗凝药物。

(五)预后与防治

脑栓塞的病死率为 20%,主要是由于大块梗死和出血性梗死引起大片脑水肿、高颅压而致死或脑干梗死直接致死；也可因合并严重心功能不全、肺部感染、多部位栓塞等导致死亡。多数患者有不同程度的神经功能障碍。有20%的患者可复发。近年内国外有报道通过介入的办法在心耳置入保护器（过滤器）可以减少心源性栓塞的发生。

第二节　脑出血

脑出血是指原发性非外伤性脑实质内出血。高血压是脑出血最常见的原因，高血压常伴发脑内小动脉病变，血压骤升引起动脉破裂出血称为高血压性脑出血。脑出血占全部脑卒中的20%～30%。

一、病因和发病机制

（一）病因

1.常见病因是高血压，以高血压合并小动脉硬化最常见。

2.脑动脉粥样硬化、动脉瘤、动静脉畸形、脑淀粉样血管病变、血液病（白血病、血小板减少性紫癜、再生障碍性贫血、红细胞增多症、血友病和镰状细胞病等）、脑动脉炎、烟雾病、夹层动脉瘤、颅内静脉窦血栓形成、抗凝或溶栓治疗、梗死性脑出血、原发或转移性肿瘤等。

（二）发病机制

高血压性脑出血的发病机制并不完全清楚，目前主要认为如下。

（1）较多认为长期高血压导致脑内小动脉或深穿支动脉壁脂质透明变性或纤维素样坏死、微夹层动脉瘤或小动脉瘤形成，当血压骤然升高时，血液自血管壁渗出或动脉瘤破裂，血液进入脑组织形成血肿。

（2）高血压引起远端血管痉挛，导致小血管缺氧坏死及血栓形成，斑点状出血及脑水肿，出血融合即形成血肿，可能为子痫等高血压性脑出血的机制。

（3）脑内动脉中层肌细胞较少，且缺乏外弹力层，随年龄增长，脑内小动脉变得弯曲呈螺旋状，使深穿支动脉成为出血的好发部位，豆纹动脉自大脑中动脉呈直角分出，易受高压血流冲击发生粟粒状动脉瘤，是脑出血的最好发部位，其外侧支被称为出血动脉。

二、病理

（一）血肿扩大

血肿体积增大超过首次CT血肿体积的33%或20mL为血肿扩大。血肿扩大是脑内出血病情进行性恶化的首要原因。血肿扩大的机制尚不清楚，目前的观点是血肿扩大是由于血管已破裂部位的持续出血或再次出血，但有证据表明血肿扩大可以是出血灶周围坏死和水肿组织内的继发性出血。这一观点与Fujii等观察到外形不规则的血肿更容易扩大的现象吻合，因为血肿形状不规则提示多根血管的活动性出血。

(二)血肿周围脑组织损伤

脑出血后血肿周围脑组织内存在复杂的病理生理变化过程,可引起血肿周围脑组织损伤和水肿形成。

1.血肿周围脑组织缺血

脑出血后血肿周围脑组织局部血流量下降的原因有以下几种:①血肿直接压迫周围脑组织使血管床缩小;②血肿占位效应激活脑血流-容积自我调节系统,局部血流量下降;③血肿或血肿周围组织释放的血管活性物质引起血管痉挛等。该区域内的病理改变在一定时间内是可逆性的,如果能在此时间窗内给予适当的治疗措施,可使受损组织恢复功能,因此该区域称血肿周边半影区或半暗带。

2.血肿周围脑组织水肿

血肿周围脑组织水肿主要有间质性和细胞性两种。其产生原因分别为缺血性、渗透性、代谢性和神经内分泌性。

缺血性水肿与机械压迫和血管活性物质异常升高有关。

血肿形成后很快开始溶解,血浆中的各种蛋白质、细胞膜性成分降解物即由细胞内逸出的各种大分子物质,可经组织间隙向脑组织渗透,引起细胞外间隙的胶体渗透压升高,造成渗透性水肿。

血肿溶解可以释放细胞毒性物质引起细胞代谢紊乱,最终导致细胞死亡或细胞水肿,主要有血红蛋白、自由基、蛋白酶等。蛋白酶中以凝血酶和基质金属蛋白酶(MMPs)最重要。凝血酶可诱发脑水肿形成,凝血酶抑制剂则可阻止凝血酶诱发脑水肿形成。脑内出血后 MMPs 活性增高,血管基质破坏增加,血-脑屏障完整性破坏,通透性增加,引起血管源性水肿,使用 MMPs 抑制剂可减轻水肿。

高血压性脑内出血后血管升压素与心房利钠肽的水平失衡及由此产生的脑细胞体积调节障碍,也可能引起细胞或组织水肿。

3.颅内压增高

脑内出血后因血肿的占位效应使颅内压增高,而且由于血肿压迫周围组织及血液中血管活性物质的释放引起的继发性脑缺血、脑水肿,可进一步使颅内压升高。

三、病理改变

新鲜的脑出血标本可见出血侧半球肿胀,体积增大,脑回变宽,脑沟变浅。中线结构向病灶对侧移位,颅内压增高,病灶侧脑组织可疝出至大脑镰下或疝入小脑幕切迹。切面可见出血灶和病灶周围脑组织水肿、软化。镜下可分 3 期:①出血期,可见大片新鲜的红细胞。出血灶边缘脑组织坏死、软化,神经细胞消失或呈局部缺血改变,常有多核细胞浸润。②吸收期,出血后 24～36 小时即可出现胶质细胞增生,小胶质细胞及来自血管外膜的细胞形成格子细胞,少数格子细胞含有含铁血黄素。星形胶质细胞增生及肥胖变性。③修复期,血液及坏死组织逐渐被清除,组织缺损部分由胶质细胞、胶质纤维及胶原纤维代替。出血量小的可完全修复,出血量大的形成囊腔。血红蛋白代谢产物高铁血红蛋白长久残存于瘢痕组织中,呈现棕黄色。

四、临床表现

脑出血好发于50～70岁,男性略多见,多在冬春季发病。患者多有高血压病史。在情绪激动或活动时易发生,发病前多无预兆,少数可有头痛、头晕、肢体麻木等前驱症状。临床症状常在数分钟到数小时内达到高峰,临床特点可因出血部位及出血量不同各异。

(一)基底节内囊区出血

基底节内囊区是高血压颅内出血最常见的部位,约占全部脑内出血的60%,该区域由众多动脉供血。

1.前部型

占12%左右,由Heubner返动脉供血(包括尾状核),主要累及尾状核头和(或)体(均称为尾状核出血),易破入侧脑室前角,严重者可同时累及第Ⅲ、Ⅳ脑室,血肿可向后外侧延伸,损伤内囊前肢与壳核前部。

临床特征:严重头痛和明显的脑膜刺激症状,类似蛛网膜下隙出血,多无意识障碍,个别患者可出现病初一过性嗜睡。若血肿向后外侧延伸累及内囊前肢和(或)壳核前部可出现程度较轻的语言障碍、对侧偏身运动、感觉功能缺损,通常预后较好。无精神异常、眼球分离、凝视、眼震、癫痫发作等症状。50%患者完全恢复正常,70%患者预后良好。

2.中间型

占7%左右,最为罕见,由内侧豆-纹动脉供血,血肿累及苍白球及壳核中部,可向后累及内囊膝部或向前外侧破入侧脑室。

临床特征:患者意识多不受影响,可有一过性嗜睡,但几天后恢复正常。该型出血虽死亡率极低,但常导致较严重的失语和(或)偏身症状,无精神异常、眼球分离、患侧忽视、癫痫发作等症状。预后差,患者多留有较明显后遗症,50%以上存在严重残障。

3.后中间型

占10%左右,由脉络膜前动脉供血,通常位于内囊后肢前半部分,常向内囊膝部扩展,可导致壳核中部或丘脑外侧受压。若血肿较大可破入第Ⅲ、Ⅳ脑室并导致昏迷。

临床特征:多数患者神志清楚,50%患者存在语言障碍,几乎所有患者均不同程度出现对侧面部、肢体运动障碍,60%以上患者存在偏身感觉缺失。无精神异常、眼球分离、癫痫发作等症状。预后较中间型好,多数恢复良好,近1/3患者可遗留中、重度残障,几乎没有死亡病例。

4.后外侧型

是仅次于外侧型的常见基底节内囊区出血,所占比例近20%,由外侧豆-纹动脉后内侧支供血,血肿位于豆状核后部的内囊区域,平均出血量30mL,最大可达90mL,血肿相对较大,主要向前侧延伸,累及颞叶峡部白质、壳核前部和(或)内囊区豆状核后部,少数可经前角破入侧脑室,严重者可同时累及蛛网膜下隙。

临床特征:多数患者神志清楚或仅有一过性意识障碍,出血量大者可有昏迷及瞳孔改变。30%病例出现共轭凝视,80%以上患者有语言障碍,几乎所有患者存在不同程度对侧面部、肢体感觉及运动障碍。脑疝时有瞳孔改变,无眼球分离。预后较差,20%患者死亡,存活病例多遗留重度残障。

5.外侧型

最为常见，占40%左右，虽该型出血多被当作壳核出血，但头MRI证实其为介于壳核和岛叶皮质之间的裂隙样出血，不直接累及壳核。由外侧豆-纹动脉的大部分外侧支供血，原发灶位于壳核外部和岛叶皮层，多为凸透镜形和卵圆形，平均出血量20mL，最大80mL。常向前外侧扩展，可向内经前角破入侧脑室。

临床特征：多数患者神志清楚或仅有轻度意识水平下降，血肿较大者可出现昏迷。优势半球出血患者多有失语，非优势半球出血患者近50%出现构音障碍。出血量大患者可出现共轭凝视麻痹、瞳孔改变及癫痫发作。所有患者均存在不同程度偏身麻痹，60%以上患者出现对侧偏身感觉障碍。50%以上患者遗留中至重度残障，近10%患者死亡。

6.大量出血型

发病率亦较高，血肿占据全部或大部分的基底节内囊区域，血肿极大(最大144mL，平均70mL)，仅偶尔尾状核及内囊前肢得以保留，以致不能找到原发出血部位。常向前外侧延伸，50%以上破入侧脑室及第Ⅲ、Ⅳ脑室，严重者可同时破入蛛网膜下隙。

临床特征：意识、言语障碍，中至重度偏身感觉、运动缺失几乎出现于所有患者，共轭凝视或眼位改变(眼球分离或固定)。血肿常导致中线移位并继发Monro孔梗阻导致对侧脑室扩张，严重者常在几分钟或几小时内出现枕大孔疝或颞叶沟回疝，从而引起意识水平进一步下降及四肢瘫痪和脑干损伤所致的眼动障碍等脑疝症状，甚至错过住院治疗时机。几乎所有患者预后差，近50%患者死亡。

(二)丘脑出血

由丘脑膝状动脉和丘脑穿通动脉破裂所致，在脑出血中较常见，占全部脑出血的15%～24%，致残率、病死率均高。高龄、高血压是丘脑出血的主要因素，高脂血症、糖尿病、吸烟、饮酒是相关因素。

临床表现为突发对侧偏瘫、偏身感觉障碍，甚至偏盲等内囊性三偏症状，CT扫描呈圆形、椭圆形或不规则形境界比较清楚的高密度血肿影，意识障碍多见且较重，出血波及丘脑下部或破入第三脑室则出现昏迷加深、瞳孔缩小、去皮质强直等中线症状。

由于丘脑复杂的结构功能与毗邻关系，其临床表现复杂多样。如为小量出血或出血局限于丘脑内侧则症状较轻；丘脑中间腹侧核受累可出现运动性震颤、帕金森综合征表现；累及丘脑底核或纹状体可呈偏身舞蹈——投掷样运动。

(三)脑桥出血

约占全部脑内出血的10%，主要由基底动脉的脑桥支破裂出血引起，出血灶多位于脑桥基底与被盖部之间。

原发性脑桥出血患者中以大量出血型和基底被盖型死亡率最高，但两者之间无明显差异，单侧被盖型死亡率最低。在实际工作中要注意：①技术上采用薄层、小间隔扫描手段；②充分重视患者症状，特别是那些无法用CT特征来解释的脑桥损害症状，必要时可做MRI扫描，以提高小病灶的检出率。

(四)中脑出血

罕见。但应用 CT 及 MRI 检查并结合临床已可确诊,轻症表现为一侧或双侧动眼神经不全瘫痪或 Weber 综合征;重症表现为深昏迷,四肢弛缓性瘫痪,可迅速死亡。

(五)小脑内血

多由小脑齿状核动脉破裂所致,约占脑出血的 10%。自发性小脑出血的常见病因是高血压动脉硬化、脑血管畸形、脑动脉瘤、血液病及应用抗凝药,在成年人高血压动脉硬化是小脑出血的最常见原因,占 50%~70%。

发病初期大多意识清楚或有轻度意识障碍,表现眩晕、频繁呕吐、枕部剧烈头痛和平衡障碍等,但无肢体瘫痪是其常见的临床特点;轻症者表现出一侧肢体笨拙、行动不稳、共济失调和眼球震颤,无瘫痪;两眼向病灶对侧凝视,吞咽及发音困难,四肢锥体束征,病侧或对侧瞳孔缩小、对光反应减弱,晚期瞳孔散大,中枢性呼吸障碍,最后枕大孔疝死亡;暴发型则常突然昏迷,在数小时内迅速死亡。如出血量较大,病情迅速进展,发病时或发病后 12~24 小时出现昏迷及脑干受压征象,可有面神经麻痹、两眼凝视病灶对侧、肢体瘫痪及病理反射出现等。

由于小脑的代偿能力较强,小脑出血的临床征象变化多样,缺乏特异性,早期临床诊断较为困难,故临床上遇下列情况应注意小脑出血的可能:①40 岁以上并有高血压症病史;②以眩晕、呕吐、头痛起病;③有眼震、共济失调、脑膜刺激征阳性;④发病后迅速或渐进入昏迷,伴瞳孔缩小、凝视、麻痹、双侧病理征、偏瘫或四肢瘫。

(六)脑叶出血

约占脑出血的 10%,常由脑动静脉畸形、Moyamoya 病、血管淀粉样病变、肿瘤等所致。出血以顶叶最常见,其次为颞叶、枕叶、额叶,也可有多发脑叶出血。常表现头痛、呕吐、脑膜刺激征及出血脑叶的局灶定位症状,如额叶出血可有偏瘫、Broca 失语、摸索等;颞叶可有 Wernicke 失语、精神症状;枕叶可有视野缺损;顶叶可有偏身感觉障碍、空间构象障碍。抽搐较其他部位出血常见,昏迷较少见;部分病例缺乏脑叶的定位症状。

(七)脑室出血

占脑出血的 3%~5%,由脑室内脉络丛动脉或室管膜下动脉破裂出血,血液直流入脑室内所致,又称原发性脑室出血。原发性脑室内出血最常见的部位是侧脑室,其次是第Ⅲ脑室和第Ⅳ脑室,在中间罕见。目前未见有文献报道透明隔腔(第Ⅴ脑室)内原发出血。

多数病例为小量脑室出血,常有头痛、呕吐、脑膜刺激征,一般无意识障碍及局灶性神经缺损症状,血性 CSF,酷似蛛网膜下隙出血,可完全恢复,预后良好。大量脑室出血造成脑室铸型或引起急性梗阻性脑积水未及时解除者,其临床过程符合传统描述的脑室出血表现:起病急骤,迅速出现昏迷、频繁呕吐、针尖样瞳孔、眼球分离斜视或浮动、四肢弛缓性瘫痪及去脑强直发作等,病情危笃,预后不良,多在 24 小时内死亡。而大多数原发性脑室出血不具备这些"典型"的表现。

由于原发性脑室出血没有脑实质损害或损害较轻,若无脑积水或及时解除,其预后要比继发性脑室出血好。与继发性脑室出血相比，原发性脑室出血有以下临床特点：高发年龄分布两极化；意识障碍较轻或无；可亚急性或慢性起病；定位体征不明显，即运动障碍轻或缺如，脑神经受累及瞳孔异常少见；多以认识功能障碍或精神症状为常见表现。

五、诊断

(一)病史询问

为了及时地发现和诊断脑出血，详细的病史询问是必不可少的。

1.对症状的询问

了解发病时间，是白天起病还是晨起发病。如果患者是睡醒后发病，那么发病时间要从最后看似正常的时间算起。如果患者出现瘫痪，要了解瘫痪的发病形式，如是否急性起病，起病的诱因：如病史中有无导致全身血压下降的情况、由坐位或卧位变为直立位后发病等，肢体无力的进展和波动情况，有无麻木、疼痛、肌肉萎缩等伴随症状。如果合并头痛，要询问头痛的性质、部位、发作频率。如果出现眩晕，则要询问有无恶心、呕吐、出汗、耳鸣、听力减退、血压和脉搏的改变，以及发作的诱因和持续时间，以帮助鉴别周围性眩晕和中枢性眩晕。

2.对既往病史的询问

对于来诊的患者要询问患者的既往病史，如有无高血压、心脏病、糖尿病等相关病史；同时了解患者既往有无类似短暂性脑缺血发作的症状，尤其要注意易被患者忽略的单眼黑朦；如果是中青年女性，还要询问有无避孕药服用史、多次自然流产史。除了个人既往病史以外，还要简要询问患者的家族中有无类似的病史。

(二)体格检查

病史采集完成后，要对患者进行神经系统体格检查和全身检查。对于脑出血患者，除了重要的神经系统检查外，还需着重检查以下几个方面。

(1)双侧颈动脉和桡动脉扪诊：检查双侧动脉搏动是否对称，同时可以初步了解心律是否齐整。

(2)测量双上肢血压。

(3)体表血管听诊：选择钟形听诊器，放在各个动脉在体表的标志。

①颈动脉听诊区：胸锁乳突肌外缘与甲状软骨连线的交点。

②椎动脉听诊区：胸锁乳突肌后缘上方，颈 2、3 横突水平。

③锁骨下动脉听诊区：锁骨上窝内侧。

④眼动脉听诊区：嘱患者轻闭双眼，将听诊器放在眼部上方。

(三)结构影像学检查

影像学检查方法包括 CT 和 MRI 成像。随着 CT、MRI 成像技术的不断提高，以及密度分辨力和空间分辨力的进一步完善，CT 和 MRI 已成为脑血管病的主要检查方法之一。

1.头部 CT 检查

头颅 CT 是诊断脑出血的首选检查。急性脑内出血的 CT 检查以平扫为主，一般不需强化检查。急性脑实质内出血在CT平扫图像上表现为高密度影，病灶边缘清楚。当血肿破入脑室后常常可以观察到脑室内的血液平面。

2.头部磁共振成像

超急性期血肿发病2～3小时，很难产生异常信号，此时CT可显示血肿存在。急性期血肿发病数小时至数天，稍长T_1，短T_2。亚急性期血肿发病数天至数月，短T_1，长T_2。慢性期血肿发病数月至不定期，长T_1，短T_2。

梯度回波序列也称为场回波序列，是非常基本的磁共振成像序列。由于具有许多优点，在各个系统都得到了广泛的应用。发病6小时内急性卒中的多中心研究表明，梯度回波MRI在发现急性出血方面与CT检查一样精确，但在发现慢性出血方面优于CT。MRI在发现相关的血管畸形尤其是海绵状血管瘤方面也优于CT，但是MRI并不像CT一样适于全部患者。

（四）血管影像学检查

1.头部CTA

是一种静脉注射含碘造影剂后，利用计算机三维重建方法合成的无创性血管造影术，可以三维显示颅内血管系统。CTA对Willis环周围＞4mm的颅内动脉瘤可达到与DSA相同的检出率，而且可以明确DSA显示不理想的动脉瘤的瘤颈和载瘤动脉的情况。对血栓性动脉瘤的检测CTA明显优于DSA。CTA对动静脉畸形（AVM）血管团的显示率达100％，其中供血动脉的显示率为93.9％，引流静脉的显示率为87.8％。CTA对脑动脉狭窄的显示基本达到与DSA相同的效果。CTA是有效的无创伤性血管成像技术，在很大程度上可替代有创性DSA。

2.头部MRA（V）

可以很好地显示颅内大动脉的形态，以及动脉发生病变时的一些侧支循环。

MRA对正常脑动静脉的显示和对异常血管的显示有很好的效果，除对显示前交通动脉和后交通动脉的敏感性和特异性稍低外，对显示大脑前、中、后动脉、基底动脉和颈内动脉的敏感性和特异性均接近100％。MRA可以显示脑AVM的供血动脉、血管团和引流静脉，可以显示动静脉瘘的动脉、瘘口的位置和大小、静脉的扩张程度和引流方向。对于＞5mm的动脉瘤，MRA的显示率可达100％，并且结合源图像可以显示那些DSA不能显示的有血栓形成的动脉瘤。MRA对＜5mm直径的脑动脉瘤漏诊率较高，对发生颅内出血的脑动脉瘤患者MRA不能替代常规脑血管造影做介入治疗。MRA对脑动脉狭窄显示直观，与DSA的相关性较好，但当动脉狭窄严重程度达75％以上时，有过高评价的倾向。

MRV对上下静脉窦、直窦、横窦、乙状窦、大脑内和大脑大静脉的显示率达100％，对岩上窦和岩下窦的显示率也达85％。MRV可显示脑静脉血栓的范围、是否完全闭塞和侧支引流的情况等。

3.颈部MRA

磁共振对比增强血管三维成像（3DCE-MRA）可从任一角度观察血管的3D血管图像。与传统非增强MRA相比，该技术与血液的流动增强无关，不需空间予饱和，对平行于扫描平面的血管也能很好显示，因此可通过冠状位激发扫描，显示包括颈部大血管根部至颅内Willis环的颈部血管全程。3DCE-MRA 可同时显示两侧头、颈部所有血管的受累情况，即受累血管段及其范围以及狭窄程度或闭塞后侧支循环血管情况。3DCE-MRA 上动脉闭塞表现为动脉血流中断和远端动脉不显影；动脉狭窄表现为动脉腔节段性狭窄，其远端动脉分支减少，或显影差，有的动脉表现为该段动脉血流中断，但其远端动脉仍显影；明显的动脉硬化表现为动脉管腔粗细不均，呈"串珠状"。因此，3DCE-MRA 可为临床血管性病变的筛选检查、制订治疗方案提供依据。

4.血管造影

数字减影血管造影(DSA)具有很好的空间分辨率，可以显示 0.5mm 的脑血管，清晰显示脑血管各级分支的大小、位置、形态和变异。主要用于需要造影确诊或是否适合介入治疗的脑血管病。DSA 可以用于了解脑动脉狭窄的部位程度；明确脑血栓形成时血管闭塞的部位和动脉溶栓；可以显示颅内动脉瘤的情况；显示 AVM 供血动脉的来源和引流静脉的方向等，为手术和介入治疗提供详细的资料。

目前认为 DSA 是诊断脑供血动脉狭窄的金标准，同时也是判断狭窄程度的有效方法，为临床治疗提供可靠依据。

血管造影的指征包括出血伴有 SAH、局部异常钙化影、明显的血管畸形和异常的出血部位等，不明原因的出血，如孤立的脑室出血也需行血管造影。患高血压和深部出血的老年患者尽量避免血管造影检查。行血管造影检查的时间需依据患者病情平衡诊断的需要及外科手术干预的潜在时间。脑疝患者在血管造影检查前需紧急手术，病情稳定的动脉瘤或血管畸形的患者在任何干预之前应行血管造影检查。

(五)头部 CT 灌注影像

是脑功能成像方法之一，通过研究脑组织的血流灌注状态以及组织血管化程度来揭示脑组织的病理解剖和病理生理改变的一种检查手段。

CT 灌注成像是临床脑出血周围组织损伤研究较为理想的方法，一次检查可同时产生有关血肿体积的解剖学信息，以及有关血肿周围组织脑血流动力学变化的功能信息。CT 灌注成像空间分辨率高，成像速度快，可对血肿周围组织脑血流动力学参数进行定量测量，有助于脑出血患者个体化救治和预后评估。

在 CT 灌注成像所用的参数中，TTP 较为敏感，所有被观察对象均清晰地显示出血肿周围 TTP 延长区，TTP 持续延长提示由血肿占位效应引起的脑微循环障碍在脑内出血慢性期可依然存在。MTT 可以敏感地显示出血管远端局部灌注压的降低，对脑组织灌注异常具有良好的预测性。rCBF 和 rCBV 可以准确地反映出脑出血后血肿周围组织的灌注状态，对于判断血肿周围组织缺血性损伤有重要的价值。

(六)实验室检查

脑出血患者常规实验室检查包括血常规、电解质、BUN、肌酐、血糖、心电图、X 线胸片、凝血功能，青中年患者应行药物筛查排除可卡因的应用，育龄女性应行妊娠试验。

血糖升高可能是机体的应激反应或脑出血严重性的反应。华法林的应用，反映在凝血酶原时间或国际标准化比值(INR)的升高，是血肿扩大的一个危险因素(OR=6.2)，且较未应用华法林患者血肿扩大的持续时间长。

近来研究表明，检测血清生物学标志物有助于判断ICH患者的预后，且能提供病理生理学线索。金属蛋白酶是降解细胞外基质的酶，脑出血发生后此酶被炎症因子激活。脑出血发生24小时后基质金属蛋白酶-9(MMP-9)水平与血肿相关，而MMP-3在卒中发生后的24～48小时与死亡相关，两者的水平与残腔体积相关。细胞纤维连接蛋白(c-Fn)是一种糖蛋白，具有黏附血小板至纤维蛋白的作用，是血管损伤的标志。一项研究表明：c-Fn高于6μg/mL或IL-6高于24pg/mL与血肿扩大独立相关。另一项研究表明，肿瘤坏死因子-α(TNF-α)与血肿周围水肿相关，而谷氨酸盐水平则与血肿的残腔体积相关。这些血清标志物的临床应用需要进一步研究。

六、鉴别诊断

(1)壳核、丘脑及脑叶的高血压性脑出血与脑梗死难以鉴别。在某种程度上，严重的头痛、恶心、呕吐，以及意识障碍可能是发生脑出血的有用线索，CT检查可以识别病变。脑干卒中或小脑梗死可似小脑出血，CT扫描或MRI是最有用的诊断方法。

(2)外伤性脑出血是闭合性头部外伤的常见后果。这类出血可发生于受冲击处颅骨下或冲击直接相对的部位(对冲伤)，最常见的部位是额极和颞极。外伤史可提供诊断线索。外伤性脑出血的CT扫描表现可延迟至伤后24小时显影，MRI可早期发现异常。

(3)突然发病、迅速陷入昏迷的脑出血患者须与全身性中毒(酒精、药物、CO)及代谢性疾病(糖尿病、低血糖、肝性昏迷、尿毒症)鉴别，病史、相关实验室检查和头部CT检查可提供诊断线索。

(4)急性周围性前庭病可引起恶心、呕吐及步态共济失调等症，与小脑出血极为相似。然而，发病时严重头痛、意识障碍、血压升高或高龄等均强烈支持为小脑出血。

七、治疗

脑出血的治疗广义上分为内科治疗和外科治疗。内科治疗适于出血量少、无生命危险及严重神经功能缺失的患者，也成为外科手术治疗的基础，包括维持心肺功能、控制血压、降低ICP、调整血糖、控制癫痫发作以及纠正凝血障碍等综合干预措施。治疗原则是防止进一步出血，挽救生命，促进机能恢复。

(一)一般处理

卧床，保持安静，稳定生命体征，必要时吸氧及机械通气。维持水、电解质平衡。有意识障碍、应激性溃疡者应使用胃黏膜保护剂，并禁食24～48小时，然后酌情安放胃管。注意预防下肢深静脉血栓形成和肺栓塞等。ICH患者应常规检查血常规、电解质、BUN、Cr、血糖、心电图、胸片、凝血功能等，年轻或中年患者应行药物筛查，排除可卡因应用。育龄女性应行妊娠试验。

由于偏瘫、意识障碍导致长期卧床，发生肌肉萎缩、局部组织受压、血液循环障碍，以及贫血、营养不良或反复感染，脑血管病患者极易发生压疮，因此，加强皮肤护理尤为重要。具体措施：①勤翻身：一般 2 小时翻身 1 次，动作应轻柔，避免拖、拉、推等，特别要注意保护骶部、髋部、肩胛部等骨性突起的部位，避免同一部位长时间持续受压。②勤换洗：对大小便失禁的患者应及时清除排泄物，并更换被排泄物污染的衣服、被褥、床单等，保持局部皮肤清洁。③勤整理：保持床铺清洁、平整、干燥、柔软、无杂物，防止擦伤皮肤。④勤检查：每次翻身时要注意观察局部受压皮肤，发现异常时，立即采取积极措施，防止病情发展。⑤勤按摩：主要针对压疮好发的骨突出部位进行按摩，手掌紧贴皮肤，压力由轻到重再由重到轻地环形按摩。按摩后外涂5%乙醇或红花乙醇，冬天可选用跌打油或皮肤乳剂外涂，促进局部血液循环。⑥加强营养：营养不良者皮肤对压力的耐受性降低，特别容易发生压疮，应动态评价营养状态，给予高蛋白、高维生素饮食。

（二）系统功能监测

脑卒中监护病房应配备有：能随时调节体位并有气垫的电控床、持续心电血压监护、氧饱和度监护、中心静脉压监护、呼吸机、除颤器、降温毯、吸痰器、纤维支气管镜、控制输液速度的微泵、中心供氧供气系统、床边血透血滤装置、血气分析仪、床边 X 线机、B 超仪、颅内压监护装置、经颅多普勒超声、脑电图、脑干诱发电位和床边胃肠内窥镜、序贯性下肢挤压装置（SCD）等。循证医学研究证实，卒中单元（SCU）是目前最有效的卒中治疗模式。进入卒中单元治疗的患者死亡减少，瘫痪后遗症减轻，生活自理能力提高，住院时间缩短，医疗费用减少。推荐急性期 ICH 患者进入 ICU 或脑卒中监护病房进行治疗。

（1）循环功能监护：①血压是基本的监测内容，有创或无创监测。②心电图及心率监测，及时发现心率及心律变化，尤其能及时发现室性心律失常。

（2）呼吸功能监护：①呼吸频率和呼吸幅度。②呼吸节律。③肺部听诊呼吸音的变化。④肺部 X 线检查，可早期发现肺部异常情况。⑤脉搏血氧饱和度监测（SPO_2）。⑥动脉血气分析。中枢性呼吸困难（直接损伤脑桥和延髓的呼吸中枢）或周围性呼吸困难（继发肺部疾病而导致呼吸衰竭），均可导致机体缺氧以及 CO_2 潴留，加重脑水肿和继发性脑损害，并引发多脏器功能障碍。一旦出现呼吸困难，应判明性质，统筹兼顾，及时恰当地治疗。

（3）颅内压监测。

（4）代谢和血流动力学（CBF）的多模式监测。

（5）经颅多普勒超声（TCD）监测。

（6）卒中量表检测：如 NIHSS 或 GCS，评价患者的神经功能状态。

（7）脑影像学检查：如 CT、MRI。

（8）脑电生理学检查：如脑电图。

（三）控制血压

慢性高血压是 ICH 的主要原因。最佳血压控制水平应该个体化，基于慢性高血压、颅内压、年龄、出血病因、距卒中发作的间隔时间等因素综合决定。理论上，急性血压增高与颅内血肿增大、颅内压增高及不良的临床转归相关。在最初数小时内血压的升高会增加再出血的风险。血肿体积以及血肿扩大是 ICH 患者病死率和功能预后的独立决定因素，血肿增加 1mL，死亡风险增加 1%；血肿扩大 10%，死亡风险增加 5%，改良 Rankin 评分（mRS）恶化 1 分的可能性增加16%。ICH早期血肿扩大的病理生理学机制尚不清楚。一般认为，早期血肿扩大可能是破裂动脉继续出血或者血肿周围一个或数个动脉或小动脉再次出血，其动力来自血压。降压的目的就是要避免潜在的破裂血管再次出血（常见于动脉瘤和AVM），但是过度降压又可能降低脑灌注压，加重脑缺血。然而，在血压处于中度升高的原发性脑出血患者中，血肿扩大的发生率较低且血肿周围水肿区域亦未证实存在缺血。仅在基于磁共振的研究中发现，在颅内压增高的情况下大的出血病灶才有继发出血的风险。由于缺乏随机对照试验证据，目前仍不清楚在ICH最初数小时内更严格地控制血压是否能减少出血，或减少死亡以及长期致残的患者数量。一般推荐，既往有高血压病史的脑出血患者其MAP低于130mmHg。

1.关于血压调控的临床试验

ICH后何时开始控制血压？血压应该控制在什么水平？2008年公布的几个试验提出新的观点：早期快速或强化降压，即在ICH后尽快将收缩压（SBP）降至140mmHg（1mmHg＝0.133kPa），有可能为ICH患者带来好处。

（1）急性脑出血快速降压试验：始于2004年，42例ICH患者于发病后8小时内随机分为2组：血压标准处理组（MAP为110～130mmHg）和血压积极处理组（MAP＜110mmHg）；主要终点是最初48小时内NIHSS减少≥2分，次要终点发病24小时血肿扩大；结果表明，两组患者在早期临床恶化、血肿和水肿扩大以及90天时改良Rankin评分均无明显差异。

（2）急性脑出血抗高血压治疗（ATACH）试验：始于2005年，募集58例患者，在ICH后18～24小时内，应用静脉尼卡地平将SBP控制在3个预定水平（170～200mmHg，140～170mmHg，110～140mmHg）；结果表明，积极将SBP降至110～140mmHg有很好的耐受性，能减少血肿扩大、神经学恶化和住院病死率风险。

（3）急性脑出血强化降压（INTERACT）试验：始于2006年，目的是了解出血性卒中后早期强化降压治疗的安全性和有效性。该试验总共募集来自中国、澳大利亚、韩国44家医院的404例，201例纳入指南指导降压组（目标收缩压＜180mmHg），203例纳入早期强化降压组（目标收缩压＜140mmHg）。结果显示，在ICH后24小时内，早期强化降压组的平均血肿体积扩大较指南指导降压组减小22.6%，绝对血肿量减少1.7mL，经过校正后两组无统计学差异。此外，早期强化降压组血肿扩大（≥33%或≥125mL）的相对危险系数减少36%，绝对危险系数减少8%。该项研究的结论是，ICH后早期强化降压在临床上是可行的，有较好的耐受性，有可能缩小血肿扩大。然而，强化降压减少血肿扩大的作用有限，并未改善ICH患者90天的临床预后，尚待进一步临床研究。

2.临床处理原则

面对急性脑出血患者的血压增高，首先需要判断血压升高的原因。是原发性血压升高，还是继发于脑出血？如何确定降压的界值？如何选择合适的降压药物与给药途径？

（1）ICH患者早期血压升高的原因：①原先就存在高血压病，未得到规范治疗。②ICH后脑组织水肿引起颅内压增高和脑组织缺氧，使血压反射性地持续增高。③ICH后血肿周围缺血，血压调控中枢通过升高血压以维持缺血区的灌注。④患者情绪异常等导致交感神经系统过度兴奋，引起反应性血压升高。⑤ICH累及到自主神经中枢（尤其是间脑），导致自主神经功能紊乱，从而使血压剧烈波动。根据患者血压升高原因积极处理，解除诱因。

(2)明确急性脑出血患者降压治疗目标：脑出血血压干预的临床试验正在进行，控制血压的证据目前尚不完善。参考多国自发性脑出血最新治疗指南中对血压控制的要求，医师必须根据患者临床具体情况控制血压。

急性脑出血患者的最适血压水平取决于患者的个体因素，如有无慢性高血压、颅内压、年龄、可能的出血原因、发病时间等。尤要考虑脑灌注问题，特别是要避免在颅内压增高或颈动脉高度狭窄的情况下将血压降得过低。原则上应先采用脱水剂降低颅压后再降血压，使血压保持在病前基线水平或稍高即可。具体操作：当 SBP≥200mmHg 或 DBP≥110mmHg 时，在脱水治疗的同时慎重平稳降低血压，使血压略高于发病前水平或在 180/105mmHg 左右为宜。当 SBP 在 170～200mmHg 或 DBP 在 100～110mmHg 时，仅脱水治疗，通过控制颅内压来观察血压的变化；如血压继续升高，则应开始慎重平稳降血压。当 SBP 在 165mmHg 或 DBP 在 95mmHg 时，仅以脱水治疗来降低颅内压为主。以下情况推荐立即降血压治疗：心脏功能衰竭、主动脉剥离、急性心肌梗死和急性肾衰竭。

(3)药物选择：卡托普利(6.25～12.5mg)被推荐为一线口服用药。静脉注射 $T_2/3\beta$ 短的降压药是理想的一线治疗选择。如拉贝洛尔，每 15 分钟静脉注射 5～20mg 或持续静脉滴注 2mg/min(最大 300mg/d)；尼卡地平静脉滴注 5～15mg/h，不适用静脉注射；艾司洛尔，静脉注射 250μg/kg 后持续静脉滴注 25～300μg/(kg·min)；依那普利静脉注射 1.25～5mg/6h，不适于静脉滴注；肼屈嗪每 30 分钟静脉注射 5～20mg 或持续静脉输注 1.5～5μg/(kg·min)。硝酸甘油、硝普钠不适于静脉注射，应静脉滴注；越来越多地使用静脉注射乌拉地尔。谨慎使用口服、舌下含服或静脉滴注钙通道阻滞剂，尤其是硝苯地平。谨慎皮下注射可乐定。虽然有指南建议采用钙通道阻滞剂、硝普钠、肼屈嗪等扩血管药物，但因扩血管药物易引起颅内压升高，脑灌注压下降，加重脑水肿及神经细胞损伤，故临床上仍然慎用。最适当选择的降压药物是血管紧张素转换酶抑制剂、β_2 受体阻滞剂等。

治疗建议：①如果收缩压＞230mmHg 或舒张压＞140mmHg，要考虑用持续静脉输注，积极降低血压，血压的监测频率为每 5 分钟一次。推荐药物硝普钠。②如果 180mmHg＜收缩压＜230mmHg，105mmHg＜舒张压＜140mmHg，或平均动脉压＞130mmHg，血压的监测频率为每 20 分钟一次，用间断或持续的静脉给药降低血压，推荐药物拉贝洛尔、肼屈嗪、艾司洛尔、依那普利。③如果收缩压＜180mmHg 或舒张压＜105mmHg，根据患者的禁忌症选择降压药(如哮喘者避免应用拉贝洛尔)。④如果有条件监测颅内压，脑灌注压应＞70mmHg。

(四)控制脑水肿

ICH 早期由于血-脑屏障受损导致血管源性水肿，后期则合并细胞毒性水肿。血肿靠近或破入脑室，易引起脑脊液循环障碍，加重颅高压和脑水肿，后二者又可影响灌注压，加重全脑缺血，由此形成恶性循环。对颅内压升高的处理应当是一个平衡和渐进的过程，从简单措施如抬高床头、镇痛和镇静开始，更有效的措施包括渗透性利尿剂(甘露醇和高张盐水)、经脑室导管引流脑脊液、神经肌肉阻滞、过度通气。

1.高渗脱水剂

主要包括 20%甘露醇、30%山梨醇、尿素、高渗葡萄糖和高渗盐水等。被输入人体后提高了血浆渗透压,脑组织水逆渗压梯度移入血浆,使之脱水从而降低颅内压。

甘露醇为多醇糖,相对分子质量为182.17,临床常用20%的浓度,是治疗ICH后颅内压增高的首选药物。其渗透压为正常血浆的3.6倍,当快速静脉注射后形成了血-脑脊液间的渗透压差,水分从脑组织及脑脊液中移向血循环,由肾脏排出,从而减轻脑水肿,降低颅内压。2006年欧洲卒中促进会制订的颅内出血指南指出,甘露醇可迅速降低颅内压,且在一次静脉注射后20分钟起效。另外有研究发现,甘露醇可抑制缺氧大鼠脑氧自由基反应,提示甘露醇还具有一定脑保护作用。

常规方法:20%甘露醇250mL每6小时1次,30～45分钟完成。如有脑疝指征(一侧瞳孔改变,呼吸节律改变等)或脑干出血,可增加剂量为250～500mL,缩短间隔时间为4～6小时。脱水剂一般应用5～7天。但若合并肺部感染或频繁癫痫发作,常因感染、中毒、缺氧等因素而使脑水肿迁延,脱水剂的应用时间可适当延长。应用过程中,要注意观察是否已达到了脱水目的,也要预防因过度脱水所造成的不良反应,如血容量不足、低血压、电解质紊乱及肾功能损害等。宜可采用半量20%的甘露醇与呋塞米交替使用,既可减少甘露醇的用量和给药次数,又可避免颅内压反跳。甘油果糖脱水效果缓和,其降低颅内压作用起效较缓,持续时间较长。

2.利尿剂

包括呋塞米、利尿酸钠、氢氯噻嗪、氨苯蝶啶、乙酰唑胺等,通过利尿作用使机体脱水,从而间接使脑组织脱水。同时,抑制 Na^+ 进入正常和损伤的脑组织与脑脊液,降低脑脊液的形成速率,减轻脑水肿。临床以呋塞米和氢氯噻嗪较为常用。

3.七叶皂苷钠

是一种具有抗炎、抗渗出、促进静脉回流和类激素样降低血管源性水肿等多重作用的中成药脱水剂,对肾脏也有保护作用,有抗自由基、保护神经细胞、作用持久无反跳、安全性高等特点。与甘露醇联合应用,临床获得良好效果。特别针对血压偏低的脑出血患者,可选择七叶皂苷钠。

4.糖皮质激素

目前使用仍有争议。

(五)控制血糖

有证据表明,血糖升高可能提示应激或反映ICH的严重程度,且可能是死亡的标志。在糖尿病和非糖尿病患者,高血糖可预示28天时的病死率。因此,急性卒中的高血糖应当治疗。建议血糖浓度增高>10mmol/L,可开始胰岛素治疗。

(六)抗癫痫药物

脑出血引起继发性癫痫,可发生在急性期或数年内。癫痫发生的机制较复杂,病灶直接或间接波及大脑皮质,或脑水肿、脑细胞代谢障碍、水电解紊乱、感染,均可成为致痫因素。早期癫痫发作,大多是由于急性脑循环障碍、缺血缺氧引起的脑水肿及代谢改变所致。而晚期发作,可能与神经细胞变性和胶质细胞增生逐渐形成陈旧性病灶而产生异常电活动有关。一项包含761例患者的大宗的临床试验表明,4.2%的癫痫发作发生在早期,而8.1%发生在发病后

30天内。在脑实质出血患者，癫痫发作与中线移位独立相关。ICH相关癫痫一般呈非惊厥性发作，且与较高的NIHSS、中线移位、预后差密切相关。尤其是针对脑叶出血患者，在发病后立即短期预防性应用抗癫痫药物，可能降低其早期痫性发作的风险。

(七)控制体温

实验研究发现低温可改善脑损伤，低温的保护机制是通过氧再分配和糖代谢减少，延长了脑对缺氧的耐受性。脑出血大鼠实验研究表明，低温可显著抑制凝血酶诱导的血-脑屏障破坏和炎症反应，从而减轻脑水肿。发热使预后较差，基底节和脑叶出血患者发热发生率较高，尤其是脑室出血。通过对发病72小时存活的住院患者进行调查，显示发热的持续时间与预后相关且为独立预后因素。低温治疗，正作为控制颅内压和神经保护的策略之一，在急性脑损伤患者中得到应用。

对中枢性发热用药物治疗效果往往不好，常采用物理疗法降温。方法有：①冰袋或冰帽降温。将冰块放在塑料袋内，扎紧口，放置在大血管即头部、颈部、两侧腋窝、腹股沟及腘窝处，1小时更换1次。应用冰袋或冰帽进行治疗时，应注意用纱布保护耳朵，防止冻伤。②乙醇擦浴，使局部血管扩张，伴随乙醇的蒸发带走热量，从而达到降温目的。乙醇浓度一般为30%，擦浴时可先上肢后下肢，一侧擦完换另一侧，最后擦腰背部。在擦浴过程中注意观察患者变化，如有体温下降、寒战、面色苍白、口唇青紫等征象时应立即停止擦浴，并应盖上被子保暖。③经上述处理后，仍不能解除高热时，可考虑采用人工冬眠疗法。

(八)上消化道出血

脑出血并发应激性溃疡引起消化道出血，是脑出血最常见的严重并发症之一，据报道约占脑出血患者的19%，常危及生命。其发病机制多认为与丘脑下部损伤有关。丘脑下部损伤性刺激，使交感神经的血管收缩纤维发生麻痹，血管扩张、血流缓慢及瘀滞，导致消化道黏膜糜烂、坏死而发生出血或穿孔；也有认为丘脑下部损伤后，迷走神经兴奋，胃肠道功能亢进发生痉挛性收缩，局部缺血、小血管闭塞，导致溃疡及出血。

对脑出血患者应注意观察其大便颜色，定期检查血红蛋白及红细胞，及时发现出血先兆。当患者突然发生面色苍白、出汗、脉速、血压骤降等现象时，应首先考虑有消化道出血；如果发现患者呕血、便血、大便潜血试验阳性或从胃管中抽出咖啡色内容物时，即可确诊。应立即采取措施：①暂禁食或少量流质饮食。②放置鼻饲管，将胃内容物抽尽，注入云南白药或白芨粉0.3～0.6g，每天3～4次；可与氢氧化铝交替应用。③止血剂，如卡巴克络、6-氨基己酸等。④消除胃肠道出血的诱发因素或病因。⑤出血量大或贫血现象明显者，应给予输血治疗。⑥当出血危及生命时，可考虑手术止血。

(九)止血-凝血药：重组活化凝血因子Ⅶ(rFⅦa)的应用

近年来，rFⅦa治疗急性ICH成为一个新的研究热点。鉴于rFⅦa仅作用于出血局部，不激活全身凝血过程，且$T_1/2\beta$短(2.5小时)，故有可能成为脑出血超早期治疗的一个理想制剂。虽然一般认为脑内动脉出血难以药物制止，但对点状出血、渗血，特别是合并消化道出血的脑出血患者，止血药和凝血药的应用仍可能发挥一定作用，故临床上仍可谨慎选用。

2001～2002年，Mayer等在欧洲-大洋洲多个地区进行了ICH超早期rFⅦa治疗ⅡA期临床试验。该研究纳入 48 例发病 3 小时内的 ICH 患者，采用安慰剂组(12 例)与 rFⅦa 治疗组(共 6 个剂量组，分别为 10μg/kg、20μg/kg、40μg/kg、80μg/kg、120μg/kg 和 160μ/kg，每组 6 例)进行对照研究，主要终点为发生不良事件。安全性评估指标主要包括心电图、肌钙蛋白和凝血试验、双下肢多普勒超声以及水肿/血肿体积比值。结果表明，rFⅦa 用于 ICH 超早期止血治疗在很大剂量范围内都是安全的，无严重并发症发生。另外，在美国进行的ⅡA 期临床研究对 40 例 ICH 患者采用了低剂量范围 rFⅦa(5～50μg/kg)治疗对照研究，也得到类似结论。

2002～2004 年，Mayer 等继续进行了 rFⅦa 超早期 ICH 止血治疗的多中心ⅡB 期临床试验，将发病 3 小时内 CT 证实为 ICH 的 399 例患者随机分入安慰剂组(96 例)和 rFⅦa 治疗组(40μg/kg 组 108 例；80μg/kg 组 92 例；160μg/kg 组 103 例)进行前瞻性对照研究，在基线 CT 扫描后 1 小时内给药。主要观察指标为 24 小时后 ICH 血肿扩大的百分比以及 90 天后临床转归。结果显示，安慰剂组平均血肿增大 29%，rFⅦa 40μg/kg、80μg/kg、160μg/kg 治疗组血肿增大分别为 16%、14%和 11%(安慰剂与 rFⅦa 治疗组比较，P=0.01)。安慰剂组死亡或严重残疾发生率为 69%，rFⅦa 40μg/kg、80μg/kg、160μg/kg 治疗组分别为 55%、49%和 54%(P=0.04)。安慰剂组 90 天病死率为 29%，rFⅦa 治疗组总病死率为 18%(P=0.02)。严重血栓性不良事件主要包括心肌梗死和脑梗死，在 rFⅦa 治疗组总发生率为 7%，安慰剂组为 2%(P=0.12)。研究表明，尽管发生血栓不良事件的频率稍有增加，但 rFⅦa 在 ICH 发病后 4 小时内使用显著限制了血肿的扩大，减少了病死率，并改善了发病后 90 天的功能预后和相关生活质量。

2005 年 5 月至 2007 年 2 月，来自全球 22 个国家及地区参与了 rFⅦa 治疗急性 ICH 的Ⅲ期临床试验(FAST 试验)。该试验沿用了Ⅱ期的方案，将 841 例患者随机分入 2 个治疗组(rFⅦa 20μg/kg 组 276 例，rFⅦa 80μg/kg 组 297 例)和安慰剂组(268 例)，仍以 90 天改良 Rankin 量表(死亡或严重残疾)为主要结局指标。我国三家医院(北京天坛医院、上海仁济医院和上海华山医院)参与了此项试验，其中，北京天坛医院贡献了 73 例(8.9%)有效病例，成为单中心入选病例最快、最多的医院。结果显示，安慰剂组脑出血 24 小时内平均血肿增大 26%，rFⅦa 20μg/kg 组、rFⅦa 40μg/kg 组分别为 18%和 11%(安慰剂与 rFⅦa 治疗组比较，P<0.001)。与ⅡB 期研究结果一致，rFⅦa 显著抑制了血肿的增大，且剂量越大、应用时间越早，疗效越显著；rFⅦa 治疗组发病 15 天 NIHSS 和 Barthel 指数评分显著优于安慰剂组，然而作为主要评价指标的 90 天严重残疾和死亡发生率在三组间无显著性差异。在安全性方面，与ⅡB 期研究相当，严重血栓性不良事件在三组间无差异，但 rFⅦa 治疗组动脉血栓事件增多(9～6)，发生率高于安慰剂组(4%，P=0.04)。虽然该试验严格遵循了随机化原则，但由于存在系统误差，rFⅦa 治疗组脑室出血的比例仍高于安慰剂组。反观ⅡB 期临床试验恰好相反，安慰剂组脑室出血比例略高于 rFⅦa 治疗组。众所周知，脑室出血是 ICH 预后不良的另一独立因素，这或许为临床疗效的评价带来了不利的一面。

国内有学者也进行了类似的临床试验，将发病 3 小时内 CT 证实为 ICH 的 24 例患者随机分为 rFⅦa 治疗组(发病 4 小时内给予 rFⅦa 40μg/kg，或 rFⅦa 80μg/kg)和对照组进行研究，24 小时内复查 CT。结果发现，治疗组在观察期血肿增大显著小于对照组。发病后 15 天 NIHSS 评分在两组患者中无统计学差异，未见不良反应的发生。由于该研究样本量小且为单中心、非双盲随机进行，结论有待进一步证实。

（十）营养支持

急性卒中患者机体处于高分解代谢状态，蛋白质大量丢失，呈负氮平衡；加上饮食障碍导致营养不良，机体可动用的能量和物质储备减少甚至耗竭，出现肌肉萎缩、抵抗力下降、病死率增加。

导致饮食障碍的原因：①意识障碍（30%～40%），包括嗜睡。②吞咽困难（25%～50%）：90%可在2周内改善。③存在颅高压：频繁呕吐、上消化道出血。④食欲缺乏。⑤其他原因：瘫痪、咀嚼障碍、口腔疾患、视力视野受损、感觉异常、共济失调以及心理因素等。

营养支持途径：①肠外营养：适用于重症卒中早期有频繁呕吐或有严重胃肠功能障碍的患者。②肠内营养：宜尽早开始，除非有严重胃肠功能障碍。近20年来多主张采用肠内营养。

肠内营养方法：①口服法：适用于轻症卒中患者。②胃内管饲：可通过置放鼻胃管或胃造口、咽造口、食管造口途径进行。③肠内管饲：尤其适用于胃内喂养有反流或须长期管饲的患者。可用间歇或连续输注，一般不用一次投给法。

胃内管饲投给方法：①一次投给：用注射器在5～10分钟内缓慢注入胃内，每次200mL，每天6～8次。缺点：工作量大，易污染，易引起患者腹胀、呕吐和反流。②间歇重力输注：将营养液置于输液容器内，输液管与喂养管相连缓慢滴入胃内。每次250～500mL，每天4～6次。适用于吞咽困难但有活动能力的卒中患者。③连续输注：通过重力或输液泵连续12～24小时输注营养液。目前多主张采用此法，尤其适用于有意识障碍的卒中患者，并发症较少。输入的量必须由少到多逐渐调整到患者能耐受的程度，一般需3～4天。可通过逐渐提高浓度（热量自600kL增至2000kL/800mL）或增加速率（50mL/h增至125mL/h）的方式。

肠内营养支持监测：①喂养管位置的监测：胃内容物、X线、pH、刻度。②胃肠道耐受的监测：有无腹胀、胃残液量（小于1小时输注量的2倍）和腹泻。③代谢方面的监测：出入液体量、肝功能、血生化、血常规等。④营养方面的监测：营养支持前后营养参数的变化。

肠内营养支持并发症：①机械性并发症：喂养管放置不当、局部损伤、鼻窦炎、吸入性肺炎、反流、窒息、造口周围感染、膳食固化、喂养管脱出或阻塞、拔管困难。②胃肠道并发症：恶心、呕吐、腹泻、腹胀、便秘。③代谢性并发症：高血糖症、高渗性昏迷、低血糖症、高碳酸血症、电解质紊乱、再进食综合征、药物吸收代谢异常（苯妥英钠）。

（十一）康复训练

随着患者脑部疾病基本稳定，脑水肿、颅高压征象消退，受损脑功能逐渐部分恢复，应尽早且有步骤地开始康复训练，尤其是对那些偏瘫、失语等神经功能缺损较重的患者。

康复训练包括初期轻缓的按摩，继之被动运动，然后做主动运动，使患者逐步达到生活自理的目的。按摩不仅可以促进患侧肢体的血液循环，刺激神经营养机能，还可以放松痉挛的肌肉，降低其肌张力，有利于肌力的恢复。在开始时，按摩手法宜轻柔，先采取安抚性推摩、擦摩、轻柔的揉、捏等方法，待肌肉适应了按摩刺激后再逐步加重手法，避免突然的强刺激加重肢体反射性痉挛。被动运动是指在医务人员或患者家属的帮助下活动瘫痪的肢体，应及早进行。这样做，能有效改善肢体血液循环，牵拉短缩的肌腱和韧带，放松痉挛的肌肉，使关节恢复一定的活动度。做被动运动时，可依次活动肩、肘、腕、指关节和膝、踝、趾等关节，每个关节都要完全伸展并尽量弯曲，每个关节每次活动 20～30 次。活动结束时，将患肢放在功能位置。

不完全性瘫痪或完全性一侧偏瘫部分肌力已有恢复的患者，应积极做主动运动。如在床上做举手动作，外展、内收肩关节，抬腿、抬足，伸腿、屈腿等运动。已能离床下地的患者，先在别人帮助下站立和行走，逐步过渡到自己扶持物体行走，经过一段适应期后便可扶杖或徒步行走。

第三节 中枢神经系统感染性疾病

一、化脓性脑膜炎

（一）流行病学

化脓性脑膜炎系由各种化脓菌感染引起的脑膜炎症。小儿，尤其是婴幼儿常见。自使用抗生素以来其病死率已由 50%～90%降至 10%以下，但仍是小儿严重感染性疾病之一。其中脑膜炎双球菌引起者最多见，可以发生流行。

（二）病因及发病机制

1.病因

常见细菌有肺炎链球菌、大肠杆菌、流感嗜血杆菌、金黄色葡萄球菌、B 组溶血性链球菌以及脑膜炎双球菌。我国一般以肺炎链球菌所致者多，其次为流感杆菌，在我国脑膜炎球菌、肺炎链球菌及流感杆菌引起的化脓性脑膜炎占小儿化脓性脑膜炎总数 2/3 以上。但在欧美各国，流感杆菌脑膜炎所占比例较高。新生儿易发肠道革兰阴性杆菌脑膜炎，其中大肠杆菌占第一位，其次为变形杆菌、铜绿假单胞菌、产气杆菌等；β 溶血性链球菌 B 组所致者国外较多见。金黄色葡萄球菌脑膜炎多系败血症所致，或因创伤、手术、先天畸形而并发此菌感染。

2.发病机制

通常脑膜炎是由菌血症发展而来。细菌多由上呼吸道侵入，先在鼻咽部隐匿、繁殖，继而进入血流，直接抵达营养中枢神经系统的血管，或在该处形成局部血栓，并释放出细菌栓子到血液循环中。由于小儿防御、免疫功能均较成年人弱，病原菌容易通过血-脑屏障到达脑膜引起化脓性脑膜炎。婴幼儿的皮肤、黏膜、肠胃道以及新生儿的脐部也常是感染侵入门户。副鼻窦炎、中耳炎、乳突炎，可因病变扩展直接波及脑膜。

（三）病理变化

早期和轻型病例，炎性渗出物多在大脑顶部表面，以后逐渐蔓延，使大脑表面、基底部、脊髓被一层脓液覆盖。蛛网膜下隙充满浆液、脓性分泌物，脑桥前面、第四脑室底及脑桥与小脑之间尤甚。脑膜表面的血管极度充血，常有血管炎，包括血管与静脉窦的血栓形成，血管壁坏死、破裂与出血。

(四)临床表现

各种细菌所致化脓性脑膜炎的临床表现大致相同,可归纳为感染、颅内压增高及脑膜刺激症状。其临床表现在很大程度上取决于患儿的年龄。年长儿与成年人的临床表现相似,婴幼儿症状一般较隐匿或不典型。

1.常见症状

(1)突然高热,畏寒,剧烈头痛,伴喷射性呕吐。婴幼儿可有交替出现的烦躁与嗜睡,双目凝视;尖声哭叫,拒乳,易惊等。严重者迅速进入昏迷状态。

(2)中毒面容,皮肤瘀点,颈项强直,病理反射阳性。婴儿囟门饱满隆起,角弓反张。如伴有脱水的婴儿,则无此表现。

(3)流行性脑脊髓膜炎:多于2～4月份发病。以学龄前儿童多见。早期即可出现皮肤瘀点或瘀斑,其直径多在2mm以上。病后3～5天常有口周与前鼻孔周围的单纯疱疹。

(4)肺炎球菌性脑膜炎:发病季节多以春秋为主。多见于2岁以内的幼儿或50岁以上的成年人。常伴有肺炎或中耳炎。

(5)流行性感冒杆菌性脑膜炎:多见于2岁以内的幼儿,起病较上述两型稍缓,早期上呼吸道症状较明显。

(6)金黄色葡萄球菌性脑膜炎:常伴有皮肤化脓性感染,如脓皮病,毛囊炎等,部分病例于疾病早期可见有猩红热或荨麻疹样皮疹。

(7)铜绿假单胞菌性脑膜炎:多见于颅脑外伤的病例,亦可因腰椎穿刺或腰麻时消毒不严而污染所致,病程发展较缓。

2.不同年龄儿童的临床表现

(1)儿童期:化脓性脑膜炎发病急,有高热、头痛、呕吐、食欲缺乏及精神萎靡等症状。起病时神志一般清醒,病情进展可发生嗜睡、谵妄、惊厥和昏迷。严重者在24小时内即出现惊厥、昏迷。患儿意识障碍、谵妄或昏迷、颈强直、克氏征与布氏征阳性。如未及时治疗,颈强直加重头后仰、背肌僵硬甚至角弓反张。当有呼吸节律不整及异常呼吸等中枢性呼吸衰竭症状,并伴瞳孔改变时,提示脑水肿严重已引起脑疝。疱疹多见于流脑后期。但肺炎链球菌、流感杆菌脑膜炎亦偶可发生。

(2)婴幼儿期:化脓性脑膜炎起病急缓不一。由于前囟尚未闭合,骨缝可以裂开,而使颅内压增高及脑膜刺激症状出现较晚,临床表现不典型。常先以易激惹、烦躁不安、面色苍白、食欲减低开始,然后出现发热及呼吸系统或消化系统症状,如呕吐、腹泻、轻微咳嗽,继之嗜睡、头向后仰、感觉过敏、哭声尖锐、眼神发呆、双目凝视,有时用手打头、摇头。往往在发生惊厥后才引起家长注意而就诊。前囟饱满、布氏征阳性是重要体征,有时皮肤划痕试验阳性。

(3)新生儿期:新生儿期特别是未成熟儿的临床表现不同。起病隐匿,常缺乏典型症状和体征。较少见的宫内感染可表现为出生时即呈不可逆性休克或呼吸暂停,很快死亡。较常见的情况是出生时婴儿正常,数日后出现肌张力低下、少动、哭声微弱、吸吮力差、拒食、呕吐、黄疸。发绀、呼吸不规则等非特异性症状。发热或有或无,甚至体温不升。查体仅见前囟张力增高，而少有其他脑膜刺激征。前囟隆起亦出现较晚，极易误诊。唯有腰穿检查脑脊液才能确诊。

（五）并发症

1.硬脑膜下积液

硬脑膜下腔的液体如超过 2mL，蛋白定量在 0.4g/L 以上，红细胞在 100×10^6/L 以下，可诊断为硬脑膜下积液。

2.急性弥散性脑水肿

导致颅内压增高，如程度严重，进展急速，则可发生颞叶钩回疝或枕骨大孔疝。由于婴儿前囟、骨缝尚未闭合，可有代偿作用，故颅内压增高的表现常不典型，脑疝的发生率亦较年长儿相对少见。

3.脑积水

脓性渗出物易堵塞狭小孔道或发生粘连而引起脑脊髓循环障碍，产生脑积水。常见于治疗不当或治疗过晚的患者，尤其多见于新生儿和婴儿。粘连性蛛网膜炎好发于枕骨大孔，可阻碍脑脊液循环；或脑室膜炎形成粘连，均为常见的引起梗阻性脑积水的原因。

4.水、电解质紊乱

除因呕吐、不时进饮食等原因可引起水、电解质紊乱外，还可见脑性低钠血症，出现嗜睡、惊厥、昏迷、水肿、全身软弱无力、四肢肌张力低下、尿少等症状。其发生原理与感染影响脑垂体后叶，使抗利尿激素分泌过多导致水潴留有关。

5.其他

由于脑实质损害及粘连可使脑神经受累或出现肢体瘫痪，亦可发生脑脓肿、颅内动脉炎及继发性癫痫。暴发型流行性脑脊髓膜炎可伴发 DIC、休克。此外，中耳炎、肺炎、关节炎也偶可发生。

（六）辅助检查

1.血象

白细胞明显增多，以中性多核细胞为主。但金黄色葡萄球菌性脑膜炎时白细胞总数可正常或稍低，有明显核左移现象，并有中毒颗粒出现。贫血常见于流感杆菌脑膜炎。

2.血培养

早期、未用抗生素治疗者可得阳性结果。能帮助确定病原菌。

3.咽培养

分离出致病菌有参考价值。

4.皮肤瘀点涂片

流行性脑脊髓膜炎患者做此项检查，可找到脑膜炎双球菌。细菌阳性率可达 50%以上。

5.脑脊液

其外观浑浊或稀米汤样，压力明显增高。镜检白细胞增多，每升可达数亿，糖和氯化物减少。糖定量不但可协助鉴别细菌或病毒感染，还能反映治疗效果。蛋白定性试验多为强阳性，定量在 1g/L 以上。肺炎双球菌脑膜炎在晚期病例可表现为蛋白、细胞分离现象。将脑脊液离心沉淀，做涂片染色或培养，常能查见病原菌，可作为早期选用抗生素治疗的依据。

6.免疫学技术检查

利用免疫学技术检查患儿脑脊液、血、尿中细菌抗原为快速确定病原菌的特异方法，特别是脑脊液抗原检测最重要。对流免疫电泳、乳酸凝集试验及协同凝集试验对流行性脑脊髓膜炎的快速诊断阳性率均在80%以上；间接血凝，血凝抑制试验、荧光抗体染色，放射免疫测定等均有助于快速诊断。

（七）诊断要点

(1)有呼吸道感染、发热史或其他部位的化脓性感染史，如肺炎、败血症、中耳炎、鼻窦炎或耳鼻脑脊液漏等。

(2)年长儿有严重的头痛、恶心、呕吐，且呕吐呈喷射性等颅内压增高的症状。

(3)多数患者有发热、惊厥，且惊厥发作持续时间较长或反复发作，用一般抗惊厥药和退热药后，不易控制。惊厥过后多有嗜睡、精神萎靡或烦躁不安，易激惹。小婴儿可有尖声哭叫。重者有谵妄、昏迷或休克。

(4)体格检查多有脑膜刺激征，如颈部抵抗、布氏征和克氏征阳性。小婴儿颈抵抗感可以不明显，但往往有囟门饱满且较紧张。两眼无神或凝视，儿童可有意识障碍。重症患者可有呼吸不规则，心跳加快，瞳孔忽大忽小或大小不对称等，提示颅内压增高和可能并发脑疝。链球菌感染引起者常有皮肤出血点，肺炎双球菌和流感杆菌所致者偶见出血点。病程长或治疗不彻底者可有脑积水或硬膜下积液的表现，如头围增大、囟门特别饱满或颅骨缝裂开，或有偏瘫、瞳孔不等大、双眼呈落日状，顶骨叩诊呈破壶音，颅骨透照试验阳性等。

(5)血象示白细胞数增高，以中性粒细胞增高为主。脑脊液外观浑浊或稀米汤样，压力明显增高。镜检白细胞甚多，糖和氯化物减少。将脑脊液离心沉淀，做涂片染色或培养，常能查见病原菌。

（八）治疗

高热患者可用物理降温，或肌内注射安乃近每次5～10mg/kg。小儿有惊厥时，首选地西泮每次0.3～0.5mg/kg，肌内注射或静脉缓推。给予充分的热量和多种维生素。不能进食者，可予鼻饲，必要时输液、输血或血浆。颅内压增高者及时用脱水药。控制感染，开始以静脉应用抗生素为宜。发生感染性休克时，应积极抗休克治疗。当患者的脑脊液呈脓性且稠厚时，可酌情用抗生素加少量α-糜蛋白酶和地塞米松做椎管内注射。当患者发生硬膜下积液时，可行硬膜下穿刺抽液。且注意抽出量，一般1～2周可以治愈，3～4周仍不愈者，应考虑手术治疗。

抗生素的应用：化脓性脑膜炎预后好坏与是否早期明确病原菌、选择恰当的抗生素进行治疗密切相关。经脑脊液检查初步确诊后，应尽快由静脉给予适当、足量的抗生素，以杀菌药物为佳，并根据病情按计划完成全部疗程，不可减少药物剂量与改变给药方法。目前多主张用三代头孢菌素，如头孢三嗪噻肟、头孢氨噻肟或二代头孢菌素如头孢呋肟。治疗效果满意时，体温多于3天左右下降，症状减轻，脑脊液细菌消失，细胞数明显减少，其他生化指标亦有相应好转，此时可继续用原来药物治疗，2周后再复查脑脊液。如治疗反应欠佳，需及时腰穿复查，观察脑脊液改变，以确定所用药物是否恰当，再酌情调整治疗方案。故应严格掌握停药指征，即在完成疗程时症状消失、退热1周以上，脑脊液细胞数少于20×10^6/L，均为单核细胞，蛋白及糖量恢复正常。一般情况下，完全达到这些标准，至少需8～10天，多则需1个月以上，平均2～3周。

(1)病儿年龄对抗生素选择有一定的指导意义，新生儿化脓性脑膜炎大多数是肠道革兰阴性杆菌的药物。一般主张用一般氨基糖苷类药物青霉素，而青霉素对链球菌、肺炎链球菌、脑膜炎双球菌均有效。也可选用氨苄青霉素这一广谱抗生素代替青霉素，耐药菌株可用氨苄青霉素加头孢氨噻肟。新生儿尤其未成熟儿一般忌用氯霉素。

(2)保证药物在脑脊液中达到有效浓度：首先应选用易于透过血脑屏障的药物，氯霉素、磺胺嘧啶、静脉注射甲氧苄氨嘧啶(TMP)能较好到达脑脊液，红霉素、羧苄青霉素、万古霉素、一二代头孢菌素、氨基糖苷类抗生素通过血脑屏障的能力较差。

(3)鞘内注射：对延误诊治的婴儿晚期化脓性脑膜炎，脑脊液外观有脓块形成，或细菌对抗生素耐药时，加用鞘内注射抗生素可提高治愈率。每日或隔日注射1次，一般连用3～5次，直到脑脊液转为清晰，细胞数明显下降，细菌消失。药物必须稀释至一定浓度，注射速度应缓慢。

(4)脑室内注药：由于存在血脑屏障及脑脊液单向循环，对并发脑室脑膜炎病儿采用静脉及鞘内注射，药物很难进入脑室，脑室液中抗生素浓度亦不易达到最小抑菌浓度的50倍，故近年有人主张脑室注药以提高疗效。对颅内压明显增高及脑积水病儿，采用侧脑室穿刺注药，同时还可做控制性脑脊液引流减压。

(九)预后

与化脓性脑膜炎预后有关的因素是：患儿年龄、感染细菌种类、病情轻重、治疗早晚、有无并发症及细菌对抗生素的敏感性等。婴幼儿因抵抗力差，早期诊断较困难，故预后差。新生儿化脓性脑膜炎病死率可达65%～75%，特别是宫内感染肠道细菌者，预后极差。因金黄色葡萄球菌及肠道细菌引发感染的患者，由于细菌耐药，治疗困难，病死率亦高。肺炎链球菌所致化脓性脑膜炎病死率可达15%～25%，且易于复发、再发。

二、细菌性脑膜炎

细菌性脑膜炎是由细菌感染(结核杆菌、布氏杆菌除外)所致的脑膜化脓性炎症。各个年龄段均可发病，以儿童最多见；患者常急性起病，主要表现为发热、头痛、畏光等，多有明显的脑膜刺激征和脑脊液异常改变。

细菌性脑膜炎在欧美国家的发病率为4.6～10/10万人，而发展中国家约为101/10万人。21世纪之前，流感嗜血杆菌曾是儿童细菌性脑膜炎最常见致病菌，约占所有病例的50%，但随着流感嗜血杆菌疫苗的应用，其发病率明显降低。目前，社区获得性细菌性脑膜炎主要的病原为肺炎链球菌(约50%)、脑膜炎双球菌(约25%)、B族链球菌(约15%)和单核细胞增多性李斯特菌(约10%)，而流感嗜血杆菌仅占细菌性脑膜炎的10%以下。

(一)病因及发病机制

任何细菌感染均能引起脑膜炎，其病原菌与患者的年龄存在一定关系。

肺炎链球菌是20岁以上成年人脑膜炎患者最常见的病原体，约占报道病例数的50%。许多因素可以导致患肺炎链球菌性脑膜炎的危险性增加，其中最重要的是肺炎链球菌性肺炎。其他危险因素包括急性或慢性鼻窦炎或中耳炎、酗酒、糖尿病、脾切除、低免疫球蛋白血症、补体缺乏及伴有颅底骨折及脑脊液鼻瘘的脑外伤等。

脑膜炎双球菌感染占全部细菌性脑膜炎病例的25%（每年0.6/100000），但占20岁以下病例数的60%。皮肤出现瘀点或紫癜性损害可以特异性提示脑膜炎双球菌感染。一些患者呈暴发性起病，症状出现后几个小时内进展至死亡。感染可以由鼻咽部菌群引起，并呈无症状的带菌状态，但也可以引起侵害性的脑膜炎症。鼻咽部菌群是否会造成严重的脑膜炎症，取决于细菌的毒力和宿主的免疫状态，包括产生抗脑膜炎双球菌抗体的能力及补体通过经典途径和旁路溶解脑膜炎双球菌的能力。缺失补体任何成分包括裂解素的个体，均对脑膜炎球菌感染高度易感。

对于患有慢性或消耗性疾病，如糖尿病、肝硬化、酗酒及慢性泌尿系统感染等的患者，肠道革兰阴性杆菌正逐渐成为其罹患脑膜炎的主要致病菌之一。革兰阴性脑膜炎也可由神经外科手术引起，尤其是颅骨切除术是常见原因。

曾认为B族链球菌是新生儿脑膜炎的主要因素，但已有报道称B族链球菌也可导致50岁以上患者发生脑膜炎。

单核细胞增多性李斯特菌正逐渐成为新生儿、孕妇、60岁以上及存在免疫力低下人群患脑膜炎的主要病因。该种感染系摄入污染李斯特菌属的食物所致。通过污染的凉拌菜、牛奶、软奶酪及各种“即食”食品包括肉类熟食及未加工的热狗所传播的人类李斯特菌感染均见诸报道。

另外，颅脑手术后脑膜炎患者常见病原体亦包括克雷伯菌、葡萄球菌、不动杆菌和铜绿假单胞菌感染。

细菌主要通过血液循环进入脑膜，然后透过血-脑屏障而引起脑膜炎。脑膜炎球菌多在鼻咽部繁殖、肺炎链球菌多通过呼吸道或中耳感染、流感嗜血杆菌则先引起呼吸道感染，局部感染的细菌侵入血液循环后先发生菌血症，重症感染者可在皮肤、黏膜上出现斑疹，直径为1～10mm，严重者会因并发肾上腺髓质出血和弥散性血管内凝血（DIC）而死亡。当病原菌透过血-脑屏障时即可引发化脓性脑膜炎。而克雷伯菌、葡萄球菌、铜绿假单胞菌等多通过手术、外伤等直接侵入颅内导致颅内细菌感染。

（二）病理变化

细菌性脑膜炎感染初期仅有软脑膜和脑表浅血管充血扩张，随后炎症沿蛛网膜下隙蔓延，使大量脓性渗出物覆盖脑表面，也沉积于脑沟、脑裂、脑池、脑基底部、颅后窝、小脑周围和脑室腔内。随着炎症的加重，浅表软脑膜和室管膜被纤维蛋白渗出物所覆盖，逐渐加厚而呈颗粒状，形成粘连后影响脑脊液吸收及环流受阻，导致脑积水。在炎症晚期，脑膜增厚，易于出血，严重者并发脑炎；有的脑膜炎因脓性渗出物包绕血管，引起血管炎，造成脑梗死，也可造成静脉窦血栓形成、硬膜下积液、脑脓肿等。

镜检可见患者软脑膜充血，软脑膜及蛛网膜下隙内大量中性粒细胞渗出，有时还可见少量淋巴细胞、巨噬细胞和纤维素渗出，炎症细胞沿着皮质小血管周围的 Virchow-Robin 间隙侵入脑内，并有小胶质细胞反应性增生。在亚急性或慢性脑膜炎患者中可以出现成纤维细胞增生，故而蛛网膜粘连，软脑膜增厚，如粘连封闭第四脑室的正中孔、外侧孔或者中脑周围的环池，就会造成脑室系统的扩大，形成脑积水。

（三）临床表现

本病多急性起病，早期先出现畏寒、发热等全身症状，并迅速出现头痛、呕吐、畏光等，随后出现颈项强直、意识障碍等症状。其中临床经典的三联征包括发热、头痛和颈项强直，另外意识障碍是成年患者最常见的表现之一；而年幼儿童则常表现为易激惹、淡漠、囟门凸出、进食差、发绀、眼睛瞪视及癫痫发作等。急性细菌性脑膜炎的临床特点及其出现的百分比。

某报道显示了急性细菌性脑膜炎患者中颈项强直、发热、意识障碍等 3 项表现的出现率，在 696 例成年人化脓性脑膜炎患者中，44％的患者同时出现，如 3 种表现均不存在则可基本排除化脓性脑膜炎的诊断，其敏感性达 99％。另外，颈抵抗这一最常见的体征也仅占所有患者的 50％～90％，在有意识障碍的患者中更不容易查出。同时，颈抵抗也常见于蛛网膜下隙出血、破伤风或其他合并高热的脑内感染患者。但在普通内科非脑膜炎住院患者中，有 13％的成年人、35％的老年人出现颈抵抗。在肯尼亚一项针对儿童的研究中，40％（30％～76％）出现颈抵抗的患者最后诊断为化脓性脑膜炎。即使增加 Kernig 征或者 Brudzinski 征检查也不能增加诊断的敏感性，因为前两者的敏感性均不到 10％。

所有患者中 15％～30％出现神经系统局灶性体征或癫痫发作，但这些表现也可见于结核性或隐球菌性脑膜炎中。10％～15％的细菌性脑膜炎患者可出现皮肤瘀点或者紫癜。大多数皮疹与脑膜炎球菌感染有关，仅有少部分患者见于肺炎球菌、葡萄球菌或流感嗜血杆菌感染时，部分患者特别是脑膜炎球菌感染的患者可出现感染后关节炎。

细菌性脑膜炎可伴多种颅内合并症，如婴幼儿的慢性硬膜下积液、成年人的硬膜下脓肿，以及脑脓肿、脑梗死等。

（四）辅助检查

1.常规检查

急性期患者血液中白细胞增多，以中性粒细胞为主，可达 80％～90％，血沉加快。病变初期未经治疗时的血涂片可见病原菌，血培养大多可查到阳性结果。

2.脑脊液检查

细菌性脑膜炎的脑脊液检查具有白细胞增多、葡萄糖降低和蛋白质增高等特点。腰椎穿刺可发现颅内压增高，脑脊液外观浑浊或呈脓性，常规检查白细胞增多，一般在（250～10000）$\times 10^6$/L，以中性粒细胞为主；蛋白增高，通常超过 1g/L，而糖和氯化物降低；脑脊液 pH 降低，乳酸、LDH、溶菌酶含量以及免疫球蛋白 IgG、IgM 均明显增高。脑脊液培养是确诊的金标准。

脑脊液培养发现病原菌的概率较高，社区获得性细菌性脑膜炎需做需氧培养，而神经外科术后脑膜炎时厌氧培养显得尤为重要。一项 875 例细菌性脑膜炎的研究中，在给予抗生素治疗前脑脊液培养的阳性率达 85％，其中流感嗜血杆菌性脑膜炎阳性率 96％、肺炎球菌性脑膜炎阳性率 87％、脑膜炎球菌性脑膜炎阳性率 80％；但腰椎穿刺前已经给予抗生素治疗的患者，脑脊液培养阳性率则降低到62%。另一项来自巴西3973例细菌性脑膜炎的报道则显示,应用抗生素前脑脊液培养的阳性率仅为67%。尽管脑脊液培养阳性率高且意义重大,但培养并鉴定致病菌常需48小时,故仍需其他快速的检测方法。

脑脊液革兰染色可以快速鉴定怀疑细菌性脑膜炎患者的致病菌,社区获得性脑膜炎患者检查致病菌的阳性率为60%~90%,特异性大于97%,但针对不同病原菌其阳性率差别很大。肺炎链球菌阳性率为90%、流感嗜血杆菌阳性率为86%、脑膜炎球菌阳性率为75%、革兰阴性杆菌阳性率为50%、单核细胞增多性李斯特菌阳性率约为33%。

3.病原菌抗原检查

采用特异性病原菌抗原的测定更有利于确诊。对流免疫电泳法检测抗原对流脑A、C族、肺炎链球菌和流感嗜血杆菌脑膜炎脑脊液中多糖抗原阳性检出率达80%以上。乳胶颗粒凝集试验可用于测定肺炎链球菌型脑膜炎和流脑患者脑脊液中多糖抗原,但检查前给予抗生素治疗会导致阳性率明显降低。

4.头颅CT检查

对于急性细菌性脑膜炎的诊断,CT提供的特异性信息极少。在病变早期多无阳性发现,病变进展期患者可以出现基底池、脉络膜丛、半球沟裂等部位密度增高。合并脑炎时可见脑实质内局限性或弥散性低密度灶,以额叶常见。增强扫描可见脑膜呈带状或脑回状强化。后期由于蛛网膜粘连,出现继发性脑室扩大和阻塞性脑积水,并发硬膜下积液,于颅骨内板下呈新月形低密度灶。

5.头颅MRI检查

MRI在发现病变、明确病变范围及受累程度明显优于CT检查。正常脑膜MRI表现为非连续的、薄的短线状低信号结构,MR平扫对脑膜显示不敏感,增强后硬脑膜因缺乏血-脑屏障可被强化,表现为薄而不连续的线状强化。细菌性脑膜炎所致脑膜强化与脑膜炎感染方式和程度有关。血源性感染主要表现软脑膜——蛛网膜下隙型强化,而外伤或术后导致的脑膜炎则主要表现为硬脑膜——蛛网膜下隙强化,与硬膜外炎症直接累及有关。另外MRI可表现为脑实质的长T_1、长T_2改变,与炎性渗出刺激血管导致血管痉挛或者血栓形成有关。脑皮质的梗死引起脑膜结构的破坏,加速脑炎和脓肿在软脑膜下皮质和邻近脑白质的形成,表现为局限性脑组织水肿和占位效应。

(五)诊断

根据急性起病,出现发热、头痛、颈项强直等临床表现,结合脑脊液中以中性粒细胞为主的化脓性炎症改变,一般不难诊断。但对于老年人或婴幼儿等脑膜刺激征不明显的病例,应给予高度注意,必要时需多次腰穿检查。

(六)鉴别诊断

急性细菌性脑膜炎需要与结核性、真菌性和病毒性脑膜炎、脑炎、脑脓肿等疾病相鉴别,在诊断为细菌性脑膜炎后则应尽快明确其具体致病菌。

肺炎链球菌、流感嗜血杆菌和脑膜炎球菌是最常见的急性细菌性脑膜炎的病因。然而,另外一些感染也可导致具有类似临床表现的脑膜炎。这些感染常与特殊人群有关,如猪链球菌是东南亚地区最常见的细菌性脑膜炎病因,但在其他地区罕见。HIV感染是影响急性脑膜炎病因的重要因素。肺炎链球菌是HIV感染患者出现急性细菌性脑膜炎的最常见原因，但结核杆菌、新型隐球菌在HIV感染患者中也较常见，并且单靠临床表现很难将其鉴别开。该两类疾病所致脑膜炎症状多于发病后数天及数周出现，但也有部分患者会出现暴发性疾病，并出现明显颈抵抗和快速进展到昏迷。

（七）治疗

一旦怀疑为细菌性脑膜炎，应尽可能快地给予抗菌治疗。首先要选择敏感抗生素给予足量足疗程治疗，另外治疗感染性休克、维持血压和电解质平衡、防止脑疝等对症支持治疗同样重要。发现脑膜炎球菌感染应及时上报传染病，并及时将患者转入传染科或传染病院治疗。

1.抗生素治疗

(1)抗生素的选择：抗生素的选择由感染的病原体决定，但绝大多数细菌性脑膜炎急性期治疗都根据经验选择抗生素，患者的年龄和病史尤为重要；如病原菌暂时不能明确，则应先选用广谱抗生素。一旦培养出病原菌，则需要尽快根据培养和药敏结果调整抗生素，并根据病原菌和病情按计划完成全部疗程。治疗化脓性脑膜炎的理想药物应具备3个条件：①容易透过血-脑屏障；②杀菌力强；③不良反应小。血-脑屏障通透性与药物的理化性质有关，低分子量、低离子化和脂溶性药物容易通过血-脑屏障。应该注意的是，脑膜发生炎症时血-脑屏障被破坏，抗菌药物也容易透入而起效，随着炎症改善血-脑屏障逐渐恢复，进入脑脊液的药量也会相应减少，所以在疾病好转过程中不宜减少给药量。

社区获得性细菌性脑膜炎的常见病原菌为肺炎链球菌和脑膜炎双球菌。故在未确定病原体之前，对于年龄＞3个月的患儿可给予广谱头孢霉素（头孢噻肟或头孢曲松）治疗，这类抗生素治疗谱包括脑膜炎双球菌、肺炎链球菌、B族链球菌和嗜血流感杆菌，并且血-脑屏障通过率高。头孢吡肟为广谱的第四代头孢菌素，在体外对肺炎链球菌、脑膜炎双球菌的抗菌活性与头孢曲松或头孢噻肟相似，并且对肠道菌属和铜绿假单胞菌有更强的活性。在临床试验中，头孢吡肟治疗青霉素敏感的肺炎球菌和脑膜炎双球菌性脑膜炎疗效与头孢噻肟相当，但对于由对青霉素及头孢菌素耐药的肺炎球菌、肠道菌属及金黄色葡萄球菌所致的脑膜炎疗效尚未被确立。而对于年龄＜3个月的患儿、60岁以上老年人及怀疑有细胞介导的免疫功能损害（如慢性疾病、器官移植术后、恶性肿瘤、应用免疫抑制药等）的患者，经验治疗则首选氨苄西林，以增强对可能的单核细胞增生性李斯特菌的杀菌性。治疗革兰阴性球菌的有效抗生素也是头孢噻肟和头孢曲松，氨基糖苷类抗生素可以作为合并用药。院内获得性脑膜炎，特别是神经外科手术后继发性脑膜炎，最常见的病原菌是葡萄球菌和革兰阴性菌。在这些患者中经验性治疗应联用万古霉素和头孢他啶。头孢他啶是头孢菌素中唯一对中枢神经系统中金黄色葡萄球菌感染有足够活性的药物，故接受神经外科手术或者中性粒细胞减少的患者，应用头孢他啶取代孢曲松或头孢噻肟。美罗培南是一种碳青霉烯类抗生素，在体外试验中对单核细胞增多性李斯特菌有很强的抗菌活性，并已证实对金黄色葡萄球菌性脑膜炎有效，对青霉素耐药的肺炎球菌也有很好的效果。在试验性肺炎球菌性脑膜炎脑脊液培养中，美罗培南与头孢曲松疗效相当，但逊于万古霉素。应用美罗培南治疗脑膜炎的临床试验的患者数量尚不能完全说明该种抗生素的效果有效。

(2)抗生素的使用疗程:抗生素治疗的疗程亦取决于病原体。对于肺炎链球菌和流感嗜血杆菌,一般建议 10~14 天治疗;对于脑膜炎球菌,7 天治疗即可;对于单核细胞增多性李斯特菌和 B 族链球菌,则需要 14~21 天抗生素治疗;而革兰阴性杆菌,则至少需要 3 周以上治疗才能治愈。

2.地塞米松的使用

糖皮质激素具有抗炎和抑制炎性因子作用,故部分学者主张在治疗细菌性脑膜炎时给予激素治疗以降低患者神经损伤和耳聋的发生率,但由于激素的免疫抑制作用,使其在化脓性脑膜炎治疗中是否应用的问题一直未有定论。两项针对激素治疗化脓性脑膜炎的 meta 分析相异,与其入组病例资料有关,但也显示出激素治疗细菌性脑膜炎的不确定性。

激素疗效的不同可能与患者感染的病原菌有关。研究显示激素治疗流感嗜血杆菌的疗效较好,而治疗肺炎链球菌脑膜炎疗效则不确定。通常应在给予抗生素前 20 分钟给予地塞米松,其原理是在巨噬细胞和小胶质细胞受到内毒素活化作用之前应用,才能抑制肿瘤坏死因子(TNF)的产生。若 TNF 已被诱导产生,地塞米松则无法发挥这种作用。地塞米松可能会减少万古霉素进入脑脊液,且在肺炎链球菌性脑膜炎实验模型中发现会延迟脑脊液的无菌化。所以,在使用万古霉素时是否使用地塞米松应权衡其利弊。

目前应用激素治疗细菌性脑膜炎有不同方案。常用的是 0.4mg/kg 地塞米松,每 12 小时给药一次连用 2 天;或者 0.15mg/kg,每 6 小时给药一次,连用 4 天。大剂量短程治疗可以取得较好效果而又能降低激素不良反应,是目前激素应用的主要方法。

3.对症支持治疗

在选择合适抗生素的同时,应该尽快完善相关检查,明确患者合并疾病,并给予临床评估,根据患者情况及时给予对症支持治疗,包括:①对于高颅压的患者应及时给予脱水降颅压治疗;②保证呼吸道通畅,必要时给予气管内插管;③保证水、电解质和酸碱平衡,尤其患者合并高热或应用脱水药物时应记出入量,给予常规监测;④加强护理,并做好密切接触者的预防,防止交叉感染。

(八)预后

流感嗜血杆菌、脑膜炎双球菌及 B 族链球菌性脑膜炎的病死率为 3%~7%,单核细胞增多性李斯特菌性脑膜炎为 15%,肺炎链球菌性脑膜炎为 20%。总体上,细菌性脑膜炎患者死亡风险若合并如下情况下会增加:①就诊时已有意识水平下降;②就诊 24 小时内有癫痫发作;③颅内压升高;④年幼(婴儿)或年龄>50 岁;⑤合并有危重情况如休克和(或)需要机械通气;⑥治疗不及时。脑脊液葡萄糖水平低(<2.2mmol/L)及脑脊液蛋白含量过高(>3g/L)提示预后不佳,病死率升高。幸存者中大约 25%会有中度或重度后遗症,常见的后遗症包括智能减退、记忆受损、癫痫发作、听力减退及眩晕和步态异常。

鉴于改善细菌性脑膜炎的预后很大程度上取决于能否及时给予敏感抗菌药物治疗,故在治疗过程中应密切观察患者病情变化,特别注意患者体温波动、意识情况、血液白细胞数量等变化。如经验用药 3 天以上仍无缓解,则应该重新评估目前诊断及应用的抗生素,及时更换抗菌药物治疗。

三、神经梅毒

神经梅毒是由梅毒螺旋体(苍白密螺旋体)感染引起的中枢神经系统实质性损害的一组临床综合征,是晚期(Ⅲ期)梅毒全身性损害的重要表现,但有些无菌性脑膜炎也可发生于梅毒早期。近年来,随着性传播疾病发生率的上升,神经梅毒在临床上也越来越多见。

(一)病因和发病机制

1.病因

神经梅毒的病因为苍白密螺旋体感染。感染途径有两种:先天梅毒则是通过胎盘由患病母亲传染给胎儿;后天感染主要传播方式是不正当的性行为,男同性恋者是神经梅毒的高发人群。约10%未经治疗的早期梅毒患者最终发展为神经梅毒。

2.发病机制

病原体通过擦伤的皮肤或子宫内膜而进入人体的淋巴或血液系统,1～6周后在病原体入侵部位形成硬下疳,伴局部淋巴结肿大(Ⅰ期);在硬下疳6～12周后发生系统性播散,表现为全身皮疹和淋巴结肿大(Ⅱ期);此后为潜伏期,大约2年后开始出现三期梅毒,主要累及神经系统和心脏,其临床表现主要由闭塞性血管炎或直接损害实质引起。一般梅毒螺旋体感染后的脑膜炎改变可导致蛛网膜粘连,从而引起脑神经受累或脑脊液循环受阻发生阻塞性脑积水。增生性动脉内膜炎可导致血管腔闭塞,脑组织的缺血、软化、神经细胞的变性、坏死和神经纤维的脱髓鞘。

(二)诊断与鉴别诊断

1.临床表现

本病常见梅毒性脑膜炎、无症状型神经梅毒、麻痹性痴呆、血管型梅毒和脊髓痨五种类型。

(1)梅毒性脑膜炎:常发生于原发性梅毒感染后1年内,患者主要为青年男性,发热、头痛和颈强等类似急性病毒性脑膜炎的症状。亚急性或慢性起病者以颅底脑膜炎多见,颅神经受损多见,偶见双侧面瘫或听力丧失;若影响脑脊液通路可导致高颅压、阻塞性或交通性脑积水。

(2)无症状型神经梅毒:瞳孔异常是唯一提示本病的体征,根据血清学试验和脑脊液检查白细胞数超过5×10^6/L可诊断,MRI可发现脑膜有增强信号。

(3)麻痹性神经梅毒:也称麻痹性痴呆或梅毒性脑膜脑炎。多见于初期感染后的10～30年,发病年龄通常在40～50岁,以进行性痴呆合并神经损害为主,常见记忆力丧失、精神行为改变,后期出现严重痴呆、四肢瘫,可出现癫痫发作。

(4)血管型梅毒:多见于脑脊膜与血管的联合病变,出现于原发感染后5～30年,神经症状缓慢出现或突然发生,体征取决于闭塞的血管。脑内囊基底节区动脉、豆纹动脉等最常受累,出现偏瘫、偏身感觉障碍、偏盲和失语等,颇似脑梗死的症状体征,发病前可有持续数周的头痛、人格改变等前驱症状。脊髓膜血管梅毒可表现横贯性(脊膜)脊髓炎,运动、感觉及排尿异常,需与脊髓痨鉴别。

(5)脊髓痨:见于梅毒感染后15～20年,起病隐匿,表现脊髓症状,如下肢针刺样或闪电样疼痛、进行性感觉性共济失调、括约肌及性功能障碍等。阿-罗瞳孔是重要体征,其他体征可见膝反射和踝反射消失,小腿震动觉、位置觉缺失和Romberg征阳性。患者可出现内脏危象,胃危象表现为突然胃痛，伴呕吐，持续数天，钡餐透视可见幽门痉挛，疼痛可迅速消失；肠危象表现肠绞痛、腹泻和里急后重；咽喉危象表现为吞咽和呼吸困难；排尿危象表现为排便痛和排尿困难。病情进展缓慢，可自发或经治疗后缓解，针刺样疼痛和共济失调常持续存在。

(6)先天性神经梅毒、梅毒螺旋体在妊娠期4～7个月时由母体传播给胎儿，可为除脊髓痨以外的其他所有临床类型，多表现为脑积水及哈钦森三联征(间质性角膜炎、畸形齿、听力丧失)。

2.辅助检查

脑脊液淋巴细胞数显著增多$(100\sim300)\times10^6/L$，蛋白含量增高达0.4～2g/L，糖含量减低或正常。临床上常检查非特异性螺旋体检测实验包括性病检查实验(VDRL)、快速血浆抗体实验(RRR)、梅毒螺旋体凝集实验(TPPA)，如脑脊液实验阳性，则提示可能为神经梅毒。特异性螺旋体血清学实验包括螺旋体固定术实验(TPI)和荧光密螺旋体抗体吸附试验(FTA-ABS)，可作为神经梅毒的确诊实验，但不能用作疗效评价。胎传梅毒产前诊断可采用羊膜穿刺抽取羊水，用单克隆抗体检测梅毒螺旋体。

3.诊断要点

(1)患者有性行为紊乱、艾滋病病史或先天性梅毒感染史。

(2)神经系统受损的临床表现：如脑膜和脑血管损害症状和体征，特别是阿-罗瞳孔。

(3)血清和脑脊液梅毒试验阳性。

4.鉴别诊断

本病需与其他各种原因的脑膜炎、脑炎、脑血管病、痴呆、脊髓病和周围性神经病等鉴别，血液密螺旋体抗体效价增高及脑脊液密螺旋体抗体阳性具有重要价值。

(三)治疗

1.驱梅治疗

(1)青霉素G：为首选药物，安全有效，可预防晚期梅毒的发生，剂量为每天1200万～2400万U，每4小时一次，静脉滴注，10～14天为1个疗程。

(2)头孢曲松钠：头孢曲松钠2g+生理盐水250mL静脉滴注，每日2次，连用14天。

(3)对β-内酰胺类抗生素过敏者可选多西环素200mg，每日2次，连用30天。

2.对症治疗

闪电样疼痛者给予卡马西平片100mg，口服，每日2次，可逐渐加量至疼痛缓解，每日最大剂量不超过1200mg。

(四)临床体会

(1)应尽早明确神经梅毒，尽早应用青霉素治疗，应用青霉素前需应用激素预防赫氏反应，如青霉素过敏可应用头孢曲松钠驱梅治疗。

(2)治疗后须在第3、6、12个月及第2、3年进行临床检查和血清、脑脊液梅毒试验，在第6个月脑脊液细胞数仍增高、血清VDRL试验仍呈4倍增加者，可静脉注射大剂量青霉素重复治疗。

(3)大多数神经梅毒经积极治疗和监测，均能得到较好转归。但神经梅毒的预后与梅毒的类型有关，大多数患者可停止进展或改善，但部分病例治疗开始后病情仍在进展。

(4)痴呆或认知功能障碍的患者应注意查血清、脑脊液梅毒试验，以排除麻痹性痴呆。

第五章 内分泌与代谢系统疾病

第一节 尿崩症

尿崩症是指精氨酸加压素(AVP)[又称抗利尿激素(ADH)]严重缺乏或部分缺乏(称中枢性尿崩症)或肾脏对AVP不敏感(称肾性尿崩症),致肾小管重吸收水的功能障碍,从而引起多尿、烦渴、多饮与低比重尿和低渗尿为特征的一组综合征。尿崩症可发生于任何年龄,但以青少年多见,男女之比约为2∶1。

本病可归属于中医学“消渴”范畴。

一、病因病理

(一)西医病因病理

病因和发病机制中枢性尿崩症是由于多种原因影响了AVP的合成、转运、储存及释放所致。按病因可分为继发性、特发性尿崩症。

1.继发性

多为下丘脑神经垂体及附近部位的病变引起。如分泌抗利尿激素的神经元遭破坏,输送抗利尿激素的通道垂体柄受损,储存抗利尿激素的垂体后叶受破坏,都可引起尿崩症。约50%患者为下丘脑神经垂体及附近部位的肿瘤,如颅咽管瘤、松果体瘤、第三脑室肿瘤、转移性肿瘤、白斑病等所引起。10%由头部创伤所致(严重脑外伤、垂体下丘脑部位的手术)。少数由脑部感染性疾病(脑膜炎、结核、梅毒)、Langerhans组织细胞增生症或其他肉芽肿病变、血管病变等引起。少数患者有家族史,遗传方式可为X连锁隐性遗传、常染色体显性或隐性遗传。本症可能因为渗透压感受器缺陷所致。任何破坏下丘脑正中隆突(漏斗部)以上部位的病变,常可引起永久性尿崩症;若病变在正中隆突以下的垂体柄至神经垂体,可引起暂时性尿崩症。

2.特发性

约占30%,在临床上无明显病因可寻,少数患者有家族史。此型患者的下丘脑视上核与室旁核神经细胞明显减少或几乎消失。近年有报告患者血中存在下丘脑室旁核神经核团抗体,即针对AVP合成细胞的自身抗体。

(二)中医病因病机

本病病因多与素体阴虚、妊娠孕产、邪热外侵、情志不舒、饮水不节、跌仆损伤等诸因素有关。

1.肺胃热盛

素体阴虚或热邪外袭，以致火热内扰，伤及肺胃，肺主气，为水之上源，敷布津液，燥热伤肺，不能敷布津液而直趋于下。胃为水谷之海，主腐熟水谷，燥热伤胃，一则不能游溢精气，转输水谷精微，二则水液不能敷布上承，降而无升。

2.阴虚燥热

素体阴虚或情志失调或饮食偏嗜，过食肥甘厚味，致燥热内生，火热灼伤阴津，阴液亏耗，水津不能敷布，故烦渴饮水自救。

3.气阴两虚

情志失调或饮食偏嗜或跌仆损伤而致精气耗损；病程迁延，日久伤气耗精，热灼伤阴，阴液亏损，水失敷布。

4.脾肾阳虚

先天禀赋不足，肾精不充，肾失濡养，阳虚则津液不布或情志不遂，肝气郁结，横逆乘脾，水失健运，敷布失衡，阴液耗损，阴损及阳；若颅脑损伤，致使元神受损，肾气受戕，则进一步阻遏气机，而成脾肾阳虚，水失敷布之情形。

5.阴阳两虚

病至晚期，阴损及阳，脾肾阳气衰微，而致阴阳两虚之候。

综上所述，本病的主要病机为阴虚燥热，肾精不足。本病的性质是本虚标实，阴虚为本，燥热为标。病位主要在肾，与肺、脾关系密切。上述诸多病因，不论六淫七情，还是饮食、外伤，均导致脏腑虚弱而成尿崩症。本病初起大都偏于阴虚燥热，火热内扰，使肺胃燥热津亏，阴液亏耗，水津不能敷布，烦渴饮水以自救；肺燥金枯，金水不能相生，有开无阖，饮一溲一或因中焦受寒，运化失常，不能气化津液，水津不能上承，降而不升，口干多饮，多尿。然病久阴损及阳，可致阴阳两虚之候。若颅脑创伤或手术后，元神受损，肾气受戕，则进一步阻遏气机，而成脾肾阳虚，水失敷布之情形，后期则酿至阴阳两虚之候，导致永久恶性尿崩症而成难治之症。

二、临床表现

尿崩症发病较急，一般起病日期明确。最显著的症状就是多尿，尿量可达 5～10L/d，甚至更多，一般不超过 18L/d，尿比重多在 1.001～1.005，尿渗透压常为 50～200mOsm/(kg · H_2O)，尿色淡如清水。失水严重，口渴、多饮使患者不能安眠，工作和休息受到影响，久之可出现精神症状，如虚弱、头痛、失眠、困倦、情绪低落等。

由于低渗性多尿，血浆渗透压常轻度升高，从而兴奋下丘脑口渴中枢，患者因烦渴而大量饮水。如有足够的水分供应，患者一般健康可不受影响。但当病变累及口渴中枢时，口渴感丧失或患者处于意识不清状态，如不及时补充大量水分，出现严重失水，出现高钠血症，表现为极度衰弱、发热、精神症状、谵妄，甚至死亡，多见于继发性尿崩症。继发性尿崩症除上述表现外，尚有原发病的症状体征。

三、辅助检查

(一)尿液检查

尿量超过 2500mL/d 称为多尿,尿崩症患者尿量多在 4～10L/d,比重常在 1.005 以下,尿渗透压常低于 200mOsm/(kg · H_2O)[正常值为 600～800mOsm/(kg · H_2O)]。

(二)血浆渗透压

患者血浆渗透压正常或稍高[血浆渗透压正常值为 290～310mOsm/(kg · H_2O)]。

(三)禁水-加压素试验

比较禁水前后与使用血管加压素前后的尿渗透压变化。禁水一定时间,当尿浓缩至最大渗透压而不能再上升时,注射加压素。正常人此时体内已有大量 AVP 释放,已达最高抗利尿状态,注射外源性 AVP 后,尿渗透压不再升高,而尿崩症患者体内 AVP 缺乏,注射外源性 AVP 后,尿渗透压进一步升高。

方法:禁水时间视患者多尿程度而定,一般 6～16 小时不等,禁水期间每 2 小时排尿一次,测尿量、尿比重或渗透压,当尿渗透压达到高峰平顶,即连续两次尿渗透压差＜30mOsm/(kg · H_2O),而继续禁水尿渗透压不再增加时,抽血测血浆渗透压,然后立即皮下注射加压素 5U,注射后 1 小时和 2 小时测尿渗透压。对比注射前后的尿渗透压。

结果:正常人禁水后尿量明显减少,尿比重超过 1.020,尿渗透压超过 800mOsm/(kg · H_2O),不出现明显失水。尿崩症患者禁水后尿量仍多,尿比重一般不超过 1.010,尿渗透压常不超过血浆渗透压。注射加压素后,正常人尿渗透压一般不升高,仅少数人稍升高,但不超过 5%。精神性多饮、多尿者接近或与正常相似。尿崩症患者注射加压素后,尿渗透压进一步升高,较注射前至少增加 9%以上。AVP 缺乏程度越重,增加的百分比越多,完全性尿崩症者,1 小时尿渗透压增加 50%以上;部分性尿崩症者,尿渗透压常可超过血浆渗透压,注射加压素后,尿渗透压增加在 9%～50%。肾性尿崩症在禁水后尿液不能浓缩,注射加压素后仍无反应。本法简单、可靠,但也须在严密观察下进行,以免在禁水过程中出现严重脱水。如患者排尿多、体重下降 3%～5%或血压明显下降,应立即停止试验,让患者饮水。

(四)血浆抗利尿激素的测定

正常人血浆抗利尿激素为 2.3～7.4pmol/L,尿崩症患者抗利尿激素水平低于正常,禁水后不增多或增加不多。

(五)影像学检查

头颅、下丘脑-垂体部位的蝶鞍摄片、视野检查、CT 或 MRI 以及脑血管造影等检查可以对病因做出诊断,尤其是颅内肿瘤。

四、诊断与鉴别诊断

(一)诊断

典型的尿崩症诊断不难,凡有持续多尿、烦渴、多饮及尿比重低者均应考虑本病,血浆、尿渗透压测定及禁水加压素试验可明确诊断。

尿崩症的诊断依据：①尿量多，一般 4～10L/d。②低渗尿，尿渗透压＜血浆渗透压，一般低于 200mOsm/(kg · H_2O)，尿比重多在 1.005 以下。③禁水试验不能使尿渗透压和尿比重增加，而注射加压素后尿量减少，尿比重增加，尿渗透压较注射前增加 9% 以上。④加压素(AVP)或去氨加压素治疗有明显效果。

满足上述①、②、③条标准，即可确诊尿崩症。

中枢性尿崩症诊断一旦成立，应进一步明确部分性还是完全性。无论是部分性还是完全性中枢性尿崩症，都应该努力寻找病因学依据，可测定视力、视野，进行脑部包括下丘脑-垂体部位 CT 和 MRI 检查。如果确实没有确切的脑部和下丘脑-垂体部位器质性病变的依据，才可以考虑原发性中枢性尿崩症的诊断。

(二)鉴别诊断

尿崩症应与其他常见内科疾病所致的多尿相鉴别。

1.糖尿病

血糖升高，尿糖阳性，易鉴别。需注意有个别病例既有尿崩症，又有糖尿病。

2.精神性烦渴

主要表现烦渴、多饮、多尿、低比重尿，但 AVP 并不缺乏，上述检查有助鉴别。

3.肾性尿崩症

是家族性 X 连锁遗传病，肾小管对 AVP 不敏感，出生后即出现症状，多为男孩，注射加压素后尿量不减少，尿比重不增加，血浆 AVP 浓度正常或升高，易与中枢性尿崩症鉴别。

五、治疗

(一)治疗思路

轻度尿崩症患者，只需及时饮水。尿量超过 4000mL/d 的患者，都应接受积极的药物治疗。目前西医以病因治疗和替代治疗为主，中医以辨证论治为前提，注重固涩缩尿药如桑螵蛸、山茱萸、芡实、金樱子等常用药的应用，能有效控制症状，又能减轻许多西药的不良反应，且停药后尿量稳定。

(二)西医治疗

1.替代疗法

AVP 替代疗法用于完全性 CDI，部分性 CDI 在使用其他口服药疗效不佳者，也宜用 AVP 替代治疗。

(1)加压素水剂：作用仅维持 3～6 小时，皮下注射，每次 5～10U，每日需多次注射，长期应用不便。主要用于脑损伤或神经外科术后尿崩症的治疗。

(2)尿崩停粉剂：赖氨酸加压素是一种鼻腔喷雾剂，每次鼻吸入 20～50mg，4～6 小时 1 次，长期应用可引起慢性鼻炎从而影响吸收。

(3)长效尿崩停：是一种鞣酸加压素制剂(5U/mL)。深部肌内注射，从 0.1mL 开始，可根据每日尿量情况逐步增加到0.5～0.7mL/次，注射一次可维持3～5天。注射前充分混匀，过量可引起水中毒。

(4)DDAVP：DDAVP(1-脱氨-8右旋-精氨酸血管加压素)增强抗利尿作用而缩血管作用只有AVP的1/400，抗利尿与升压作用之比为4000：1，作用时间12～24小时，是目前最理想的抗利尿药。皮下注射1～4μg或鼻内给药10～20μg，大多数患者能保持12～24小时的抗利尿作用。口服制剂(弥凝，每片含DDAVP 0.1mg或0.2mg)用量视病情而定。妊娠伴尿崩症时仅能应用DDAVP，禁用任何其他药物。因DDAVP含5%～25%的缩宫素活性，故需注意观察其不良反应。因妊娠时，DDAVP不被血浆中的氨肽酶降解，故其用量应较非妊娠时低，防止出现高钠血症。分娩时，不宜给水太多，以防发生水中毒。分娩后，血浆中的氨肽酶活性迅速下降，患者的尿崩症症状可明显减轻或消失。

2.其他口服药物

此类口服药物适用于部分性尿崩症。不宜用于孕妇及儿童患者。

(1)氢氯噻嗪：每次25mg，每日2～3次，可使尿量减少约50%。其作用机制可能是由于尿中排钠增加，体内缺钠，肾近曲小管水重吸收增加，到达远曲小管的原尿减少，因而尿量减少。长期服用可引起缺钾、高尿酸血症等，应适当补充钾盐。

(2)卡马西平：能刺激AVP分泌，使尿量减少。每次0.2g，每日2～3次。不良反应有血粒细胞减少、肝损害、疲乏、眩晕等。

(3)氯磺丙脲：该药可刺激垂体释放AVP，并加强AVP的水重吸收作用，可增加肾小管cAMP的生成，但对NDI无效。每日剂量不超过0.2g，早晨一次口服。本药可引起严重低血糖，也可引起水中毒，应加注意。

3.病因治疗

继发性尿崩症应尽量治疗其原发病，如不能根治者也可按上述药物治疗。

(三)中医治疗

本病治疗重在滋补肺肾，调其肺、胃(脾)、肾脏腑功能，以清热泻火、益气养阴、固肾摄津为主要治疗方法，滋阴清热治其标，培补脾肾治其本。

1.辨证论治

(1)肺胃热盛证

症状：烦渴多饮，消谷善饥，多食，尿频量多，尿色浑黄，舌红苔燥，脉滑数。

治法：清解阳明，润养肺胃。

方药：白虎加人参汤加减。

(2)阴虚燥热证

症状：烦渴多饮，尤喜冷饮，但饮而不解其渴，尿频量多，尿清长，咽干舌燥，皮肤干燥，无汗或盗汗，头痛头晕，耳鸣目眩，心悸烦乱，夜寐不安，手足心热，大便干结，数日一次，舌红，苔少或见黄苔，舌面干燥，脉虚细而数或兼弦。

治法：养阴清热，生津止渴。

方药：知柏地黄丸加减。

(3)气阴两虚证

症状:乏力,自汗,气短,腰酸,五心烦热,多饮,多尿,大便秘结,舌淡红,苔薄白,少津或少苔,脉细弱。

治法:益气养阴,生津止渴。

方药:六味地黄丸加减。

(4)脾肾阳虚证

症状:烦渴多饮,冷热不限,尿清长频多,尤以夜尿为甚,形体消瘦,神疲乏力,气短懒言,食欲缺乏,纳少便溏,形寒肢冷,面色萎黄或面白无华,舌淡红干涩,苔白,脉沉细。

治法:温阳化气,健脾助运。

方药:真武汤加减。

(5)阴阳两虚证

症状:渴而多饮,尿频量多,口干舌燥,腰膝酸痛,畏寒,性欲减退,头晕乏力,五心烦热,形体消瘦,纳差,大便溏或秘结,舌淡苔干,脉沉弦细。

治法:温阳滋阴,缩泉生津。

方药:金匮肾气丸加减。

2.常用中药制剂

缩泉丸:功效:补肾缩尿。适用于小便频数、夜间遗尿。用法:口服,每次 3～6g,每日 2～3 次。

六、预后

预后取决于基本病因,轻度脑损伤及感染引起的尿崩症可完全恢复,肿瘤等所致尿崩症预后欠佳。特发性和遗传性尿崩症常属永久性,须坚持服药治疗,在饮水充足和适当的抗利尿治疗下,通常可以基本维持正常的生活,对寿命影响也不大,一些女患者即使怀孕和生育也能安全度过。

七、预防与调护

加强防护意识,防止颅脑损伤。积极控制感染,防止累及脑部。

患者应保持精神舒畅,思想开朗,戒烟,少食肥甘厚味或辛辣炙煿之品。避免劳累及情绪波动。保持充分的饮水供应,防止脱水或水中毒的发生,慎饮茶、咖啡等饮料。

第二节 嗜铬细胞瘤

嗜铬细胞瘤是嗜铬细胞起源的分泌儿茶酚胺的肿瘤。因用含铬盐的固定液固定标本时,胞质内呈现出黄褐色的嗜铬颗粒而命名。肾上腺外交感及副交感神经节的肿瘤为肾上腺外副神经节瘤。典型嗜铬细胞瘤临床上引起高血压伴有“头痛、心悸、出汗”三联症，诊断不难。但嗜铬细胞瘤临床表现错综复杂，存在许多不典型的表现，如腹痛、呕吐、气促、心力衰竭、低血压甚至猝死，若不及时诊断，贻误治疗，可造成严重的心、脑、肾血管损害，治疗棘手，预后差，最终多可致残、致死，造成巨大的社会及经济负担。本病确切的发病率尚不清楚，估计约占高血压患者的1%。随着诊断水平及对该病认识的不断提高，其患病率也逐渐提高。据尸检资料，发病率为0.3%～0.95%，而生前误(漏)诊率高达75%，亟应予以重视。嗜铬细胞瘤可发生于任何年龄，常见于40～50岁，女性略多于男性，但在儿童，男孩占2/3。

嗜铬细胞瘤是内分泌性高血压的重要原因，在众多高血压人群中占有相当的比例，而且，嗜铬细胞瘤是可治愈的继发性高血压病因之一，但常常被忽视。因此，临床诊断的关键在于要考虑到其可能性，早期发现、正确诊断、及时治疗嗜铬细胞瘤患者具有重要的临床意义。

一、病因病理

(一)西医病因病理

嗜铬细胞瘤80%～90%位于肾上腺，大多为一侧性，少数为双侧性或一侧肾上腺瘤与另一侧肾上腺外瘤并存，多发性者较多见于儿童和家族性患者。肾上腺外嗜铬细胞瘤称为副神经节瘤，主要位于腹部，多在腹主动脉旁，其他部位少见。肾上腺外肿瘤可为多中心的，局部复发的比例较高。

在嗜铬细胞瘤内儿茶酚胺的合成和释放不尽相同，一般以分泌去甲肾上腺素(NE)为主，家族性者可以分泌肾上腺素(E)为主。由于肾上腺素合成时必须有高浓度的糖皮质激素存在，故只有肾上腺髓质及主动脉旁嗜铬体内的肿瘤细胞才可分泌肾上腺素。嗜铬细胞瘤还可分泌多肽类激素，如舒血管肠肽、胃动素、血管活性肠肽等，并引起不典型的临床表现(如面部潮红、腹泻等)。

(二)中医病因病机

本病发生多由于先天禀赋不足、饮食劳倦、七情内伤所致。

1.禀赋不足，肾精亏虚

先天禀赋不足，肾精亏虚，脑髓失养，发为本病。

2.情志失调，肝阳上亢或肝肾亏虚

忧郁恼怒，情志不遂，肝失条达，气郁阳亢，发为本病。肝郁化火，耗伤阴血，肝肾亏虚，精血不承，发为本病。

3.饮食不节，痰湿中阻

饮食不节，嗜酒太过或过食辛辣肥甘，脾失健运，痰湿内生，阻遏清阳，发为本病。

4.劳倦久病，气血亏虚或瘀血阻络

劳倦久病，脾胃虚弱，气血乏源，发为本病。久病入络，气血滞涩，瘀阻脑络，发为本病。

本病病位在肝肾，与脾胃关系密切，病性属本虚标实之证。

二、临床表现

(一)心血管系统

1.高血压

为最常见的症状。

(1)阵发性高血压型:发作时血压骤升,收缩压往往达 200～300mmHg,舒张压亦明显升高,可达 130～180mmHg(以释放去甲肾上腺素为主者更明显),伴剧烈头痛,面色苍白,大汗淋漓,心动过速(以释放肾上腺素为主者更明显),可有心前区不适、焦虑、恶心、呕吐、复视等。发作终止后,可出现面颊部及皮肤潮红,发热,流涎,瞳孔缩小等迷走神经兴奋症状。

(2)持续性高血压型:常用降压药效果不佳,但对 α 受体拮抗药、钙通道阻滞剂有效。伴交感神经过度兴奋(多汗、心动过速),高代谢(低热、体重降低),头痛,焦虑,烦躁,伴直立性低血压或血压波动大。

2.低血压及休克

可发生低血压甚至休克或高血压和低血压交替出现。

3.心脏表现

大量儿茶酚胺可引起儿茶酚胺性心肌病,伴心律失常。患者可因心肌损害发生心力衰竭或高血压引发的心肌肥厚,心脏扩大等心脏改变。

(二)代谢紊乱

基础代谢增高,糖代谢紊乱,脂代谢紊乱,电解质代谢紊乱。

(三)其他

1.消化系统

可见便秘、肠坏死、穿孔、胆石症等。

2.泌尿系统

可发生肾功能减退;膀胱内嗜铬细胞瘤可引起排尿时高血压发作。

3.腹部肿块

见于瘤体较大者,患者上腹部可触及肿块。

4.血液系统

大量肾上腺素作用下,血容量减少,血细胞重新分布,周围血中白细胞增多,有时红细胞也可增多。

三、辅助检查

(一)一般生化检查

患者血糖多正常或高于正常,糖耐量试验呈糖耐量减低或糖尿病曲线,血钾、钠、氯基本正常。部分患者因长期高血压致肾功能损害,可有血肌酐及尿素氮升高。

（二）血、尿儿茶酚胺及其代谢产物测定

持续性高血压型患者尿儿茶酚胺及其代谢产物香草基苦杏仁酸（VMA）及甲氧基肾上腺素（MN）和甲氧基去甲肾上腺素（NMN）皆升高，常在正常高限的两倍以上，其中 MN、NMN 敏感性和特异性最高。阵发性者平时儿茶酚胺可无明显升高，而在发作后才高于正常，故需测定发作后血或尿儿茶酚胺，后者可以每毫克肌酐量或以时间单位计排泄量。

（三）药理试验

常用的有胰高血糖素、组胺及酪胺试验等，因胰高血糖素试验不良反应小，较另两种常用。试验时给患者静脉注射胰高血糖素 1mg，注后 1～3 分钟内，如为本病患者，血浆儿茶酚胺将增加 3 倍以上或升至 2000pg/mL。对阵发性高血压者，若一直等不到发作，可考虑此试验。

（四）影像学检查

肾上腺 CT 扫描为首选，90％以上可发现病变部位。磁共振显像（MRI）可显示肿瘤与周围组织的解剖关系及结构特征，有较高的诊断价值。B 超、^{131}I-间碘苄胍（MIBG）、肾上腺静脉插管采血测定血浆儿茶酚胺等均可进行定位诊断。以上所有方法，均应在用 α 受体拮抗药控制高血压后进行。

四、诊断与鉴别诊断

（一）诊断

根据中、青年发生阵发性及持续性高血压，并伴有相关临床表现，实验室检查异常，即可诊断。

（二）鉴别诊断

与其他继发性高血压及高血压病进行鉴别。如肾性高血压、肾动脉狭窄、皮质醇增多症及原发性醛固酮增多症均可引起继发性高血压，但均缺乏阵发性血压波动，B 超及皮质醇、儿茶酚胺、醛固酮等检查有助于鉴别诊断。原发性高血压常有血压升高及其相应症状，但血、尿儿茶酚胺及其代谢产物无明显升高，药理试验阴性，无定位诊断依据，降压药治疗效果尚可，有助于鉴别。

五、治疗

（一）治疗思路

本病若能及早正确地诊治，是可以治愈的，手术治疗为首选。中医药治疗以标本兼顾为要，治本重在滋补肝肾，治标则重在平抑肝阳，活血化瘀，能改善自觉症状，可作为辅助治疗。

（二）西医治疗

1.内科处理

以 α 受体阻滞剂常用，如哌唑嗪，首剂 0.5mg 或 1mg，以后逐渐增至每次 2～4mg，日服 2～3 次。β 受体阻滞剂有时可用于治疗心律不齐和心动过速，但应在 α 受体阻滞剂已起作用

的基础上方可使用。如发生嗜铬细胞瘤所致高血压危象时应首先抬高床头，立即静脉注射酚妥拉明1～5mg，密切观察血压，当血压降至160/100mmHg左右时停止注射，继之以10～15mg溶于5%葡萄糖氯化钠注射液500mL中缓慢滴注。也可舌下含服钙通道阻滞药硝苯地平10mg。

2.手术治疗

大多数嗜铬细胞瘤为良性，可通过手术切除得到根治，如为增生则应做次全切除。为了避免在麻醉诱导期、手术剥离、结扎血管和切除肿瘤时的血压波动以致诱发高血压危象和休克，应在术前2周做好准备工作：应用α受体阻滞剂（酚苄明：每次10mg，每日2次）至手术前1天，也可以在使用α体阻滞剂的情况下合用β受体阻滞剂，否则可导致严重的肺水肿、心力衰竭或诱发高血压危象等。在使用α、β受体阻滞剂做术前准备时，一般主张仅达到部分阻断α及β受体作用为好，其标志为无明显的直立性低血压，阵发性高血压发作减少或减轻，持续性高血压降至接近正常。

3.同位素治疗

对于恶性嗜铬细胞瘤手术切除困难者，可考虑给予^{131}I-MIBG治疗，效果有待进一步观察。

（三）中医治疗

1.肝阳上亢证

症状：头胀痛，头晕，耳鸣，烦躁易怒，失眠多梦，面红目赤，口苦，便秘尿赤，舌红，苔薄黄，脉弦数或弦滑。

治法：平肝潜阳，清热降火。

方药：天麻钩藤饮加减。若阳化风动，表现为眩晕欲仆，头摇而痛，手足麻木，步履不正，方用镇肝息风汤。

2.肝肾阴虚证

症状：头晕眼花，目涩而干，耳鸣乏力，腰酸腿软，足跟疼痛，舌质红或红绛，无苔或少苔，脉弦细，双尺脉弱。

治法：滋补肝肾。

方药：知柏地黄丸加减。

3.痰浊中阻证

症状：头晕，头痛，头重如裹，心烦胸闷，纳差，多眠，恶心，呕吐，腹胀痞满，舌质淡，苔白腻或舌质偏红，苔黄腻，脉弦滑。

治法：化痰降逆。

方药：半夏白术天麻汤加减。

4.肾精亏虚

症状：头痛空痛，眩晕耳鸣，腰膝酸软，神疲乏力，遗精或带下，舌红少苔，脉细无力。

治法：补肾填精。

方药：大补元煎加减。若头痛而晕，头面烘热，颧红面赤，偏于阴虚，改用知柏地黄丸加减。若头痛畏寒，面色皖白，四肢不温，腰膝酸冷，舌淡，脉细无力，偏于阳虚，改用右归丸加减。

5.气血亏虚

症状：头痛隐隐，时时昏晕，心悸失眠，面色少华，遇劳加重，舌质淡，苔薄白，脉细弱。

治法：益气养血。

方药：归脾汤加减。

6.瘀血阻络

症状：头痛经久不愈，痛处固定，痛如针刺，舌紫暗或有瘀斑，苔薄白，脉细或细涩。

治法：活血化瘀，通窍止痛。

方药：通窍活血汤加减。

六、预后

良性嗜铬细胞瘤，术后大多数可治愈，复发率低于10%。恶性嗜铬细胞瘤预后不良，5年存活率小于50%。

七、预防与调护

应增强对该病的认识，对于青年男性伴有阵发性高血压者应充分考虑是否有该病可能，明确诊断后，应注意避免引起该病发作的内、外诱因。做好患者心理护理，避免因情绪波动导致病情急性发作；密切观察血压变化及服用降压药后反应；避免感染、受伤及外界环境对患者刺激而引起高血压危象。

第三节　库欣综合征

库欣综合征(Cushing综合征)，由多种病因引起肾上腺分泌过多糖皮质激素(主要为皮质醇)所致。主要临床表现为满月脸、多血质外貌、向心性肥胖、痤疮、紫纹、高血压、继发性糖尿病和骨质疏松等。

本病可归属于中医学“痰湿”“眩晕”“心悸”等范畴。

一、病因病理

(一)西医病因病理

库欣综合征的病因可分为促肾上腺皮质激素(ACTH)依赖性和非ACTH依赖性两类。ACTH依赖性是指下丘脑-垂体病变(包括肿瘤)或垂体以外某些肿瘤组织分泌过量ACTH和(或)ACTH释放激素(CRH)，使双侧肾上腺皮质增生并分泌过量皮质醇，皮质醇的分泌过多是继发的。非ACTH依赖性是指肾上腺皮质肿瘤或增生，自主分泌过量皮质醇。

1.依赖垂体ACTH的库欣病

约占库欣综合征的70%，多见于成人，青少年、儿童少见，女性多于男性。垂体病变中最多见者为 ACTH 微腺瘤(直径<10mm),约占库欣病的 80%,大部分病例切除微腺瘤后可治愈;ACTH 微腺瘤并非完全自主性,仍可被大剂量外源性糖皮质激素抑制,也可受 CRH(促 ACTH 释放激素)兴奋。约 10%患者为 ACTH 大腺瘤,伴肿瘤占位表现,可有鞍外伸展。少数为恶性肿瘤,伴远处转移。少数患者垂体无腺瘤,而呈 ACTH 细胞增生,原因尚不清楚,可能由于下丘脑或更高级神经中枢的病变或功能障碍致促肾上腺皮质激素释放激素分泌过多,刺激垂体 ACTH 细胞增生,ACTH 分泌增多。导致双侧肾上腺皮质呈弥漫性增生,主要是束状带细胞肥大增生,有时也可见网状带细胞增生,部分患者呈结节性增生。

2.异位 ACTH 综合征

垂体以外的许多肿瘤组织(大部分为恶性肿瘤)可分泌大量有生物活性的 ACTH,使肾上腺皮质增生,分泌过多皮质类固醇。临床上分为两型:①缓慢发展型:肿瘤恶性度较低如类癌,病史可数年,临床表现及实验室检查类似库欣病。②迅速进展型:肿瘤恶性度高、发展快,临床不出现典型库欣综合征表现,血 ACTH,血尿皮质醇升高明显。

3.肾上腺皮质肿瘤

肿瘤有良性与恶性两种,其中肾上腺皮质腺瘤约占库欣综合征的 15%~20%,腺癌约占库欣综合征的 5%。这些肿瘤自主分泌过量皮质醇,反馈抑制下丘脑-垂体,使血浆 CRH、ACTH 水平降低,故肿瘤以外同侧肾上腺及对侧肾上腺皮质萎缩。腺瘤一般为单个,偶为双侧或多个,圆形或椭圆形,多数直径为 3~4cm,重 10~40g,有完整包膜,切面呈黄色或黄褐色,可有分叶。腺瘤体积小,生长较慢,不引起局部浸润或压迫症状。大多数腺癌的体积较大,直径常超过 6cm,重量多超过 100g,压迫周围组织,呈浸润性生长,晚期可转移至肺、肝、淋巴结和骨等处。

4.不依赖 ACTH 的双侧小结节性增生

此病又称 Meador 综合征或原发性色素性结节性肾上腺病,是库欣综合征的罕见类型之一。此病患者双侧肾上腺体积正常或轻度增大,结节大小不等,多为棕色或黑色,由大细胞构成。一部分患者的临床表现同一般库欣综合征;另一部分呈家族显性遗传,称为 Carney 综合征,常伴面、颈、躯干皮肤及口唇、结膜、巩膜着色斑及蓝痣,还可伴皮肤、乳房、心房黏液瘤、睾丸肿瘤、垂体生长激素瘤等。血浆中 ACTH 很低,甚至测不出,大剂量地塞米松不能抑制。

5.不依赖 ACTH 的肾上腺大结节性增生

双侧肾上腺增大,含有多个良性结节,直径在 5mm 以上,一般为非色素性。垂体的影像学检查常无异常发现。其病因现已知与 ACTH 以外的激素、神经递质的受体在肾上腺皮质细胞上异位表达有关。肾上腺 CT 或 MRI 示双侧增生伴结节。

(二)中医病因病机

本病的病因是情志不遂、饮食不节、劳倦体虚、久病阴阳两虚等。

1.湿热内盛

情志失调,恼怒伤肝,肝失条达,郁而化火,加之肝木侮土,脾虚湿停,湿与火热之邪相夹或劳倦伤脾,脾虚湿停,湿郁化热,湿热内盛或饮食肥甘厚味、辛辣炙煿,酿生湿热或外感六淫,湿热合邪,皆可发为本病。

2.阴虚火热

素体阴虚，虚火内生或久病湿热，耗气伤阴，阴虚阳亢，发为本病。

3.久病肾虚

久病湿热，进而化火伤阴，最终阴损及阳，阴阳两虚，发为本病。亦有素体阴血不足者。

本病病位在肝、肾、脾，主要病机是情志失调，肝郁化火或肝肾阴虚，虚火内生或阴损及阳，阴阳两虚。病初热邪内蕴，以实为主，病久则肝肾阴虚或阴阳两虚，以虚为主。

二、临床表现

库欣综合征的临床表现主要是由于皮质醇过多分泌引起代谢紊乱及多脏器功能障碍所致。

（一）向心性肥胖、满月脸、多血质外貌

向心性肥胖为本病特征之一。满月脸、水牛背、悬垂腹和锁骨上窝脂肪垫是库欣综合征的特征性临床表现。多血质与皮肤菲薄、微血管易透见有时与红细胞数、血红蛋白增多有关。

（二）全身肌肉与神经系统

患者肌无力，下蹲后起立困难。常有不同程度的精神、情绪变化，轻者表现为欣快感、失眠、情绪不稳、记忆力减退等，重者可发生类偏狂、精神分裂症或抑郁症等。

（三）皮肤表现

皮肤变薄，毛细血管脆性增加，轻微损伤即可引起毛细血管破裂，出现瘀点或瘀斑；在下腹部、大腿等处出现典型的紫纹。手、脚、指（趾）甲、肛周常出现真菌感染。异位ACTH综合征及较重库欣病患者的皮肤色素明显加深，具有鉴别意义。

（四）心血管表现

高血压常见，同时常伴有动脉硬化和肾小球动脉硬化。长期高血压可并发左心室肥大、心力衰竭和脑血管意外。

（五）对感染抵抗力减弱

长期皮质醇增高可抑制体液免疫和细胞免疫，抑制抗体形成与炎症反应，患者对感染的抵抗力明显减弱，肺部感染多见；化脓性细菌感染可发生蜂窝织炎、菌血症、感染中毒症。患者在感染后炎症反应往往不显著，发热不高，易漏诊而造成严重后果。

（六）性功能障碍

女性患者出现月经减少、不规则或闭经，多伴不孕；痤疮、多毛常见，明显男性化（乳房萎缩、长须、喉结增大、阴蒂肥大）者少见，如出现，要警惕肾上腺癌。男性患者表现为阴茎缩小，睾丸变软，性欲减退或阳痿。

（七）代谢障碍

过量皮质醇拮抗胰岛素的作用，抑制外周组织对葡萄糖的利用，同时加强肝脏糖原异生，血糖升高，糖耐量减低。皮质醇有潴钠排钾作用，患者有轻度低钾血症，明显者有低血钾性碱

中毒。病程久者出现骨质疏松，可致腰背疼痛，脊椎压缩畸形，身材变矮，甚至出现佝偻、病理性骨折。儿童患者生长发育受抑制。

三、实验室检查

（一）血常规

红细胞、白细胞总数及中性粒细胞常增加，嗜酸粒细胞可减少。

（二）血生化

血糖增高或糖耐量减低。电解质测定一般均正常，如出现低血钾和碱中毒，提示肾上腺癌、重症增生型或异位 ACTH 综合征可能。

（三）皮质激素

1.皮质醇

血和尿的皮质醇测定：诊断皮质醇增多症最直接和可靠的指标是测定 24 小时尿皮质醇含量，其能反映血中游离皮质醇水平，且较少受其他色素干扰，对皮质醇增多症诊断有较高价值，其诊断符合率可达 98%。有学者推荐做连续 2～3 天测定。

正常人血浆皮质醇水平有明显昼夜节律（上午 8～9 时皮质醇水平最高，午夜最低），晚上降至 5ng/dL 以下。皮质醇增多症患者血浆皮质醇水平增高且昼夜节律消失，晚上及午夜低于正常不明显，甚而较午后水平高。肾上腺皮质癌表现为皮质醇增多症者，90%以上尿液游离皮质醇在 200μg/24h 以上，而正常人应低于 100μg/24h。

2.类固醇

(1)24 小时尿 17-羟皮质类固醇（17-OHCS）、17-酮类固醇（17-KS）或 17-生酮类固醇测定：本病患者尿 17-OHCS 增高，在 68μmmol/L，(20mg)以上诊断意义较大。肾上腺皮质腺瘤者尿 17-KS 多正常，腺癌者明显增高，肾上腺皮质增生者可轻度增高。

(2)血浆去氢异雄酮（DHEA）和去氢异雄酮的硫酸盐衍生物（DHEA-s）：肾上腺引起的男性化可测定血清肾上腺雄激素（DHEA 和 DHEA-S）和 24 小时尿 17-酮。尿 17-OHCS＞275.9μmmol/L，尿 17-KS＞173.35μmmol/L，DHEA 增高者，多提示恶性肿瘤。

3.血清 ACTH 测定

肾上腺皮质腺瘤者血清 ACTH 水平很低甚至测不出，库欣病及异位 ACTH 综合征患者 ACTH 水平很高。MAH 患者 ACTH 可增高、降低甚至不能测出。

4.特殊试验

(1)地塞米松抑制试验

小剂量地塞米松抑制试验：是确定是否是库欣综合征必需的试验。过夜法：午夜 11 时服地塞米松 1mg，本病患者次日血浆皮质醇不受抑制。经典法：每 8 小时口服 0.75mg 或每 6 小时口服 0.5mg，连续 2 天，第 2 天尿 17-羟皮质类固醇（17-OHCS）不能被抑制到对照值的 50%、以下或游离皮质醇不能抑制在 55nmol/24h。两种方法诊断符合率都在 90%以上，两者联用诊断符合率有报道可达 98%。常用过夜法作为筛选试验。

大剂量地塞米松抑制试验：是鉴别库欣综合征病因诊断常用的方法。方法：每天 8.25mg，分3次口服,连续2天。本试验可鉴别皮质增生或肿瘤,增生者24小时尿游离皮质醇或尿17-羟皮质类固醇(17-OHCS)可被抑制到基值的50%以下,但大多MAH患者可不受抑制。肾上腺肿瘤者不受抑制。异位ACTH综合征亦不被抑制(支气管类癌除外)。

午夜1次口服大剂量地塞米松抑制试验:即晨8时测血皮质醇,午夜11时口服地塞米松8mg,次晨8时再测血皮质醇。以次晨血皮质醇下降50%以上为正常反应。临床意义同上述经典的口服大剂量抑制试验。

静脉滴注地塞米松抑制试验,其方法是上午9时开始试验,试验前30分钟、15分钟、0分钟分别取血测皮质醇,取其均值。而后即开始经静脉滴注地塞米松溶液(溶液配制为生理盐水350mL加地塞米松7mg),每小时输液50mL,于试验第5小时、第7小时分别测定血F,试验当天结束。如第5小时血F下降达3.67μmol/L(100nmol/L),第7小时下降达6.88μmol/L(190nmol/L)则认为试验阳性,符合库欣病。未达上述标准者则考虑肾上腺肿瘤或异位ACTH综合征。文献报道该试验诊断准确率在98%以上,无不良反应。

(2)ACTH试验:经连续2天8小时静脉滴注ACTH25U(或用α_1-24ACTH更好,溶于5%葡萄糖水液500mL中)后,皮质增生者,24小时尿17-OHCS显著增加,3~7倍于基值;皮质腺瘤者则反应较差,约可增高2倍,且仅半数可有反应;皮质癌肿者对ACTH刺激无反应;异源性ACTH综合征者也有双侧肾上腺增生,对ACTH反应性增加,少数分泌ACTH量特别高者,因其对肾上腺皮质的刺激已达最大限度,故再注射外源性ACTH亦可无反应。

(3)CRH兴奋试验:一般认为,给予外源性CRH后,库欣病患者的ACTH,F及其代谢产物升高,而肾上腺皮质肿瘤或异源性ACTH综合征患者则不受影响(Kaye标准:CRH刺激后,血F升高20%,以上,血ACTH升高50%,以上为阳性反应)。

(4)甲吡酮刺激试验:甲吡酮是11-β羟化酶抑制剂,可阻断11-去氧皮质醇转化为皮质醇,而使血浆皮质醇下降,垂体分泌更多的ACTH,尿中17-羟浓度升高。该试验可鉴别垂体性库欣综合征和异位ACTH分泌病变。

(5)岩部静脉窦插管测定ACTH:垂体性ACTH过度分泌者插管标本中ACTH高于外周血的水平,若岩窦静脉血和周围静脉血ACTH比值>1.6,提示ACTH来自垂体,而非异位ACTH分泌综合征。同时测定双侧岩窦静脉血ACTH比值>1.4,提示垂体肿瘤的部位(左侧或右侧)。

(6)肾上腺及蝶鞍区检查:肾上腺部位检查目前多采用CT扫描或磁共振,B型超声波检查及放射性碘化胆固醇扫描等,肾上腺皮质肿瘤常可显示肿瘤阴影,如瘤影巨大,直径6~10cm以上者可能为癌肿,增生者常示双侧肾上腺增大。蝶鞍区磁共振或CT扫描对垂体大小及有否大小腺瘤颇有帮助,前者更有价值。

5.其他X线检查

脊柱、颅骨、盆腔骨等明显骨质疏松或病理性骨折,广泛脱钙。小部分增生型患者示蝶鞍扩大。由于大部分引起异位ACTH分泌的肿瘤位于胸腔,故胸片应列入常规,必要时行胸部CT扫描。

四、诊断与鉴别诊断

(一)诊断

1.诊断要点

有典型临床表现者,从外观即可做出诊断,但早期以及不典型病例,可无特征性表现,而以某一系统症状就医时易被漏诊。如实验室检查皮质醇分泌增多,失去昼夜分泌节律,且不能被小剂量地塞米松抑制,诊断即可成立。

2.病因诊断

库欣综合征的病因诊断很重要,它是决定治疗方法的主要依据。应根据各型的临床特点,结合实验室检查、影像学检查做出正确的病因诊断。

(二)鉴别诊断

(1)部分肥胖症患者可有高血压、糖耐量减低、月经少或闭经、腹部有白色或淡红色的细小条纹等类似于库欣综合征的表现,另一方面,早期、较轻的库欣综合征患者,可呈不典型表现。本病易与单纯性肥胖症相混淆,但肥胖症患者尿游离皮质醇不高,血皮质醇昼夜节律保持正常。

(2)酗酒兼有肝损害者可出现假性库欣综合征,但在戒酒1周后,其临床症状、生化异常即可消失。

(3)抑郁症患者尿游离皮质醇、17-羟皮质类固醇、17-酮皮质类固醇可增高,也不能被地塞米松所抑制,但无库欣综合征的临床表现。

五、治疗

(一)治疗思路

治疗目的是去除病因,治疗原发病,提高患者的生活质量。西医治疗主要有手术、放射和药物治疗,对不同的类型其疗效相差很大。中医辨证论治,对改善患者的症状或体征通常有较好的疗效。但本病病因复杂,病程较长,单纯的中、西医治疗常难以获得理想的疗效,宜中西医有机结合,综合治疗,以提高疗效。在病因病理未明确时,各种治疗不可盲目使用,对病情严重的患者应首先采取措施改善其症状。

(二)西医治疗

1.治疗目标

将每天皮质醇分泌量降至正常范围。切除任何有害健康的肿瘤。不产生永久性内分泌缺陷。避免长期服用激素。

2.对症治疗

在做病因治疗前,对病情严重的患者,先采取措施对症治疗以改善并发症。例如:

(1)有低血钾的患者,应适当补钾。

(2)有继发性糖尿病者,应进行饮食治疗,必要时予口服降糖药或应用胰岛素,使血糖降至正常。

(3)有继发性高血压者多较为顽固,通常需要两种以上不同类型的降压药联合应用。

(4)蛋白质分解过度症状明显者(如肌无力、骨质疏松等),可予苯丙酸诺龙或丙酸睾酮治疗,以促进蛋白质合成。

(5)骨质疏松明显者可按骨质疏松治疗。

(6)有感染时,应及时用抗生素控制感染。

3.选择治疗方法

(1)ACTH 依赖皮质醇增多症:应以经蝶窦微腺瘤摘除术为首选。若手术失败或有手术反指征则宜垂体放疗或双侧肾上腺切除或药物治疗。

(2)原发性肾上腺病变(腺瘤、癌或原发性增生):则首选肾上腺病变切除,若癌肿难以切除,可予药物治疗。

4.手术治疗

(1)术前准备:由于长期高皮质醇血症造成机体新陈代谢、免疫功能和水、电解质的失衡和一系列的病理改变。因此,术前应有效纠正糖皮质激素过量分泌所致的损害,调整机体内环境的恒定。术前准备主要注意以下几个方面:

①改善心脏功能:皮质激素引起体内水钠潴留、高血容量和高血压等,加重了患者心脏负担,造成心肌损害,术前应对心脏代偿功能确切评估,及时应用有效降压药物,减少血容量,减少心脏负荷,改善心脏的代偿功能。

②有效控制糖代谢异常:术前采取严格饮食控制、应用降糖药物等措施,将血糖控制在正常范围,有效减少术后并发症。

③预防感染:高皮质醇血症使机体免疫力低下,组织愈合能力差,术后易发生感染。因此,术前 1～2 天应常规预防性应用广谱抗生素。对体内存在的感染灶必须彻底治愈后才能行肾上腺手术。

④纠正水、电解质紊乱:术前应纠正低钾、碱中毒、电解质失调和酸碱失衡。

⑤补充皮质激素:双侧肾上腺手术(腺体切除或腺瘤摘除术)后,会不可避免地出现短暂或永久的肾上腺皮质功能减退和不足。因此,术前 1 天开始补充糖皮质激素,视情况维持到术后 2 周。双侧肾上腺全切除者,应终生补充皮质激素。

(2)手术方法

①肾上腺皮质增生(库欣病):手术治疗分垂体及肾上腺手术两种。

垂体手术:有蝶鞍扩大及垂体大腺瘤者需做开颅手术治疗,尽可能切除肿瘤。蝶鞍不扩大者,约有 80%以上垂体存在微腺瘤,可采取经蝶窦垂体微腺瘤切除术的治疗。一旦切除腺瘤,患者的临床症状可缓解或消失,术后为防复发,可辅以放射治疗。术后可发生暂时性垂体肾上腺皮质功能不足,需短期皮质激素替代治疗,直至垂体-肾上腺功能恢复正常(一般需要 9～12 个月)。选择性经蝶窦垂体手术后的严重并发症如垂体功能低下、脑脊液鼻漏、脑膜炎、视力及动眼神经功能损害很少见。

肾上腺手术:双侧肾上腺同时手术,取延伸的肋缘下切口,对增生腺体大、可疑有小腺瘤或结节状增生的一侧先行探查,病理证实后再行另一侧手术。一般原则为严重的一侧做全切除,另一侧部分切除。对肾上腺增生或腺瘤的切除，腹腔镜下手术具有创伤小、出血少、显露清晰、并发症低、恢复快等优点，已逐步代替开放手术而成为肾上腺手术的金标准，但肾上腺巨大原发肿瘤、转移性肿瘤、有粘连浸润的肿瘤仍需开放手术。双侧肾上腺完全切除的缺点是造成永久性肾上腺皮质功能低下和进行性垂体肿瘤增大而发生 Nelson 综合征。肾上腺次全切除一般不需替代治疗，也不形成 Nelson 综合征，但复发率很高。不论肾上腺全切或次全切除后，为了避免 Nelson 综合征或复发，应继以垂体放射治疗；且必须做好手术前准备和术后激素补充替代治疗。

②肾上腺皮质腺瘤或癌：对于肾上腺皮质腺瘤可切除患侧腺瘤，效果良好。肾上腺腺瘤术前定位明确者经腰背部切口，术前定位不明确者可经腹切口行双侧肾上腺探查。腺瘤大多有包膜，容易分离，可完整摘除。如周界不清，可行同侧肾上腺切除术。由于有高皮质醇血症，使下丘脑-垂体轴及对侧肾上腺受到长期抑制，故在术中及术后，需要用糖皮质激素治疗。

③肾上腺皮质癌：对肾上腺癌的治疗多不满意，多数患者在确诊时已转移到腹膜后、肝及肺。进行手术治疗不能治愈，但可使肿瘤体积缩小及减轻临床症状。如术后持续有不能被抑制的皮质醇分泌，提示癌已转移或肿瘤未能根除，患者术中及术后亦需用糖皮质激素治疗。

对瘤体较小、边界清晰者，可经腰背切口。瘤体较大、周界不清或有浸润者，可取胸腹联合切口或单侧肋缘下弧形切口，手术显露好，可做肿瘤、肾上腺、同侧淋巴结一并切除。术后化疗。

(3)术后处理

①术后近期注意生命体征的观察，尤其是呼吸、循环系统的监护。

②注意肾上腺危象，应及时加大皮质激素的用量，并给血管活性药联合应用并预备好各种抢救措施。

③补充营养，预防感染，确保切口的愈合。

④补充激素：单侧肾上腺切除者术中给予氢化可的松 100mg 静脉滴注，术后维持 1～2 天。若对侧肾上腺萎缩者，术后为了刺激萎缩的肾上腺加速恢复，在补充皮质激素的同时应用促肾上腺皮质激素，次日起可加用 ACTH 肌内注射，每天 80U，连续 10 天后减去 10U，直至功能恢复时停用。一般在手术后半年至 1 年萎缩的肾上腺可得到功能上的代偿，但也有少数病例虽经较长期 ACTH 兴奋，仍不能恢复其必需功能，此时需长期用皮质醇替代补充治疗，直至留下的肾上腺皮质恢复正常功能为止。一侧全切一侧部分切除者，应用氢化可的松从 300mg/d 逐步减量，1 周后改为口服泼尼松 25mg/d 逐步减量到 12.5mg/d，视情况维持 2～3 周。双侧全切除者需终身服用皮质激素。

5.垂体放射治疗

(1)适应证：①轻型库欣病，经蝶窦手术失败的病例；垂体微腺瘤摘除术后复发者；儿童库欣病。垂体放疗是儿童患者的主要治疗方法。②双侧肾上腺切除前或后，垂体放疗以期减少 Nelson 治疗发生率。

(2)放疗方法

深度 X 线或 ^{60}Co 外照射：每天分颞、额及顶叶 3 方面照射，一天剂量 1.5～2.0Cy(150～200rad)，1 个疗程总剂量 45～50Gy(4500～5000rad)，分布于 35 天内连续或每周六、日间歇照射。缓解见于放射治疗后3～18个月，成人缓解率15%～25%，年龄小于20岁缓解率高，儿童缓解率达80%。

重粒子或质子束外照射：对垂体瘤更有效，一般剂量为80～110Gy(8000～11000rad)。放疗缓解率高达60%～90%，但技术复杂，对神经损害和垂体功能减退等并发症多见。仅用于复杂和难治病例。

放射性核素内照射包括^{90}Yc(钇)、^{198}Au(金)。^{90}Yc钇释放β射线，治疗垂体瘤剂量为200～1500Gy(20000～1500000rad)。^{198}Au释放γ射线，剂量为100Gy(10000rad)。未广泛接受。

(3)并发症及缺点：垂体外放射的缺点是起效较慢(6～18个月)。可发生垂体功能不全，在皮质功能恢复正常前约有75%的患者出现促性腺激素水平低下。多次放疗后垂体瘢痕形成，可有脑组织损伤或癫痫发作。对病情严重者，单用垂体放疗往往不能控制病情，需行双侧肾上腺全切或次全切除，术后加用垂体放疗。

6.药物治疗

临床上几乎没有特效药物能抑制库欣病患者腺垂体分泌ACTH。主要是通过拟神经递质或拮抗神经递质药物，减少CRH-ACTH分泌或抑制皮质醇合成或在受体上与皮质醇竞争。药物仅作为姑息治疗，暂时缓解，停药后很快复发，多作为术前准备或有手术反指征或肾上腺癌难以完全切除时应用。

(1)抑制CRH-ACTH分泌的药物：轻症病例可试用赛庚啶治疗，此药有抗5-羟色胺作用，可抑制CRH释放使血浆ACTH水平降低而达到治疗的目的，每天24mg，分3～4次给予，疗程6个月以上，缓解率可达60%，但停药后复发。目前，国外应用赛庚啶治疗皮质醇增多症已得到肯定效果，可使60%～90%的患者症状缓解。

溴隐停：多巴胺能激动剂，能抑制CRH-ACTH分泌，亦可用于治疗，但治疗剂量大于对泌乳素瘤的治疗剂量，故不良反应大如恶心、呕吐、直立性低血压、头晕、嗜睡等。国内相关报道较少。

(2)抑制类固醇激素合成的药物

①氨鲁米特(氨基导眠能)：可抑制胆固醇转变为孕烯醇酮，因而能抑制皮质激素的合成。长期应用，由于ACTH代偿性增加，出现反跳。但肾上腺腺瘤患者由于ACTH被抑制，因此，疗效极佳，亦可作为增生和腺瘤的鉴别。在剂量不超过1～2g时，不良反应较小。不良反应有发热、皮疹、食欲减退及嗜睡等，有时会引起肾上腺皮质功能减低症。腺瘤患者在用药24～48小时后可出现肾上腺皮质功能减低危象，因此，需同时应用地塞米松0.75～1.5mg/24h口服。

②双氯苯二氯乙烷(O,P′DDD)：是DDT的衍生物，对肾上腺有破坏作用，能抑制11-β羟化酶和胆固醇侧链断裂酶，因而抑制皮质激素的合成。应用剂量可由每天2～6g渐增至8～10g，分次口服，有的患者开始时即用大剂量(6～12g/d)，也能耐受。服药直到缓解或达到最大耐受量以后减到无明显不良反应的最大维持量，但不超过6个月。用药期间，每天观察有无肾上腺皮质功能减低的表现，一般在服药的第2个月以后，需加服皮质醇20～30mg/d，若血压不升高，另加9α-氟氢可的松0.05mg/d。治疗时会出现高胆固醇血症。一般停药后1周左

右即可使血胆固醇恢复正常。此药的不良反应有食欲缺乏、恶心、呕吐、腹泻、嗜睡、眩晕、肌肉颤抖、头痛、无力以及皮疹等。对肝、肾、骨髓无毒性。治疗时要注意是否出现 Nelson 综合征，可予垂体放射作为预防措施。最佳适应证为肾上腺癌，长期应用不仅抑制皮质激素的合成，而且可使瘤体缩小。

③酮康唑（用于治疗真菌感染的药物）：能通过抑制肾上腺细胞色素 P450 所依赖的线粒体酶，而阻滞类固醇激素合成。并减弱皮质醇对 ACTH 的反应，用于本病治疗每天需 600mg，分 3 次服用，疗程数周到半年。疗效有待进一步观察。主要不良反应有性欲减退、阳痿、精子减少或缺乏、乳腺发育，较重的不良反应有肝脏损害和肾上腺皮质功能减退。对恶性肿瘤，肺、肝转移患者亦有好转。

④近年来文献报道用利他赛宁治疗本病取得了较好的效果，此药是一种新型的对 5-羟色胺有长效拮抗作用的药物，剂量为每天 10～15mg，连续服用 1 个月左右，但停药后往往复发。该药无明显不良反应。

⑤糖皮质激素受体拮抗剂米非司酮有助于缓解临床症状。但对垂体、肾上腺病变几乎无作用，用药量为每天 5～22mg/kg，长期应用可使 ACTH 升高，皮质醇下降，不良反应可有头晕、乏力、厌食、肌肉和关节疼痛、直立性低血压等。

7.治疗方案

(1)肾上腺皮质增生（库欣病）：本病治疗可予手术、放射、药物 3 种治疗方法。

(2)肾上腺皮质腺瘤：对于肾上腺皮质腺瘤可切除患侧腺瘤，效果良好。

(3)肾上腺皮质癌：对肾上腺癌的治疗多不满意，多数患者在确诊时已转移到腹膜后、肝及肺。进行手术治疗不能治愈，但可使肿瘤体积缩小及减轻临床症状。

术后化疗可选用下列 3 种药物中的 1～2 种：

①双氯苯二氯乙烷（O，PDDD）为化疗的首选药物，一般初用剂量每天 2～6g，分 3 次服用，治疗 1 个月后，大部分患者尿 17-OHCS、17-KS 下降，如疗效不显著，可增大至每天 8～12g，病情好转后可渐减至维持量，一般每天 3g，分 3 次口服，继续服用 4～6 个月以上，平均约 4～8 个月后常可见癌肿或转移灶渐缩小，皮质醇分泌量减少而症状暂时缓解，寿命可延长至2 年以上。但过量时可引起肾上腺皮质功能不全，须适当补充皮质激素，又因 O，P′DDD 对外源性的激素也有影响，故补充量应比正常替代量稍大。

②美替拉酮：此药为肾上腺皮质 11β-羟化酶抑制剂，如 O，P′DDD 无效时可试用。从每天 1～2g，分 4 次口服开始，可加大至 4～6g。该药不良反应较少，有食欲减退、恶心、呕吐等。对肝、造血系统无明显毒性，用药时尿中 17-OHCS 及 17-KS 增多，疗效观察应以血浆皮质醇为指标。对肾上腺癌肿无破坏作用。对不能手术的患者可与酮康唑等联合应用。

③氨鲁米特：每天 0.75～1.0g，分 3～4 次口服，过量时可引起共济失调、甲状腺功能减退等不良反应，抑制肾上腺皮质激素较广泛，因而临床应用颇受限制，此药对肿瘤组织无破坏作用。近年有人用苏拉明（抗锥虫药）治疗本病取得一定疗效。

(4)异源性 ACTH 综合征：异源性 ACTH 肿瘤中，只有良性肿瘤（如胸腺瘤、支气管类癌或嗜铬细胞瘤）才能通过手术而治愈。但此组肿瘤多为癌肿，因有严重的皮质醇增多及肿瘤转移，治疗十分困难，对于在确诊时已有转移而不能手术的患者仅可采用前述药物的化学治疗，可与其他抗癌化疗联合治疗。类固醇合成阻滞剂美替拉酮及酮康唑虽有一定疗效，但效果有限。近年来有报道用酮康唑每天1200mg成功地治疗小细胞肺癌引起的库欣综合征。隐性肿瘤用量少于1200mg，分次给药，一般均能控制。如果治疗能维持1年，有待能找到肿瘤，必要时第2年可继续服药，重复寻找，如始终未发现可考虑双侧肾上腺切除。美替拉酮治疗本病需要用大剂量。氨鲁米特能够被使用，成人有效剂量约为1g/d。一般不使用O，P′DDD治疗。因为此药发挥作用很慢，需几周时间才能控制皮质醇分泌。近年来还有报道类固醇受体拮抗剂19-去甲类固醇-RU 486可改善此病的临床症状。还有用生长抑素类似物SMS 201-995成功地治疗由转移性分泌胃泌素的胰岛细胞癌引起的库欣综合征的报道。

(5)Nelson综合征：是采用双侧肾上腺切除治疗库欣病术后垂体瘤进行性生长所致，因此术前和术后常规垂体放疗可防止发生Nelson综合征。目前本病诊断标准还不一致，一种认为双侧肾上腺切除后垂体腺瘤增大而压迫邻近组织时才可诊断；另一种认为只要有ACTH高分泌而有色素沉着时即可诊断。总之，在术后必须监测血浆ACTH水平、蝶鞍大小以便及早诊断。治疗可采用手术及放疗，手术最好在微腺瘤时进行，一般来说腺瘤越大，效果越差。药物治疗效果较差。曾有报道用神经活性药丙戊酸钠治疗获效者。

(6)不依赖ACTH的双侧肾上腺增生：应选择双侧肾上腺全切除术治疗，术后不会引起Nelson综合征，不需垂体放疗，必须糖皮质激素终身替代治疗。

(三)中医治疗

1.辨证论治

(1)肝火上炎证

症状：面红目赤，眩晕耳鸣，心烦易怒，口干口苦，女性月经失调，白带量多色黄，外阴瘙痒，舌质红，苔黄，脉弦滑有力。

治法：清肝泻火。

方药：龙胆泻肝汤加减。

(2)中焦湿热证

症状：恶心呕吐，胸闷腹胀，口淡或口甜，脘腹嘈杂，倦怠嗜卧，头重如裹，舌质红，苔黄腻或厚腻，脉濡数。

治法：化湿清热，燥湿健脾。

方药：藿朴夏苓汤加减。若中焦湿热从阳化燥，身热不扬，汗出而热不减，大便干结者，可改用大承气汤加味。

(3)肝肾阴虚

症状：满月脸，颜面潮红，口苦咽干，夜间尤甚，五心烦热，眩晕耳鸣，腰膝酸软，月经量少色红或闭经，舌质红，苔少而干，脉细数或弦细。

治法：补肝益肾，滋阴清热。

方药：滋水清肝饮加减。

(4)脾肾阳虚证

症状：神疲乏力，动则气促，口干不欲饮，耳鸣耳聋，腰膝酸软，畏寒肢冷，女子经闭不孕，男子阳痿遗精，舌胖嫩，苔薄，脉沉细弱。

治法：温补脾肾。

方药：右归丸加减。

2.常用中药制剂

(1)杞菊地黄丸功效：滋肾养肝。用于眩晕耳鸣，视物昏花等症。用法：口服，每日 2 次，每次 6～9g。

(2)金匮肾气丸功效：温补肾阳。用于肾虚水肿，腰膝酸软，小便不利，畏寒肢冷等症。用法：口服，每日 2 次，每次 4～5g。

六、预后

本病的预后取决于病变类型以及治疗是否及时，治疗方法是否得当等。病程较短者经有效治疗病情有望在数月后逐渐好转；如病程已久，肾的血管已有不可逆性损害者，则血压不易下降到正常范围。恶性肿瘤的疗效取决于是否早期发现及能否完全切除。腺瘤如早期切除，预后良好。

七、预防与调护

在日常生活和工作中注意生活规律，起居有度，劳逸结合，保持心情舒畅。本病部分患者有复发倾向，中断治疗后，应密切观察；部分患者需长期或终生皮质激素替代治疗，需严格掌握剂量，避免替代不足或出现严重的不良反应。加强锻炼，增强体质，预防感冒。

第六章 肾脏疾病

第一节 肾病综合征

一、病因分类

肾病综合征根据病因分为原发性和继发性，原发性肾病综合征只有在排除掉继发性的原因后才能诊断。肾病综合征病因的明确对于其本身治疗及预后的判断非常重要，由于诊断技术的进步，很多原本诊断为原发性的肾病综合征都找到了继发性的原因，从而对患者产生了比较正面的影响。继发性的原因很多(表 6-1-1)，临床常见的原因有感染、风湿免疫系统疾病、肿瘤、代谢性疾病及药物等。

二、临床表现及病理生理

(一)大量蛋白尿

大量蛋白尿指每日从尿液中排泄蛋白质超过 $3.5g/1.73m^2$，儿童为 50mg/kg。这是肾病综合征的主要诊断依据，这也是肾病综合征临床和病理生理表现的基础。首先，大量蛋白尿的产生主要是由于肾小球滤过膜通透性异常所致。正常肾小球滤过膜对血浆蛋白有选择性滤过作用，可以阻止绝大部分血浆蛋白从肾小球滤过，只有很少部分血浆蛋白进入肾小球滤液。肾小球病变引起选择性滤过屏障作用损伤，导致大分子和中分子蛋白等大量漏出。如膜性肾病时机械屏障损伤，导致大分子的蛋白(一般大于 150kD)漏出。其次，肾小球疾病时，肾小球基底膜结构功能异常，泌酸成分明显减少，导致肾小球阴离子电荷屏障损伤，使带阴离子电荷的白蛋白滤过增加，从而导致蛋白尿。如微小病变时，电荷屏障损伤，导致小分子量的白蛋白漏出。此外，肾小球血流动力学改变也能影响肾小球滤过膜的通透性。血压增高，蛋白尿增多；血压降低，蛋白尿减少。血管紧张素Ⅱ主要作用于出球小动脉，导致球内压增加，从而导致蛋白漏出。使用血管紧张素转化酶抑制剂或血管紧张素Ⅱ受体拮抗剂扩张出球小动脉，降低球内压可以减少尿蛋白的产生。

足细胞病变近年来被认为与肾病综合征的蛋白尿有很密切的联系，尤其与微小病变型与局灶节段性肾小球硬化型的蛋白尿形成密切相关，微小病变中足细胞具有黏附作用的 dystroglycan 蛋白表达减少，其减少的程度与尿蛋白量密切相关；原发性局灶节段性肾小球硬化。患者中可见足细胞脱落、凋亡。早在 50 年前就发现肾病综合征存在广泛足突融合的现象。足细胞中 nephrin、podocin 的基因及蛋白表达在遗传性肾病综合征患者中缺失。在动物肾病综合征模型中，维生素 D 被发现通过减少足细胞的凋亡，增加 nephrin、podocin、$\alpha_3\beta_1$ 整合蛋白及 dystroglycan 蛋白表达，从而减少蛋白尿的产生。

大量蛋白尿可导致患者显著的负氮平衡，但肌肉耗损的程度被水肿掩盖，直到患者水肿消退才能完全体现出来。增加蛋白质摄入量并不能提高白蛋白的代谢，因为增加摄入量可通过影响血流动力学增加肾小球压力，并增加尿蛋白质丢失。低蛋白饮食反而会减少蛋白尿，但也减少了白蛋白合成率，从长远来看可能增加负氮平衡的风险。

表 6-1-1　继发性肾病综合征病因

原因	
药物	非类固醇类消炎药、α-干扰素、氨羟二磷酸二钠、帕米磷酸钠、钾中毒、青霉胺、卡托普利、金制剂、有机溶剂、海洛因、甲醛、碳氢化合物
感染	细菌感染：如链球菌、梅毒、结核、麻风
	病毒感染：如 BK 病毒、肝炎病毒（乙型、丙型、戊型）、巨细胞病毒、带状疱疹病毒、EB 病毒、HIV
	寄生虫感染：如弓形虫、疟原虫、血吸虫、包虫、丝虫
过敏	蜂毒、蛇毒、预防接种
肿瘤	实体瘤：如肺癌、肾细胞癌、肝癌、胃癌等
	非实体肿瘤：如淋巴瘤、白血病、多发性骨髓瘤等
系统性疾病	系统性红斑狼疮、干燥综合征、类风湿、皮肌炎、过敏性紫癜、血管炎、冷球蛋白、淀粉样变
遗传性疾病	Denys-Drash 综合征、Frasier 综合征、甲膑综合征、Alport 综合征、Galloway Mowat 综合征、MELAS 综合征、遗传性糖尿病
代谢性疾病	糖尿病、黏液水肿、Craves 病、肥胖

（二）血浆蛋白浓度的改变

1.低蛋白血症

肾病综合征的特征之一，即血浆白蛋白低于 30g/L。低白蛋白血症主要由尿液丢失所致。除此之外，低蛋白血症还受以下因素的影响：①肝脏白蛋白合成代偿性增加，但这代偿机制似乎被肾病综合征削弱。在低蛋白血症时，白蛋白分解率的绝对值是正常的，甚至于下降，肝脏合成白蛋白增加，如果饮食中能补充足够的蛋白，每日肝脏合成的白蛋白可达到 20g 以上，在部分肌肉发达，摄入蛋白较多的肾病综合征的患者中，可不出现低蛋白血症；但在部分仅中度蛋白尿的肾病综合征患者也可出现低蛋白血症，这部分患者往往肝脏合成功能较差，常伴有低胆固醇血症；也可能由于血管壁对白蛋白的通透性增加，使白蛋白向间质中漏出，而血浆中白蛋白减少。指甲盖上的白线（马克尔线）是低白蛋白血症的临床典型特点。②肾小管分解白蛋白的能力增加。肾病综合征时，肾小管摄取和分解白蛋白明显增加，肾内白蛋白代谢可以达到 16%～30%，而正常人只有 10%左右。③严重水肿导致胃肠道吸收能力下降。④胃肠道白蛋白的丢失增加，这可能与病情的严重程度相关。

肾病综合征患者常呈负氮平衡，年龄、病程等均可影响白蛋白水平。低蛋白血症时，与药物结合的白蛋白减少，导致药物游离浓度增加，此时，常规剂量药物也可产生不良毒副作用。低蛋白血症和蛋白异常血症使红细胞沉降率(ESR)显著增加，因此 ESR 不再作为肾病患者急性期反应的标志。

2.其他蛋白浓度的改变

肾病综合征时，除了血浆白蛋白的改变外，还有其他蛋白浓度的改变，有些增加有些减少，主要取决于合成和分解的平衡。如血清蛋白电泳中 α_2 和 β 球蛋白升高，而 α_1 球蛋白正常或降低；IgG 下降，而 IgA 和 IgE 升高。蛋白浓度的改变导致了肾病综合征患者出现其他临床症状，如 B 因子的缺失，使肾病综合征患者容易感染；纤维蛋白原、凝血因子Ⅴ、Ⅷ升高，抗凝血因子减少加重了血栓形成的可能。

(三)水钠潴留

水肿是肾病综合征的一个主要临床表现，当组织间液增加超过 5kg，即可出现临床可察觉的水肿。目前其发病机制仍不太明确。100 多年前对于肾病综合征水肿的发生提出了低充盈假说：尿中大量蛋白丢失，导致血浆白蛋白下降，使血浆胶体渗透压下降，根据 Starling 定律使水分从血管渗透到细胞外间隙的液体增加所致。随之而来的循环血容量减少(容量不足)产生继发性刺激肾素-血管紧张素系统(RAS)，导致醛固酮诱导的远端小管钠潴留。这种对血容量减少的代偿加重了水肿，因为较低的胶体渗透压改变了静水压下的跨毛细血管壁压力的平衡，迫使更多的液体进入细胞间隙而不是储存在血管内。此即“低充盈学说”。根据该理论，治疗肾病综合征患者的水肿的方法很清晰：扩张有效循环血量，增加血管内的胶体渗透压，比如输注白蛋白。该学说在临床上存在很多证据：如部分肾病综合征患者的血浆量、血压和心输出量都减少，特别是儿童的 MCD 患者，并且可以通过输注白蛋白扩充血容量进行纠正。

但是“低充盈学说”并不能很好地解释所有的肾病综合征患者的临床表现。①根据“低充盈学说”，临床上肾病综合征患者会出现低血容量的表现如低血压、脉压小、脉搏细弱等症状。但是在临床上，低血容量患者只见于 7%～38%的患者，成人肾病综合征患者中血容量大多为正常甚至增加。这些肾病综合征患者，肾脏钠水排泄障碍可能才是其水肿的主要原因，低蛋白血症只是加重的原因。②单独使用白蛋白并不能增加患者的尿量。相反，单独使用利尿剂却可以使患者利尿。③螺内酯或者 ACEI 等药物能抑制肾素-醛固酮轴的活性，但是使用这些药物并不能增加钠的排泄。④很多肾病综合征患者病情缓解时最初的表现即尿量增加，此时血浆白蛋白并未增加。⑤很多血浆白蛋白减少的患者并未出现水肿。Ichikawa 等制作了微小病变的大鼠模型进行实验，实验结果提供了强有力的证据证明“低充盈学说”并不能完全解释肾病综合征水肿的原因。

因此，最近关于肾病综合征水肿的机制又提出了“高充盈学说”。Ichikawa 等证明肾脏集合管与肾病综合征的水钠潴留密切相关，并且发现集合管上皮细胞的钠离子通道(ENaC)是钠离子重吸收的关键通路。在很多肾病综合征的动物模型中发现 ENaC 表达明显增加，同时这些集合管节段的 Na^+-K^+-ATP 酶活性也明显增加，而一些蛋白酶(如纤溶酶)可以调节并激活这些钠离子通道。因此根据“高充盈学说”，肾病综合征患者的水肿是由于尿蛋白增加，同时尿液中各种蛋白酶增加，导致集合管系统的 ENaC 被激活，导致钠水重吸收增加，从而导致钠水潴留。最近，Svenningsen 等发现肾病综合征患者的尿液确实导致活化的 ENaC 增加，在使用纤溶酶抑制剂后可以抑制活性 ENaC 的表达。

但是对于"高充盈学说"仍然不能完全解释所有肾病综合征患者的临床表现，如部分肾病综合征患者尤其是小儿患者容易出现低血容量症状：低血压、心跳加速、四肢冰冷及血液浓缩。同时，如果所有的肾病综合征患者水肿都是可以用"高充盈学说"解释，那么，单用阿米洛利(ENaC 竞争性抑制剂)应该可以利尿及减轻水肿，但是临床上很少单独使用阿米洛利来治疗肾病综合征患者的水肿，而是经常和袢利尿剂合用来利尿。

综上所述，目前还没有哪种学说能完全解释肾病综合征患者水钠潴留的机制，包括最早提出"高充盈学说"的 Meltzer 在文章中也提到，临床上一些患者的水肿可以用"低充盈学说"解释，另一部分可以用"高充盈学说"解释。在临床上确认是什么原因导致的水钠潴留又非常重要，因为它与患者药物的使用及治疗效果密切相关。仅根据其中一种学说来治疗水肿，而不是根据患者的实际情况出发，对于患者来说都是一件很危险的事情。

(四)高脂血症

高脂血症在大量蛋白尿的患者十分常见，因此它被认为是肾病综合征的一个主要特征。肾病综合征患者几乎所有脂蛋白成分均增高，血浆总胆固醇、低密度脂蛋白胆固醇明显增高；甘油三酯和极低密度脂蛋白胆固醇升高。高密度脂蛋白胆固醇可以升高、正常或降低，且高密度脂蛋白 3(HDL3)有成熟障碍。载脂蛋白也出现异常，如 ApoB 明显升高，而 ApoC 和 ApoE 轻度升高。尽管血清甘油三酯水平容易变化，但血清胆固醇浓度通常高于 500mg/dL。现在普遍认为，肾病综合征患者因为高凝状态合并高脂血症，发生冠心病的风险增加，且冠心病死亡风险增加了 5 倍，但微小病变型肾病患者除外，这可能是因为微小病变型肾病不会存在长期的高脂血症。

肾病综合征的血脂异常可能的机制包括肝脏低密度脂蛋白(LDL)和极低密度脂蛋白(VLDL)的合成增加，缺陷的外周脂蛋白脂肪酶的激活导致 VLDL 增加，及尿液中高密度脂蛋白(HDL)的丢失。

实验证据表明，通过降脂治疗可以延缓各种机制导致的肾脏疾病的进展，然而，支持他汀类药物延缓 CKD 进展的临床证据并不太明确，在这个问题上仍需要做充分的前瞻性临床研究。

三、并发症

(一)感染

在抗生素应用之前的年代，细菌感染是本征特别是小儿患者的主要死因。主要为肺炎双球菌、溶血性链球菌等引起的腹膜炎、胸膜炎、皮下感染、呼吸道感染(支气管炎或小叶肺炎)等。感染起病多隐袭，临床表现不典型。本征时也易引起泌尿系感染。但尿中出现有核细胞时不要轻易诊断为泌尿系感染，应该用沉渣涂片染色法区别尿中有核细胞是中性白细胞或是肾小管上皮细胞(本征近曲小管上皮细胞常损伤脱落)。此时尿培养更有重要意义。

易于发生感染的机制有如下方面：

(1)本征时血 IgG 水平常明显下降，其原因：①尿液中丢失（于非选择性蛋白尿时）伴近曲小管上皮细胞对原尿中滤过的 IgG 重吸收及在该细胞中的分解代谢增加。②本征时淋巴细胞合成 IgG 下降、T 细胞介导 IgM 转化合成 IgG 下降。③与全身营养状况下降有关。④有时本征可发生于先天性低 IgG 血症患者。

(2)补体成分特别是影响补体旁路激活途径的 B 因子及 D 因子下降。其下降与血浆白蛋白的下降相一致，提示分子量为 80kD 的 B 因子和 D 因子可自尿蛋白中一并漏出。体外试验证明本征患者血浆缺乏对某些细菌的调理素作用、加入 B 因子可纠正之，而 IgG 无纠正效果。

(3)白细胞功能下降，试验证明本征患者血浆可抑制正常白细胞的吞噬作用，缓解期血浆此作用则消失；本征时 T 细胞活性受抑制，可能血浆内存在某些抑制因子。

(4)低转铁蛋白及低锌血症，试验证明转铁蛋白携带锌对于淋巴细胞的功能有重要作用。本征时尿中锌丢失，可引起锌依赖胸腺素产生充分，从而导致机体抵抗力下降。

应用糖皮质激素常加重细菌感染、特别是对结核菌感染的易感性增加；应用细胞毒类药物则增加病毒如麻疹病毒、疱疹病毒的易感性。

另外，体腔及皮下积液均为感染提供了有利条件。

(二)高凝状态和静脉血栓形成

肾病综合征患者常处于高凝状态，容易形成血栓，如深静脉血栓形成、肾静脉血栓形成及肺栓塞等。不仅是静脉血栓形成较常见的，自发性动脉血栓栓塞也可发生。动脉血栓不仅发生于有动脉粥样硬化的成年人，也发生于儿童肾病。但成年肾病综合征患者血栓形成的风险是儿童的 7～8 倍。不同的肾脏病理类型发生血栓的风险不同，有研究表明膜性肾病患者的血栓形成发生率是 FSGS 患者的 2 倍，是 IgA 肾病患者的 19 倍。

血栓形成的机制目前仍然没能完全清楚，但是肾病综合征时，参与凝血级联的多个蛋白质水平发生变化，包括抗凝血酶Ⅲ从尿液中丢失过多及在肾病综合征患者中亚临床血栓形成状态下消耗过多；Ⅸ、Ⅺ因子下降；Ⅴ、Ⅷ、Ⅹ因子增加：纤维蛋白原增加；S 蛋白活性改变及纤溶酶丢失增加等。而且肾病综合征患者血小板常增多及血小板活性增加。这些导致肾病综合征患者高凝状态。同时患者长期的静止状态、手术、肥胖、深静脉置管及脑卒中等都是血栓形成的高危因素。而低白蛋白血症是血栓形成的另一个高危因素，特别是白蛋白低于 20g/L 的患者是血栓形成重要的高危因素。

(三)急性肾损伤

急性肾功能不全是除感染和血栓栓塞外的肾病综合征患者另一常见并发症。导致 AKI 的机制有很多，包括：①有效循环血量的不足，利尿剂及 ACEI/ARB 类药物的过量使用，可导致低血压及肾前性少尿，尿渗透压升高是其特点。②感染致急性肾小管坏死。③肾静脉血栓形成，双侧或一侧急性血栓形成对侧血管痉挛。④肾毒性药物如甘露醇、非甾体类消炎药等。⑤激素抵抗也被发现是急性肾功能不全发生的风险。此外，部分患者肾间质水肿压迫肾小管也可能导致急性肾功能不全。

(四)慢性肾损伤

肾病综合征可能发展为慢性进行性肾功能损害。其中大量蛋白尿是导致肾功能进行性损害最主要的风险。肾功能进展风险的增加与蛋白尿的严重程度成正比,持续性蛋白尿小于2g/d时肾脏进行性损害的风险降低,当蛋白排泄率超过5g/d时肾脏损害存在明显的风险。这种风险是因为蛋白尿本身提示患者存在严重的肾小球损伤,同时蛋白尿本身也是有害的,特别是对肾小管间质,减少蛋白尿(如ACEI的使用)可防止肾小管间质损伤和肾功能损害的进展。

(五)骨和钙代谢异常

维生素D结合蛋白在尿液中丢失,导致血清25-羟维生素D水平低下,但血清游离维生素D通常是正常的,在肾病综合征没有肾损伤的情况下,明显的骨软化或不受控制的甲状旁腺功能亢进是很少见的。

(六)内分泌及代谢异常

肾病综合征患者甲状腺结合球蛋白在尿液中丢失,导致总结合甲状腺素减少,但游离的甲状腺素和促甲状腺激素却又是正常的,且没有临床甲状腺状态的改变。皮质激素结合蛋白的丢失,使血中17-羟皮质醇减少,游离和结合皮质醇比值改变,组织对皮质醇药物的反应也相应改变。由于铜蓝蛋白、转铁蛋白和白蛋白在尿中丢失,导致铜、铁或锌的缺乏,继而发生由于缺铁引起的贫血、缺锌导致的感染和味觉改变等。

药物结合可能因血清白蛋白下降而改变。大多数药物剂量不需要改动,然而氯贝丁酯是一个重要的例外,它的常规剂量可使肾病患者产生严重的肌肉病变。降低蛋白质的结合也可以减少达到充分抗凝作用的华法林(香豆素)的剂量。

四、治疗

(一)治疗原则

肾病综合征的临床诊断并不困难,如需进行肾活检、获得病理学资料也相当方便,那么最考验肾脏科医师的就是治疗。在推崇循证医学的现代,出现了越来越多的临床指南,似乎明确诊断之后按图索骥即可,降低了当医师的难度。实际上并非如此,基于证据的临床指南可以提供参考,避免原则上的错误,但不能机械地遵守,在治疗过程中患者的情况千变万化,如何做出合理的调整更能体现一个医师的水平。肾病综合征病因繁多,并发症复杂,其治疗可谓是一个系统工程,方方面面都要考虑周全。继发性肾病综合征首要的是治疗原发疾病,原发性肾病综合征则应根据其病理类型制定相应的治疗方案。

1.一般治疗

(1)休息:一般推荐肾病综合征患者以卧床休息为主,有利于增加肾脏血流量、利尿及减少尿蛋白。严重水肿的患者本身也行动不便,不宜过多活动以防止意外。但仍应保持适当的床上及床旁活动,以减少发生感染及血栓的形成。蛋白尿缓解后再逐渐增加活动量,应监测尿蛋白变化作相应的调整,无论什么情况都不应剧烈运动。

(2)饮食:肾病综合征患者常常因为胃肠道黏膜水肿和腹水而导致胃肠道症状,包括食欲下降、恶心、呕吐乃至厌食。因此饮食应以清淡、易消化为主要原则,同时保证足够的营养。

①水、钠摄入:肾病综合征是继发性高醛固酮血症的重要原因,尿钠排泄会下降到极低的水平,这导致严重的水钠潴留。限水和限钠是一个最基本的饮食要求。但过于清淡的饮食会影响食欲,不利于患者摄入足够营养。临床上对患者水、钠平衡的评价也存在一定的不确定性,因此具体的限制有赖于个体状况。一般成人患者推荐每天摄入 2～3g 的食盐(50～70mmol 的钠),味精、酱油等含钠较多的调料也应少用。限盐是治疗的基本措施:重度水肿的患者每日盐入量 1.7～2.3g(75～100mmol),轻、中度水肿患者每日 2.3～2.8g(100～120mmol)每天摄入液体一般不超过 1.5L,少尿的患者可以根据前一日的尿量加上约 500mL 不显性失水来粗略估计液体摄入量。需要注意这个液体摄入量不仅是指饮水,还包括其他食物中所含的水分。

②蛋白摄入:在肾功能受损的患者,低蛋白饮食的治疗作用已经得到公认,被认为有助于保护肾功能。但肾病综合征患者应该摄入多少量的蛋白还存在争议。在肾病综合征患者存在蛋白丢失、高分解代谢等病理生理改变,尽管肝脏合成蛋白量是增加的,仍不能保证机体需要。患者整体上处于负氮平衡状态,理论上应该增加饮食蛋白的摄入才能弥补。但研究表明,摄入太多蛋白并不能改善低蛋白血症,甚至可能导致肾小球高滤过和蛋白尿进一步增加,加重肾脏损伤。相反,低蛋白饮食[<0.8g/(kg · d)]可以减轻蛋白尿。但这可能加重肾病综合征患者的肌肉消耗和营养不良。看来蛋白摄入过多、过少都有不足之处。大多数情况下医师选择维持接近正常水平的蛋白摄入,以求在治疗需要、营养及患者口味间达成相对平衡。因此尽管目前没有足够的循证医学证据支持,还是推荐正常水平的蛋白摄入[0.8～1g/(kg · d)]。摄入的蛋白应以优质蛋白为主。此外国内报道黄芪、当归等中药可以有效增加肝脏蛋白合成,改善肾病综合征患者蛋白代谢紊乱。

一般情况下不主张静脉输注白蛋白,在严重低白蛋白血症导致低血容量甚至肾功能不全的情况下,从静脉输入适量白蛋白是有益的。但这种疗法的效果非常短暂,输入的白蛋白大多数在 48 小时内经尿排泄,补充白蛋白不能有效改善低蛋白血症。而且静脉输入过多白蛋白还可能加重肾小球滤过负担及损伤肾小管,引起所谓的“蛋白超负荷肾病”。甚至导致急性肺水肿等并发症。所以除非存在严重的血流动力学问题(低血容量甚至肾功能不全)和(或)难治性水肿,否则不推荐静脉使用白蛋白,这从医疗和经济上考虑都是明智的。

③脂肪摄入:肾病综合征患者往往合并高脂血症,因此需要控制脂肪摄入,尤其是饱和脂肪酸。适当摄入不饱和脂肪酸是有益的,一项动物试验研究表明,鱼油可以降低血脂、减少尿蛋白及减轻肾小球硬化。

④其他营养成分:尿中丢失的铁、锌等微量元素可以通过正常的饮食得到补充。由于肾病综合征患者常应用糖皮质激素治疗,故建议常规补充钙和活性维生素 D_3,以减少骨质疏松发生的可能。

2.蛋白尿的治疗

肾小球滤过屏障受损导致蛋白尿是肾病综合征的基本病理生理改变,如何减少尿蛋白是治疗肾病综合征的关键。

(1)免疫抑制治疗:这是目前肾病综合征最主要的治疗手段,常用药物有三类,包括糖皮质激素(泼尼松、泼尼松龙)、细胞毒类药物(环磷酰胺、苯丁酸氮芥)及免疫抑制药(霉酚酸酯、环孢素 A、他克莫司及来氟米特等)。目前并没有一个统一的治疗方案,所用药物的组合、剂量及疗程等依具体病因及病理类型而异,儿童和成人也有很大差别。

(2)血管紧张素转换酶抑制药(ACEI)和血管紧张素Ⅰ型受体拮抗药(ARB):肾素-血管紧张素系统(RAS)的激活是蛋白尿的核心发病机制之一。动物和人类试验都已经证实抑制 RAS 可以有效减少蛋白尿。因此在蛋白尿疾病中 ACEI 和 ARB 被推荐作为降尿蛋白的一线药物使用,而不管患者是否存在高血压,肾病综合征也不例外。一般认为这两类药物通过扩张出球小动脉降低肾小球内压力,减少蛋白尿。也有研究证实它们有直接保护肾小球滤过屏障的作用。此外,大量临床研究证实了 ACEI 和 ARB 的肾保护作用,不管是在糖尿病还是非糖尿病肾病,这种保护和其降蛋白尿作用是相关的。但是在肾病综合征患者应用 ACEI 和 ARB 也需要谨慎。它们可能导致暂时的血肌酐上升,30%以内的升高是可以接受的,超过这个程度要考虑暂时停药并且寻找可能的原因,例如肾动脉狭窄或低血容量。此外要警惕高钾血症,当血钾超过 5.5mmol/L 时要考虑减量或停药。同时应用 β 受体阻滞药、保钾利尿药和环孢素 A 可能增加高血钾的风险。ACEI 和 ARB 的降蛋白尿效果和剂量关系密切,国外研究证实大剂量应用有更好的降蛋白尿作用,例如厄贝沙坦可以用到 900mg/d,但国人很难耐受。在使用 ACEI 和 ARB 时应定期监测血压、血肌酐及血钾水平,在可以耐受的情况下逐步增加剂量以达到最佳疗效。合用 ACEI 和 ARB 理论上会有更好的效果,最近的一个荟萃分析也显示两者联用确实有额外的降蛋白尿效果,尽管有高钾血症的趋势。但是从"Ontargen"多中心研究来看,两者合用并没有体现出期望的优势,合用后尽管蛋白尿进一步减少,但是在生存和肾脏终点(肾衰竭或开始透析时间)上并没有显示益处,在有些患者甚至是有害的,低血压、高血钾及血肌酐上升的风险增加。

(3)其他药物:还有一些药物也用来治疗蛋白尿,但其效果和安全性有限或还没有足够的证据,这些药物一般不作为常规,但可试用于常规治疗无效的难治性肾病综合征。①非类固醇抗炎药(NSAIDs):据报道吲哚美辛有减少蛋白尿的作用,可能与抑制前列腺素生成,降低肾小球滤过率有关。但这类药物疗效难以持久,停药后易复发,且可能会影响肾脏血流及引起肾外不良反应,因此应用受限。②免疫球蛋白:有报道静脉使用免疫球蛋白可以治疗膜性肾病的大量蛋白尿,但未得到更多研究的证实。③免疫刺激药:有报道使用左旋咪唑治疗儿童肾病综合征及激素抵抗的肾病综合征有一定的疗效,与其刺激 T 细胞功能,调节免疫作用有关。④醛固酮受体拮抗药:螺内酯作为一种醛固酮受体拮抗药,除了利尿作用,也有潜在的抗蛋白尿作用。研究证实,螺内酯加上 ACEI 和(或)ARB 在减少糖尿病肾病蛋白尿上有叠加效果。但此项观察为时较短,没有监测肾功能,还需要进一步研究。应用时需严密监测血钾变化。⑤肾素抑制药:直接抑制肾素活性的药物 Aliskiren 已经上市,近来的研究显示在 2 型糖尿病肾病 Aliskiren 和氯沙坦合用可以更好地减少蛋白尿。它与 ACEI 及 ARB 两者合用是否有更好的疗效目前还没有相应数据,作为一个新药,其疗效还需要更多研究证实。⑥雷公藤:作为传统中药使用多年,其治疗蛋白尿的效果已经得到肯定,但在肾病综合征一般不作为首选,因其治疗剂量和中毒剂量较为接近,使用时应谨慎。⑦利妥昔单抗:是一种针对 CD20 的人/鼠嵌合单抗，多用于治疗CD20阳性的B细胞非霍奇金淋巴瘤、急慢性淋巴细胞白血病、多发性骨髓瘤等。目前已试用于一些难治性肾病综合征，取得了一些效果，但鉴于患者数量和随访时间不足，还有待进一步研究。

(4)肾脏切除：少数顽固性大量蛋白尿、常规治疗无效而可能引起不良后果的肾病综合征患者，有时候不得不接受肾脏切除手术以减轻蛋白尿对人体的危害。较常用于先天性肾病综合征，因为患儿大量蛋白从尿中丢失引起严重营养不良及发育障碍。也用于局灶节段性肾小球硬化的年轻患者及肾淀粉样变的老年患者，罕见用于IgA肾病、膜性肾病及膜增殖性肾炎。单侧肾切除对部分患者有效，但有些患者因为未切除的肾出现代偿性高滤过而失败。现在也有"内科切除"的方法，包括使用高剂量的非甾体类抗炎药等肾毒性药物及介入栓塞的方法。可以根据患者的具体情况选用。

(二)症状及并发症的治疗

1.水肿

肾病综合征的水肿在有些患者只是轻微的不适，对另一些患者来说可能是极大的痛苦，因此水肿的正确治疗非常重要。肾病综合征患者发生水、钠潴留的机制仍然存在争议，患者的血容量状态也没有定论，因此临床上要根据患者的具体情况决定治疗方案。限制水、钠摄入和卧床休息是最基本的要求，轻度水肿患者采取这两项措施就可能明显缓解，中重度水肿的患者往往要服用利尿药，更严重者需要住院治疗，直至水肿缓解。

使用利尿药前首先要评估患者的血容量状态和电解质平衡，低血容量不宜快速利尿。在单纯肾病综合征而没有高血压和肾功能异常的儿童患者，使用钠通道阻滞药阿米洛利有较好的疗效。如果肾功能正常，可选用阿米洛利、噻嗪类利尿药、螺内酯及袢利尿药。噻嗪类利尿药和醛固酮拮抗药常联合使用，在难治性水肿可以考虑加用袢利尿药等其他药物。使用利尿药应从小剂量开始，逐步增加，以避免造成血容量不足和电解质紊乱。水肿的消除速度不能太快，每天体重减少以0.5～1.0kg为宜。过度利尿的患者可能出现严重的血容量不足，出现四肢血管收缩、心动过速、直立性低血压、少尿甚至肾功能不全等症状，需要引起足够的重视。通过停止利尿、补液等手段一般可以解决。在血清白蛋白水平较低的患者单纯使用利尿药效果不佳，可以考虑在静脉输注白蛋白的同时使用利尿药。有一些因素可降低利尿药的作用。例如，肠黏膜水肿会减少药物吸收，肾小球滤过受损会减少水分的滤过，尿蛋白量过大也会降低利尿药效果。在利尿药效果不佳时要仔细分析原因，不能盲目加大剂量。对于药物难以控制的水肿或出现急性肺水肿等紧急情况时，即使肾功能正常，也可以考虑进行临时透析治疗，清除水分。

2.预防和控制感染

严重感染一直被认为是肾病综合征最主要的、危及生命的并发症之一。因为肾病综合征患者存在免疫球蛋白丢失、补体丢失、淋巴细胞功能异常等因素，其免疫力远不如正常人，使用激素等免疫抑制药物，尤其不合理滥用更可能进一步降低免疫力。在抗生素和激素广泛应用之前，败血症占肾病综合征患者死亡病因的1/3，肺炎链球菌引起的败血症在儿童患者中占很大比例，腹膜炎、蜂窝织炎及尿路感染也是常见感染并发症；成人患者败血症相对少见，但细菌谱更广。在抗生素广泛使用的今天,感染仍然是肾病综合征患者的严重并发症,而且不限于普通细菌感染,各种罕见的耐药细菌、真菌及病毒感染都有可能引起感染。保持对肾病综合征患者感染的足够警惕是预防感染的重要前提。一般建议患者卧床休息,减少外出被感染的机会,必要时可采取戴口罩等防护措施。对于正常人,接种疫苗是预防某种疾病的常规手段,但在肾病综合征患者这一存在免疫异常的特殊人群如何合理接种疫苗仍然不清楚,相关的研究非常缺乏。这对儿童患者尤其重要,因为儿童在成长过程中需要接种多种疫苗。一般认为肾病综合征儿童仍应根据年龄接种相应的疫苗,但应避免接种减毒活疫苗。在接受大剂量激素或其他免疫抑制药治疗的患者使用疫苗接种应格外谨慎。肺炎链球菌感染的发病率在降低,但在严重蛋白尿和低蛋白血症患者仍推荐注射肺炎链球菌疫苗进行预防。研究表明在儿童微小病变肾病患者使用肺炎链球菌疫苗后反应基本正常,尽管其抗体滴度低于正常水平并且快速下降,不到50%患者维持1年的有效免疫状态。英国指南推荐儿童肾病综合征患者每年注射流感疫苗,研究证实是有效的。此外,在儿童肾病综合征患者使用水痘疫苗也有一定的效果。许多肾脏科医师对肾病综合征患者预防性使用青霉素等抗生素,但迄今为止,没有任何循证医学证据支持这一做法。免疫球蛋白、胸腺肽及中药在预防感染上的作用也有报道,但缺乏更多的研究证实。

3.降脂治疗

肾病综合征时常伴有高脂血症,表面上它不如感染和血栓等并发症紧急,但不能因此而忽视。高脂血症是心血管疾病的高危因素,蛋白尿不能有效缓解的患者将长期面临这种风险。肾病综合征高脂血症的治疗非常困难,实际上,蛋白尿的缓解是最好的治疗方法。限制饮食作用有限,Gentile等研究发现富含不饱和脂肪酸的大豆素可降低血脂25%～30%,加上鱼油并不能进一步提高疗效。所有降脂药物都可用于肾病综合征患者,但最常用的仍然是他汀类药物及抑制胆汁酸的药物(降脂树脂)。降脂树脂单独使用最多可降低总胆固醇30%,他汀类药物可使低密度脂蛋白胆固醇降低10%～45%,同时降低三肽甘油,两者合用效果更好。纤维酸类降脂药主要降低三肽甘油,同时升高高密度脂蛋白水平,但发生肌病的风险增加。烟酸类药物也有降脂作用,但可能导致头痛及脸红,使用也受到限制。在普通人群长期使用小剂量阿司匹林有预防心血管疾病的作用,但在肾病患者的作用还不确定。

4.抗凝治疗

肾病综合征血栓-栓塞性疾病发生率报道很不一致,推测至少35%患者受到影响。静脉血栓-栓塞性疾病比冠状动脉病更常见,外周动脉也可能发生。常见的有深静脉血栓、肾静脉血栓和肺血栓-栓塞性疾病。膜性肾病患者特别容易出现血栓-栓塞性疾病的并发症,原因还不清楚,但这类患者大多年龄较大,可能血管本身存在一定的问题。通常认为肾病综合征患者的高凝状态是因为抗血栓因子从尿中丢失,而促凝血因子和纤维蛋白原水平常增加。在血清白蛋白浓度降到25g/L以下时高凝倾向尤其严重。但是需要指出凝血异常与血栓-栓塞性疾病之间的联系是不确定的,临床上没有合适的指标来指导医师何时需要预防性抗凝治疗。一些时候患者出现了深静脉血栓甚至肺栓塞都没有任何临床症状。目前也没有可靠的循证医学证据支持预防性抗凝治疗。一般认为高危患者应进行预防性抗凝治疗,常见的高危因素包括血清白蛋白浓度＜20g/L、低血容量、长期卧床及膜性肾病等。抗凝治疗时间也没有明确规定,但蛋白尿缓解后即可考虑停止抗凝治疗。肾病综合征时易发生血栓栓塞性并发症的情况：①肾病综合征的严重程度(一般认为血浆白蛋白<20～25g/L)。②基础的肾脏病(如狼疮肾炎伴抗磷脂抗体综合征)。③既往出现过血栓栓塞事件(如深静脉血栓)。④家族中存在血栓栓塞患者(血栓形成倾向),可能与遗传因素有关。⑤同时存在其他血栓形成的因素(如充血性心力衰竭、长期不能活动、病态的肥胖、骨科、腹部或妇科术后)。研究指出,膜性肾病患者使用抗凝治疗的益处要大过出血风险。住院期间皮下使用肝素或低分子肝素是常用的方法,口服华法林也可以选择,但应监测凝血酶原时间,国际标准化比值(INR)应控制在1.8～2.0。也可使用抗血小板药物,其使用方便且出血风险小,但预防血栓-栓塞性并发症的作用不确定。对于已经出现的深静脉血栓,可以应用标准的治疗方案进行溶栓及抗凝治疗,应密切监测患者是否有出血情况。

5.降压治疗

血压的控制对于减少蛋白尿和保护肾功能都是至关重要的,肾病综合征患者的血压应尽可能控制在130/80mmHg以下。也要注意避免过度降压,尤其是在低血容量的患者,有时候需要24小时动态血压监测来调整药物剂量。在没有特别禁忌症时,所有类型降压药都可以用于肾病综合征,有时需要2种及2种以上的降压药才能控制血压。因为ACEI和ARB有独立于降压之外的肾保护作用,在没有高血钾、肾功能不全等禁忌的情况下无疑是首选。钙离子拮抗药因其降压效果好、有保护心血管的作用,故常用。

6.保护肾功能

肾病综合征患者有相当一部分会出现肾功能受损,乃至进展到终末期肾病,这和患者本身的病因有很大关系,但是通过积极的预防和治疗可以减少这种进展的机会,因此在治疗蛋白尿的同时,不应忽视对肾功能的监测。一方面降蛋白尿、降脂及降压等治疗都有助于保护肾功能,应用其他治疗时也应考虑到对肾功能的影响;另一方面应根据患者肾功能水平调整治疗方案,如果患者出现肾功能受损则应仔细查找原因,有可逆因素的尽可能通过去除诱因及对症治疗等手段使其逆转,不可逆转的则按慢性肾脏病治疗指南的要求做相应调整。

(三)治疗策略

1.综合治疗

肾病综合征影响的并不仅仅是肾脏,由于大量蛋白从尿中丢失可影响全身多个系统,继发性肾病综合征更要考虑原发疾病的影响。减少蛋白尿是首要的治疗目标,但不能因此而忽略其他方面,这可能带来不利的后果。例如有一种常见的情况,医师为了更好地控制蛋白尿而使用很强的免疫抑制治疗,有可能控制住了蛋白尿,但引起了致命的感染,这显然是不合适的。要根据患者的具体情况全面考虑,在减少蛋白尿的同时维护机体的整体平衡。

2.合理选择药物

用于治疗肾病综合征的药物种类繁多,可能的不良反应也有轻有重,应用前应详细了解这些药物的适应证、禁忌症、不良反应及注意事项等,再根据患者的身体情况来合理选择。主要的药物如激素、环磷酰胺及环孢素A等均要长期使用,有较强的不良反应,使用时更应慎重考虑。

3.规范化与个体化相结合

肾病综合征的病因及病理类型有很多,相应也有很多不同的治疗方案。以往肾病综合征的免疫抑制治疗多以经验性治疗为主,药物的剂量、疗程带有较大的随意性。但随着循证医学的发展,随机对照临床试验的增多,也出现了越来越多的指南与推荐。在临床实践中,应根据患者的临床及病理表现选择比较成熟的治疗方案,治疗过程中如需调整均应遵循一定的规范。切忌随意更改治疗方案,常犯的错误是一种药物疗程未满,马上换另一种药物,实际上前一种药物作用尚未完全显现出来。同时也应注意,每个患者的情况都是不一样的,不能机械地遵循前人的规范,必要时需做相应调整。

4.儿童和成人肾病综合征

儿童肾病综合征患者病理类型以微小病变肾病为主,因此临床上儿童诊断为肾病综合征时,可以先不进行肾穿刺活检即可使用足量糖皮质激素治疗,以争取时间。如果患者蛋白尿迅速缓解可继续治疗:如果出现对激素无反应或频繁复发等情况再考虑肾穿刺活检并调整治疗方案。成人肾病综合征病理类型较分散,虽可根据临床表现、年龄等作粗略估计,但并不准确,还是主张尽快进行肾穿刺活检,根据病理类型结合临床表现制订治疗方案。

5.肾病综合征的治疗前景

各种引起原发性肾病综合征的肾小球疾病的发病机制与免疫介导的炎症反应过程有关:如膜性肾病,与某些抗原性并不清楚的自身免疫发病机制有关;IgA 肾病、微小病变肾病,与 T 淋巴细胞的过度活化有关:局灶节段性肾小球硬化,与肾脏固有细胞的异常活化与转分化有关。因此,对于原发性肾病综合征治疗前景基本能上市针对免疫抑制与细胞增生的抑制。这方面的治疗措施在自身免疫性疾病(如类风湿关节炎药物)、移植免疫抑制剂及抗肿瘤药物方面有很大的进展,对于原发性肾病综合征的治疗可以借鉴这些方面的进展,包括:①一些新型的免疫抑制药物在本综合征中应用,如霉酚酸酯、来氟米特及他克莫司(FK506)等。②从细胞生物学的角度抑制 B 细胞;组织各种细胞因子(肿瘤坏死因子、白介素)针对补体成分的治疗、针对信号转导途径的治疗及具有免疫抑制作用的细胞因子的应用,如白介素 10 等。某学者通过收集 2011 年 9 月 28 日至 2013 年 10 月 10 日间来自我国 8 家肾脏病中心的 119 位初发成人微小病变型肾病综合征患者的分组治疗数据发现,成人微小病变肾病的单独采用他克莫司治疗的方法,与传统的激素治疗方法相比,疗效相当,但不良反应发生次数更少,这为肾病综合征的治疗提供了新思路。目前针对原发系膜性肾病应用 C5 抑制剂的前瞻、随机对照研究正在进行中。

第二节 IgA 肾病

IgA 肾病(IgAN)的全称是“系膜增生性 IgA 肾病”,其特征是肾活检免疫病理显示在肾小球系膜区以 IgA 为主的免疫复合物沉积,以肾小球系膜增生为基本组织学改变,也称为 Berger 病。IgA 肾病临床表现多种多样,主要表现为血尿,可伴有不同程度的蛋白尿、高血压和肾脏功能受损。某些系统性疾病,如过敏性紫癜性肾炎、系统性红斑狼疮、干燥。综合征等疾病也可导致肾小球系膜区 IgA 沉积，称为继发性 IgA 肾病。

一、病因与发病机制

迄今确切的发病机制尚未阐明。多种因素参与 IgA 肾病的发生和发展。虽然 30%～50%患者发病之前有前驱感染，通常有突发肉眼血尿，但没有证据发现有任何特异抗原物质。肉眼血尿和上呼吸道感染的临床关联表明黏膜是外源性抗原进入体内的部位。长期以来，认为感染因素与 IgAN 发病有关，也有一些病例报告发现 IgAN 与微生物感染有关，包括细菌（弯曲杆菌、耶尔森鼠疫杆菌、支原体和嗜血杆菌）和病毒（巨细胞病毒、腺病毒、柯萨奇病毒和 EB 病毒）。有报道发现新月体形成的重型 IgAN 与重度葡萄球菌感染有关。另外，有证据表明某些 IgAN 患者黏膜对一些食物抗原具有高反应性，因此提示系膜区 IgA 沉积为对这些外源性抗原的免疫应答反应。这种免疫反应的另一个常见特征为 IgA 分子糖基化异常，循环中异常糖基化 IgA 引起自身 IgA 和 IgG 免疫反应，肾小球组织对 IgA 的沉积有着不同的反应，沉积的 IgA 能否引起 IgA 肾病取决于 IgA 与肾组织之间的相互作用，最终决定是否诱发 IgA 肾病、IgA 肾病的严重程度、病情的进展及最终预后。

（一）IgA 免疫体系

IgA 是人体内含量最丰富的免疫球蛋白，并且主要与黏膜免疫防御有关。IgA 有 IgA1 和 IgA2 两个亚型。与其他免疫球蛋白不同的是，IgA 在分子结构上存在独特的不均一性，表现为在不同的体液成分中其结构特征不同。循环中的 IgA 主要由骨髓产生，约 90%为 IgA1，IgA2 只占 10%。血液循环中的 IgA1 分子主要以单体形式存在，伴有少量大分子 IgA1，包括二聚体 IgA1(dIgA1)和多聚体 IgA1(pIgA1)。dIgA1 是由两个单体 IgA1 通过 J 链连接形成的，而 pIgA1 的确切组成尚不清楚。IgA1 的复合物可以是聚合的 IgA1、含有 IgA1 的免疫复合物或者是 IgA1 与其他蛋白形成的复合物。

与 IgA2 分子不同，IgA1 分子包含一个高度糖基化的铰链区。IgA1 的铰链区是一段由 19 个氨基酸残基组成的富含脯氨酸(Pro)、丝氨酸(Ser)和苏氨酸(Thr)的肽链。它具有高度糖基化，每个 IgA1 铰链区肽链都存在 6 个潜在的 O-糖基化位点。首先在尿嘧啶-N-乙酰半乳糖胺转移酶 2 的催化下将 N-乙酰半乳糖胺转移至丝氨酸或苏氨酸然后在 β_1，3-半乳糖转移酶催化下将半乳糖基由尿嘧啶二磷酸半乳糖胺转移至 N-乙酰半乳糖胺。在这一反应中，β_1，3-半乳糖转移酶的活性依赖于其分子伴侣的作用。最后通过 α_2，6-唾液酸转移酶将带负电荷的唾液酸转移至半乳糖和 N-乙酰半乳糖胺，由此形成 IgA1 分子的五种糖链。

IgAN 系膜区免疫沉积物主要为 pIgA1。临床与黏膜感染或金黄色葡萄球菌超抗原的联系表明黏膜免疫系统缺陷致 pIgA1 生成过多。然而，IgAN 患者的黏膜 pIgA1 产生下降，而骨髓 pIgA1 产生上调，系统免疫的 pIgA1 反应增强，而黏膜免疫的 pIgA1 反应减弱。受损的黏膜 IgA 应答使增强的抗原透入骨髓，这可能是 IgAN 的主要生理异常，但这一点目前尚未证明。另有一点尚未明确的是黏膜 IgA 产生浆细胞迁移至骨髓的假说，这一假说可以部分解释 IgAN 中血清 IgA 的特异性糖基化。IgAN 患者扁桃体 pIgA 产生也增强。有病例报道 IgAN 肾小球系膜区有 sIgA 沉积，这一点不能用目前的病因学观点解释。另外，肝细胞清除 IgA 下降,可能因为 IgAN 患者 1/3 的 IgAN 和 HSP 患者的血清 IgA 水平升高,mLgA 和 pIgA 均升高。但血清高 IgA 水平不足以导致 IgAN。多发性骨髓瘤、多克隆 IgA 病和艾滋病的循环高水平 IgA 很少引起肾小球系膜 IgA 沉积。

循环系统大分子 IgA 是 IgAN 特有的特征。虽然抗原很少被识别,但通常描述这种大分子 IgA 为 IgA 免疫复合物。30%的 IgAN 患者和 55%的 HSP 患者的循环系统存在 IgA 类风湿因子(抗 IgG 恒定区 IgA)。体外实验研究表明 IgAN 患者单核细胞产生 IgA 增加,并且这些细胞出现细胞因子产生异常。但是这些发现在体内试验尚没有证实。

(二)IgA 糖基化

IgA1 铰链区有特异 O-接糖链;IgA2 没有铰链区,没有这种特异性糖。有证据表明 IgAN 和 HSP 患者的循环 IgA1 铰链区 O-连接糖类的糖基化出现异常,原因是 IgAN 患者的淋巴细胞产生异常的 IgA。一些数据提示 IgA1 的 O 糖基化转移酶缺陷可能存在基因变异。另一些研究发现主要异常可能是黏膜 IgA 异常类型,与血清 IgA1 糖基化类型不同的 IgA1 到达血液循环中。例如,通过黏膜淋巴组织迁移至骨髓,使循环 IgA1 糖基化类型异常。这种改变与体外试验一致,IgAN 患者的永久性淋巴细胞不断产生糖基化异常的二聚或多聚 IgA。此外,在 IgA 肾病患者黏膜免疫相关的淋巴器官-扁桃体中的 IgA1 分子,也存在着糖基化的缺失,提示患者血清中糖基化缺失的 IgA1 可能部分来自黏膜的分泌型 IgA。

IgAN 患者肾小球内沉积的 IgA1 也存在相同的 O-连接糖基化异常。糖基化异常导致机体产生抗 IgA 的 IgG 自身抗体,还可导致 IgA1 免疫复合物更易形成,直接干扰 IgA1 与基质蛋白、系膜细胞或单核细胞 Fe 受体的相互作用,从而加速 IgA1 沉积。此外,还可通过抑制 IgA1 与肝细胞和循环骨髓细胞 IgA 受体的相互作用来减少 IgA1 的降解清除。

此外,研究还发现缺乏唾液酸及半乳糖的 IgA1 分子与细胞外基质成分纤维连接蛋白及Ⅳ型胶原的亲和性增加:IgA1 分子聚合过程的关键酶 β_1,3-半乳糖转移酶的功能异常可能是导致其结构异常的关键,此酶可以将尿嘧啶中的半乳糖转移至 O 聚糖链上,而且上述糖基化异常同样存在于过敏性紫癜患者,但仅限于伴有紫癜性肾炎的患者。因此提示异常糖基化的 IgA1 可能与肾脏损害有关。

(三)IgA 清除

IgA 及 IgA1-免疫复合物的清除主要通过两个受体。一是仅位于肝细胞表面的去唾液酸糖蛋白受体,表达后可以识别铰链区 O 糖链而与 IgA 结合;其次是 IgAFc 受体(FcaR、CD89),在中性粒细胞、单核细胞和嗜酸性粒细胞多处表达,能够与单体、二聚体 IgA1 和 IgA2 结合,介导 IgA 内吞及分解代谢。在 IgA 肾病时,无论是肝脏去唾液酸糖蛋白受体还是骨髓 CD89 表达均明显下调,从而大大影响 IgA 从循环中的清除,继而引起血清中 IgA 水平增加。因此,上述两种受体功能异常也在 IgA 肾病的发病环节上起一定作用。

(四)IgA 在系膜区的沉积

IgA1 循环免疫复合物在肾小球系膜区沉积的机制目前并不十分清楚,部分认为是通过与系膜细胞的抗原结合、电荷依赖或者是通过植物凝集素样结合体与系膜细胞结合,但均未得到肯定的证实。虽然 IgA 骨髓瘤患者血清中 IgA1 水平升高,但只有存在 IgA1 糖基化异常的患者才会出现肾脏免疫复合物的沉积，提示 IgA1 大分子复合物易沉积于肾小球系膜区与其糖基化异常相关。糖基化缺陷的 IgA1 容易自身聚合或与血液中的 IgG、IgM、C_3 等形成循环免疫复合物，而这个大分子复合物不易通过内皮间隙被肝细胞清除，但能通过肾小球内皮细胞间隙进而沉积在系膜区，沉积过多时则进一步沉积于毛细血管壁。

（五）IgA 沉积导致肾小球损伤

不论 IgA1 通过何种机制介导与肾小球系膜细胞结合，这一过程对后续炎症过程都起到始动作用。已有证据表明，pIgA1 与系膜细胞 IgA 受体的交联可以使系膜细胞产生促炎症和促纤维化的反应，其表现与肾活检病理标本中所见的系膜细胞增殖相一致。糖基化缺陷的 IgA1 聚合物与人体系膜细胞亲和力明显大于正常人，并能刺激核转录因子（NFκB）表达，调节激酶（ERK）磷酸化、DNA 合成，分泌 IL-6、IL-8、IL-1β、TNF-α、MCP-1 及血小板活化因子（PAF）和巨噬细胞转移抑制因子（MIF）等，从而诱发系膜细胞增殖和炎症反应，导致肾脏固有细胞的损伤。IgA1 还可通过调整系膜细胞整合素的表达改变系膜基质的相互作用，这在肾小球损伤后的系膜重塑中起着重要作用，新近研究显示 IgA 肾病患者 pIgA1 可通过激活肾素血管紧张素系统（RAS），刺激 TGF-β 分泌在肾小球硬化中发挥作用。此外肾脏局部补体的活化可以影响肾小球损伤的程度，通过旁路途径和甘露糖-凝集素（MBL）途径，活化系膜细胞产生炎症介质和基质蛋白。这些发现提示 IgA1 分子的糖基化异常在 IgA 系膜区的沉积和后续所致损伤中具有重要作用。

（六）IgA 肾病动物模型

动物模型的 IgA 没有人类 IgA 的 IgA1 特性，一些动物模型的 IgA 清除机制也与人类不同。因此，即使动物模型存在系膜 IgA 沉积，提供了许多 IgA 沉积后发病机制的途径，也与人类系膜 pIgA 沉积机制不尽相同。目前尚没有理想的 IgA 肾病的动物模型。

（七）IgA 肾病的遗传学研究

遗传因素参与 IgA 肾病发病多年来一直为人们所关注。IgA 肾病具有家族聚集性并在不同种族人群之间的发病率存在差异，表明遗传因素在 IgA 肾病发病机制中发挥了重要作用。近年来基于家族性 IgA 肾病的连锁分析和基于大样本散发性患者进行的全基因组关联研究（GWAS）发现了多个 IgA 肾病的易感基因座位，为探讨 IgA 肾病发病机制提供了重要线索。目前研究发现的家族性 IgA 肾病关联的染色体区段，包括 6q22～23、4q26～31、17q12～22 和 2q36，但至今尚无法精确定位上述染色体区段上与 IgA 肾病关联的具体的致病基因，提示 IgA 肾病遗传背景的复杂性；而随着高通量基因分型技术的出现，在全基因组水平上进行关联分析的 GWAS 成为发现复杂性疾病易感基因的有效手段。截至目前，在 IgA 肾病开展的 5 个 GWAS 共发现了 18 个易感基因座位，极大地丰富了对 IgA 肾病发病机制的认识。目前诸多证据证明 IgA 肾病是一个多基因、多因素复杂性状疾病，遗传因素可能在 IgA 肾病的疾病易感性与病变进展过程的各个环节中都起重要的作用。

近十余年来关于 IgA 肾病发病机制主要的研究进展包括如下几个方面：①研究证实系膜区 IgA 沉积物主要是 IgA1 亚型，而非 IgA2，并且是以多聚 IgA1（pIgA1）为主。②IgA 肾病患者外周血中 IgA1 水平明显升高，而且升高的 IgA1 分子存在显著的半乳糖缺失。③半乳糖缺陷 IgA1 分子(Gd-IgA1)可作为自身抗原诱发自身抗体(称为抗糖抗体)的产生，形成循环免疫复合物在肾脏沉积从而诱发 IgA 肾病发病和进展。④基于大样本 IgA 肾病患者进行的全基因组关联研究(GWAS)发现了多个易感基因座位和位点，丰富了对 IgA 肾病发病机制的认识。⑤补体活化在 IgA 肾病的发生发展中从遗传学到发病机制的研究逐步深入。基于上述研究进展，提出了 IgA 肾病发病机制的“四重打击学说”：首先，IgA 肾病患者循环中存在高水平的半乳糖缺失的 IgA1(Gd-IgA1)(第一重打击)；其次 Cd-IgA1 作为自身抗原诱发自身抗体的产生(抗糖抗体)(第二重打击)；之后两者形成循环免疫复合物在肾脏沉积(第三重打击)；最终通过激活补体、诱发炎症因子等途径致肾组织损伤(第四重打击)，导致 IgA 肾病的发病和进展。目前认为 IgA1 分子的糖基化异常造成 IgA1 易于自身聚集或被 IgC 或 IgA 识别形成“致病性”免疫复合物，可能是 IgA 肾病发病中的始动因素，而遗传因素可能参与或调节上述发病或进展的各个环节。

二、流行病学

IgA 肾病是肾小球疾病最常见的类型。其发病率为每年每 10 万成人至少有 2.5 人发病。世界不同地区人群 IgA 肾病发病率存在差异，以平原地区较多见。在我国 IgA 肾病是最常见的肾小球疾病，约占原发性肾小球肾炎的 45.3%，占肾小球疾病总体的 33.2%。发病率显著的区域差异与种族易感性有关。例如，美国黑种人 IgAN 发病率较欧洲白种人低，世界各地也陆续有一些 IgA 肾病家系和家族聚集性的报道，也提示遗传因素参与 IgA 肾病的发病。此外，不同国家或地区对肾脏疾病的监控及肾活检的指征和时机也是造成发病率不同的原因。日本一个关于肾脏供体的研究，提示伴有系膜增生和肾小球 C_3 沉积的供者占总人口的 1.6%，这表明部分 IgAN 患者临床表现隐匿。由于 IgA 肾病的诊断依赖于肾活检病理，IgA 肾病的发生率在世界许多地区可能被低估。此外，IgA 肾病发病率还可能与当地生活方式有关。

IgA 肾病可发生在任何年龄，16～35 岁的患者占总发病人数的 80%，性别比例各国报道不同，男女发病之比为 2∶1 至 6∶1。

三、临床表现

IgA 肾病临床表现随着发病年龄发生大范围变化，但以青壮年为主。该病没有特异性症状，不同病例临床进程及预后差别很大。在欧洲人群中，男性发病率较女性高，男女比例为 3∶1。在大多数亚洲国家，男女发病率接近 1∶1。西方人与国人 IgA 肾病的临床表现有明显差异。例如澳大利亚人高血压常见，而国人则是尿检明显异常与腰痛更常见。在我国许多患者是在因各种条件(如体检)下偶然尿检异常，然后进行肾活检才明确诊断的。临床表现多种多样，可以出现肾小球疾病所有的临床综合征表现，如肾炎综合征、肾病综合征及急进性肾炎综合征等，最常见的临床表现为发作性肉眼血尿和无症状性血尿和(或)蛋白尿。

(一)肉眼血尿

40%～50% IgAN 患者主要临床症状为发作性肉眼血尿，特别是青少年患者，我国出现反复肉眼血尿症状的比例为 14%，单次肉眼血尿发生率为 18.2%，一般为褐色血尿而不是红色，血块不常见。在肉眼血尿发作时，患者可伴有全身轻微症状，如低热、全身不适和肌肉酸痛，个别患者由于肾脏包膜肿胀可引起腰痛。血尿通常发生在黏膜感染后，一般为上呼吸道感染（咽炎与扁桃体炎等），也可在受凉、过度劳累、预防接种及肺炎等影响下出现，偶尔在胃肠道感染或尿路感染后。血尿通常在出现感染症状后的1～2天内明显，可与感染后1～2周出现的感染后肾小球肾炎相鉴别。肉眼血尿可在几天后自发缓解，镜下血尿持续存在。许多患者没有明显血尿发作，而血尿发生较少或很快缓解，这种血尿的发生可能与急性肾损伤有关，可能是由于红细胞管型堵塞肾小管及肾小管坏死。表现为反复肉眼血尿的患者预后较好，与只有一次孤立性肉眼血尿发作的患者在本质上不同，后者可合并肾病综合征及高血压。

（二）无症状血尿和蛋白尿

30%～40%的IgAN患者尿检异常者无明显症状，多为体检时发现。镜下血尿伴或不伴蛋白尿（一般<2g/24h）。这类患者的诊断率取决于当地尿筛查普及度和单纯性镜下血尿患者肾活检的应用。许多IgAN患者无明显症状而在尿检时被发现。尿蛋白少于1.0g/24h的IgA肾病患者约占总数的53.2%。单纯尿检异常在成人患者中多见，部分患者在病程中可出现肉眼血尿，也可能出现高血压和肾功能损害。

（三）蛋白尿和肾病综合征

IgAN患者很少出现只有蛋白尿而没有镜下血尿，典型肾病综合征并不常见。但可能出现肾病范围内蛋白尿，西方国家只有5% IgAN的患者出现肾病综合征，而亚洲国家IgA肾病的肾病综合征发生率总的来说比西方国家稍高，为10%～16.7%。研究表明，尿蛋白超过1g/24h是IgA肾病预后不良的因素之一。肾病综合征多发生于肾小球病变严重的病例。患者出现较多局灶节段性肾小球硬化样病变，伴有足细胞损伤，较广泛的小管间质损害或新月体形成等。部分临床表现为肾病综合征的IgA肾病患者，肾病综合征一般出现在疾病早期，组织学表现为微小病变性和活动性系膜增生性肾小球肾炎，电镜下可以见到广泛的足突融合。这一类型目前认为是肾小球微小病变合并肾小球系膜区IgA沉积，治疗原则按照肾小球微小病变处理，对糖皮质激素治疗反应好，预后良好。

（四）高血压

成年IgA肾病患者中高血压的发生率为20%，而在儿童IgA肾病患者中仅占5%。起病时即有高血压者不常见，随着病程的进展高血压的发生率增高，高血压出现在肾衰竭前平均6年。有高血压的IgA肾病患者肾活检多有弥漫性小动脉内膜病变，肾血管病变多继发于肾小球损害，常与广泛的肾小球病变平行，严重的肾血管损害加重肾小球缺血。但也有部分患者即使临床无高血压症状，病理肾小球病变轻微，小动脉管壁也可增厚。IgA肾病是恶性高血压中最常见的肾性继发因素，多见于青壮年男性，表现为头晕，头痛，视力模糊，恶心呕吐，舒张压≥130mmHg，眼底血管病变在Ⅲ级以上，可伴有肾衰竭和（或）心功能衰竭，急性肺水肿，若不及时处理，可危及生命。

（五）急性肾损伤

虽然在所有IgAN患者中只有不到5%的患者出现AKI，但有研究报道在大于65岁的老年患者中有多达 27%的患者出现 AKI。主要见于下面几种情况:①急性重症免疫炎症反应:有肾小球坏死和新月体形成,并有血管炎样病变,可能为 IgAN 的首要表现或在原有慢性疾病上出现。②急性肾炎综合征:表现为血尿,蛋白尿,可有水肿和高血压,患者起病急,常有前驱感染史,少数患者出现一过性的血肌酐上升,但血肌酐很少≥400μmol/L,肾脏病理与急性链球菌感染后肾小球肾炎相似,以毛细血管内皮细胞增生为主要病变。③红细胞管型所致急性肾小管损伤:患者常表现为大量肉眼血尿,可因血红蛋白对肾小管的毒性和红细胞管型堵塞肾小管引起急性小管坏死,多为一过性,有时临床不易察觉。大量蛋白尿导致肾小管被红细胞阻塞,接受抗凝药物治疗的患者更易出现大量红细胞管型,病理表现为轻度肾小球损伤。④IgA 肾病合并恶性高血压:多见于青壮年男性,除了急性肾损伤表现外,符合恶性高血压的临床表现,部分患者同时还有血栓性微血管病的临床和病理表现。⑤IgA 肾病合并急性小管间质肾病:多数由药物导致,也可能合并自身免疫性肾小管间质肾病,尤其是在老年患者,很多在慢性肾脏病基础上出现急性肾损伤。

(六)慢性肾脏病

一些患者初次诊断 IgAN 时已出现肾损伤和高血压,这些患者常常为年老患者,患者可能长期存在肾脏疾病而在发病前没有诊断,一般没有明显肉眼血尿症状,也没有行尿液检查。与其他慢性肾脏疾病一样,高血压症状常见,5%患者出现恶性高血压。欧美国家慢性肾功能不全发生率高于亚洲国家。这一差别可能与肾活检指征不同有关,早期活检、早期治疗的预后较好。肾活检时已有血清肌酐升高是预后不良的重要因素。

四、实验室检查

迄今为止,IgA 肾病尚缺乏特异性的血清学或实验室诊断性检查。

(一)尿常规检查

IgA 肾病患者典型的尿检异常为持续性镜下血尿和(或)蛋白尿。尿相差显微镜异形红细胞增多>50%,提示为肾小球源性血尿,部分患者表现为混合型血尿,偶可见红细胞管型。大多数患者为轻度的蛋白尿,但也有患者表现为大量蛋白尿甚至肾病综合征。

(二)血生化检查

IgA 肾病患者可有不同程度的肾功能减退,主要表现为肌酐清除率降低,血尿素氮和肌酐逐渐升高,血尿酸常升高;同时可伴有不同程度的肾小管功能的减退。患者血尿酸常增高,也可以合并脂代谢紊乱的相关指标。

(三)免疫学检查

IgA 肾病患者血清中 IgA 水平增高的比例各国报道不同,占 30%~70%不等,我国占 10%~30%。血清中 IgA 水平的增高在 IgA 肾病患者中并非特异。

(四)其他检查

近年的研究发现 IgA 肾病患者 IgA1 分子 O-糖修饰存在明显的半乳糖缺失,不同种族和地区的大样本人群研究证明 IgA 肾病患者外周血中半乳糖缺陷的 IgA1 分子(Gd-IgA1)明显高于正常对照人群，并且与IgA肾病临床、病理的严重程度和预后相关，提示Cd-IgA1对IgA肾病可能有潜在的无创性诊断价值。另一方面，也有研究报告IgA肾病患者存在高水平的抗Gd-IgA自身抗体，但目前的结果显示IgA肾病患者与正常对照的Gd-IgA1水平存在很大的重叠，而且Gd-IgA1水平在不同的人群中的差异很大，加之检测技术的方法学还存在诸多问题，因此无论是Cd-IgA1水平还是抗Gd-IgA自身抗体的检测尚未在临床广泛应用。

五、病理及免疫病理

IgA肾病的特征是以IgA为主的免疫复合物在肾小球系膜区沉积，因此肾组织病理及免疫病理检查是IgA肾病确诊的必备手段。

（一）免疫沉积物

免疫沉积物可以通过免疫荧光或免疫组化检查。系膜区IgA弥漫性沉积是IgAN的特征性的特点。多达90%患者为C_3沉积，40%患者为IgG或IgM沉积。IgA也可沿血管壁沉积，尤其是紫癜性肾炎更为突出。膜攻击补体复合物（C5b～9）和备解素沉积而无C4提示补体旁路途径活化。成人或儿童患者经过长期临床缓解后，组织IgA沉积物有可能消失。约1/3患者出现系膜区sIgA沉积，这是疾病严重的特征。如果在肾穿刺标本中IgA伴有较强的IgG沉积时，C1q的存在首先应除外狼疮性肾炎。近期有研究显示系膜区C_3的活化可能是通过甘露醇结合植物凝集素途径发生的。

（二）光镜下表现

光镜下表现可有多种变化，并与IgA沉积物分布无关。IgA肾病主要累及肾小球，基本病变类型为系膜增生，但病变类型多种多样，可涉及增生性肾小球肾炎的所有病理表型，包括肾小球轻微病变、系膜增生性病变、局灶节段性病变、毛细血管内增生性病变、系膜毛细血管性病变、新月体性病变及硬化性病变，单纯膜性病变虽有少数报道，但尚未获得公认。典型病例为弥漫性肾小球系膜细胞和系膜基质增生，可出现毛细血管内细胞增多。局灶节段性或球性肾小球硬化提示疾病在一段时间内处在进展期。肾小球与肾小球之间病变程度不一，是IgA肾病的一个特点，肾小球周围常出现灶性炎症细胞浸润。系膜严重增生时可插入内皮下构成除肾小球改变外，即使在只有毛细血管袢节段性双轨，但很少出现肾小球分叶或弥漫双轨形成。一部分患者可出现毛细血管袢坏死，伴有新月体形成，新月体的形态多样化，但多数为小新月体或半月状。在肉眼血尿发生1个月内，发现新月体发生率明显增加。高血压的患者，球前血管常出现管壁透明变性和内膜下纤维化。与其他进行性肾小球疾病一样，长期IgAN患者肾小管间质炎症反应导致间质纤维化和小管萎缩，肾小管萎缩和间质纤维化一般与肾小球球性硬化相伴随，是疾病预后的不良因素，部分IgA肾病患者中还可见间质泡沫细胞。有时与微小病变性合并存在，但存在系膜区IgA沉积。

组织形态学表现对缓慢进展性患者的预后评估有价值。目前普遍公认的是2017年更新的IgAN牛津病理分型，该分型确定了5个能预测预后且光镜下容易评分的病理病变指标：系膜细胞增生（M0/M1）、毛细血管内皮细胞增生（E0/E1）、节段性硬化（S0/S1，及是否伴有足细胞肥大/尖端损伤）、小管萎缩和间质纤维化（＜25%，26%～50%，＞50%；T0/1/2）、新月体比例(0,<25%,>25%;C0/1/2)构成了牛津病理分型 MEST-C 体系。IgA 肾病牛津病理分型工作组建议在 IgA 肾病的病理报告中需要对肾活检组织的光镜、免疫荧光和电镜发现的病变进行详细描述,并对上述能独立预测肾脏预后的 5 个病理指标进行评分,同时还需要报告肾活检组织的总肾小球数目和毛细血管内细胞增生、毛细血管外增生、球性硬化和节段硬化的肾小球数目。需要指出的是牛津病理分型(包括近期的更新)均为回顾性研究,虽然经过了来自不同国家的多个肾脏病中心进行的外部验证,但由于入选病例临床表现的不同、随访过程中治疗不同、种族的差异,该病理分型的临床意义和应用价值仍有待进一步大样本、多中心、前瞻性研究进行证实。

(三)电镜表现

电镜下可见系膜区或毛细血管壁高电子致密物沉积,与 IgA 沉积分布一致,致密物沉积的量与免疫组化染色强度一致。少数患者可以出现系膜区半球形电子致密物,并导致系膜区的膨出。虽然上皮下和内皮下也可见沉积物,但典型电子致密沉积物局限于系膜区和系膜旁区。IgA 肾病患者内皮下致密物沉积一般呈节段性,有时伴肾小球基底膜阶段双轨形成。足细胞足突节段性融合,部分临床表现大量蛋白尿或肾病综合征患者,可以见到足细胞足突融合弥漫。肾小球入球小动脉壁也被发现存在电子致密物沉积。此外,在毛细血管袢坏死等重症病例中,可见胶原纤维的局部沉积。多达 1/3 的患者肾小球基底膜(GBM)局灶变薄,偶尔可有广泛变薄,与薄基底膜肾病相似。

六、诊断与鉴别诊断

IgA 肾病临床表现多种多样。多见于青壮年,与感染同步的血尿(镜下或肉眼),伴或不伴蛋白尿,从临床上应考虑 IgA 肾病的可能性。但是,IgA 肾病的确诊依赖于肾活检,尤其需免疫病理明确 IgA 或以 IgA 为主的免疫复合物在肾小球系膜区弥漫沉积。因此无论临床表现上考虑 IgA 肾病的可能性多大,肾活检病理在确诊 IgA 肾病是必备的。结合临床表现需与以下疾病鉴别:

(一)链球菌感染后急性肾小球肾炎

典型表现为上呼吸道感染(或急性扁桃体炎)后出现血尿,感染潜伏期为 1~2 周,可有蛋白尿、水肿、高血压,甚至一过性氮质血症等急性肾炎综合征表现,初期血清 C_3 下降并随病情好转而恢复,部分患者 ASO 水平增高,病程为良性过程,多数患者经休息和一般支持治疗数周或数月多数可痊愈。少数以急性肾炎综合征起病的 IgA 肾病患者,临床上从感染潜伏期,血清 C_3、ASO、IgA 水平可以提供诊断线索。若患者病情迁延,血尿和(或)蛋白尿反复发作,需依靠活检病理检查加以鉴别。

(二)非 IgA 系膜增生性肾小球肾炎

我国发生率高。约 1/3 患者表现为肉眼血尿。临床与 IgA 肾病很难鉴别,须靠免疫病理检查区别。

(三)过敏性紫癜肾炎

该病与 IgA 肾病病理、免疫组织学特征完全相同。临床上 IgA 肾病患者病情演变缓慢,而紫癜肾炎起病多为急性。除肾脏表现外，还可有典型的皮肤紫癜、黑便、腹痛、关节痛及全身血管炎改变等。

紫癜肾炎与IgA肾病是一种疾病的两种不同表现或为两种截然不同的疾病，尚存在较大的争论。目前两者的鉴别主要依靠临床表现。

（四）遗传性肾小球疾病

以血尿为主要表现的单基因遗传性肾小球疾病主要有薄基膜肾病和Alport综合征。前者主要临床表现为持续性镜下血尿（变形红细胞尿），肾脏是唯一受累器官，通常血压正常，肾功能长期维持在正常范围，病程为良性过程；后者是以血尿、进行性肾功能减退直至终末期肾脏病、感音神经性耳聋及眼部病变为临床特点的遗传性疾病综合征。除肾脏受累外，还有多个器官系统受累。两者的遗传方式不同。若儿童和年轻患者以血尿为主要表现时，应详细询问家族史，进行眼睛、耳朵等方面的检查以除外遗传性肾小球疾病。

关于家族性IgA肾病，必须强调同一家系中两个以上的家庭成员经肾活检证实为IgA肾病。另外，有研究显示IgA肾病患者中有约6%经电镜检查证实合并薄基底膜肾病因此，家族性IgA肾病诊断应强调同时电镜检查以除外薄基底膜肾病和早期Alport综合征。

肾活检病理检查是明确和鉴别三种疾病的主要手段，电镜检查尤为重要。此外，肾组织及皮肤Ⅳ型胶原a链检测乃至家系的连锁分析对于鉴别家族性IgA肾病、薄基膜肾病和Alport综合征具有重要意义。

（五）肾小球系膜区继发性IgA沉积的疾病

慢性酒精性肝病，血清学阴性脊椎关节病，强直性脊柱炎，Reiter′s综合征（非淋病性尿道炎、结膜炎、关节炎），银屑病关节炎等，肾脏免疫病理可显示肾小球系膜区有IgA沉积，但肾脏临床表现不常见，部分疾病表现为HLA B-27增高，血清和唾液中IgA浓度升高，而且均有相应的肾外改变，不难与IgA肾病鉴别。此外，狼疮肾炎、乙肝病毒相关肾炎等虽然肾脏受累常见，但肾脏免疫病理除有IgA沉积外，伴有多种免疫复合物沉积，同时临床多系统受累和免疫血清学指标均易与IgA肾病鉴别。

七、IgA肾病进展和预后的危险因素

近来对IgAN自然病程的长期研究重新评估了IgAN的预后。病程20年的患者中，1/4患者发展为ESRD，20%的患者肾功能进行性恶化。

IgAN发展为ESRD的风险不是特异性的，因为任何一种慢性肾小球疾病出现高血压、蛋白尿，肾小球滤过率降低，肾小球和间质纤维化均提示预后较差。高尿酸血症、吸烟和体质指数升高是疾病进展风险的危险因素，但只有高血压和蛋白尿是可靠的预后危险因素。加拿大和法国的一些研究指出蛋白尿低于0.2g/24h，血压正常时，疾病进展风险可忽略不计。尽管提高镜下血尿检出率能诊断更多的IgAN人群，但其中将包含更多预后良好的患者，这样就改变了疾病整体的发展和预后。肉眼血尿可发生于疾病自然发展病程早期。一般来讲肉眼血尿的发生不提示预后差，但老年患者出现发作肉眼血尿对预后有不良影响。

肾活检确诊为IgAN而症状较轻的患者，如单纯性血尿、轻度或无蛋白尿、血压正常和

GFR正常,其7～10年预后多半较好。然而,多达40%患者发展为蛋白尿进行性增多,多达5%患者在这期间出现CFR下降,提示这类患者定期随诊的重要性。关于长期随访的大型研究表明长期随访可减少上述情况的发生。

IgAN牛津分型表明系膜增生、毛细血管内增生和节段性硬化、肾小管萎缩和间质纤维化均为预后预测因素。

IgAN的肾脏移植治疗相关数据表明在IgAN为主要肾脏疾病的患者,肾移植治疗在前10年的疾病结局没有很大变化;疾病复发可能加速移植失功。多达60%的IgAN患者肾移植数天或数周后其移植肾系膜区再次出现IgA沉积,其发生率随时间而增加。一些研究表明,活体供肾和尸体供肾IgAN再发的比例分别为30%和23%,但并不影响器官成活。然而,任何泌尿系统异常与供肾的关系需进一步评估,必要时行肾活检。新月体性IgAN再发且肾功能急剧恶化的发生少见。研究发现伴有IgA沉积的尸体供肾被移植到无IgAN的受体内后,所有受试对象IgA沉积物均快速消失,证明IgAN的疾病根源为IgA免疫系统异常而不是肾脏本身异常。

八、IgA肾病治疗

IgA肾病患者临床、病理表现和预后存在高度异质性,目前病因和发病机制尚未明确,因而没有统一的治疗方案。2012年发表的改善全球肾脏病预后组织(KDIGO)肾小球肾炎临床实践指南是根据当时的系统文献结合提供的临床研究证据制定,为IgA肾病的治疗原则提供了循证医学证据。

(一)IgA肾病的治疗原则

(1)轻微尿检异常、GFR正常、血压正常的患者预后良好,但需要长期(>10年)定期随诊。

(2)明显蛋白尿(尿蛋白>0.5～1g/d),高血压,GFR下降的预后中等的患者需给予全面综合支持治疗(3～6个月)。

①GFR>50mL/min时,若尿蛋白<1g/d,GFR正常,则只需行支持治疗;若尿蛋白>1g/d,则需在支持治疗的基础上进行糖皮质激素治疗6个月。

②当30mL/min<GFR<50mL/nun时,支持治疗,并可酌情使用免疫抑制剂。

③当CFR<30mL/min时,支持治疗,但不推荐使用免疫抑制剂(急进性肾小球肾炎除外)。

(3)GFR急骤下降的患者,临床表现为AKI,首先要除外大量血尿红细胞管型所致急性肾小管损伤导致的或其他病因,需行支持治疗对症治疗。若临床表现为肾病综合征或急进性肾小球肾炎时,需行支持治疗以及激素和免疫抑制剂治疗。

(二)进展缓慢的IgA肾病

很少有数据证明IgAN疾病进展与进行性肾小球损伤平行。综合支持治疗是进行性加重危险的IgAN患者的主要治疗措施。

1.控制高血压和降尿蛋白药物

控制血压在慢性进展性肾小球疾病治疗中的有效作用是毋庸置疑的。降低蛋白尿和控制血压是 IgA 肾病的治疗基础。近几年的 RCT 研究表明，RAS 阻断剂对于非糖尿病肾病患者也具有降低尿蛋白和保护肾功能的作用，而其中关于 RAS 阻断剂在肾小球肾炎的研究中 IgA 肾病的研究证据最多。目前 KDICO 肾小球肾炎临床实践指南建议：当蛋白尿＞1g/d 时推荐使用长效 ACEI 或者 ARB 治疗 IgA 肾病(1B)；如果患者能够耐受，建议 ACEI 或 ARB 逐渐加量以控制蛋白尿＜1g/d(2C)；对于蛋白尿在 0.5～1.0g/d 的患者，建议可以使用 ACEI 或者 ARB 治疗(2D)，但成年患者蛋白尿 0.5～1.0g/d 与蛋白尿＜0.5/d 在长期预后上是否存在差异目前并不清楚：在蛋白尿＜1g/d 患者，血压的控制目标应当是＜130/80mmHg；当蛋白尿＞1g/d 血压控制目标＜125/75mmHg。然而目前没有明确的证据表明 ACEI 或者 ARB 能够减少 ESRD 的风险，也没有数据提示 ACEI 和 ARB 在上述减少蛋白尿和改善肾功能方面的差异。另外 ACEI 和 ARB 联合治疗是否更有效也没有明确证据。

2.鱼油

饮食补充鱼油中的 ω-3 脂肪酸有许多有利作用，包括减少具有改变膜流动性的类花生酸和细胞因子的产生，降低血小板聚集功能。这些作用可能在改善慢性肾小球疾病中影响疾病进展的不利机制有一定的意义。IgA 肾病患者中应用鱼油添加剂的研究结论并不一致。目前少有数据表明鱼油治疗 IgAN 具有有效作用。2012 年 KDIGO 指南对鱼油的应用只是低度推荐。考虑到鱼油添加剂危险性很小和可能对心血管有益，因此可以认为鱼油是一种安全的治疗方案。鱼油治疗没有免疫抑制治疗的缺点。KDIGO 建议对于经过 3～6 个月支持治疗(包括 ACEI 或者 ARB 和血压控制)蛋白尿≥1g/d 的患者使用鱼油治疗。对于鱼油治疗的有效性仍然需要进一步大样本研究证实。

3.免疫抑制治疗或抗感染治疗

(1)糖皮质激素：目前对于 IgA 肾病仍然缺乏特异性治疗，糖皮质激素治疗 IgA 肾病一直为关注和争论的焦点。在中国糖皮质激素是治疗 IgA 肾病的常用药，使用非常广泛。然而，基于目前关于激素治疗 IgA 肾病的临床随机对照临床试验的荟萃分析显示，糖皮质激素与对照组相比可以降低 68%的血肌酐倍增或 ESKD 的风险，但同时也发现增加了 63%的由激素治疗带来的不良事件的风险。而能够纳入荟萃分析的 9 个研究中，都是基于单中心试验并且样本量小(样本最多的一个研究为 96 例)，每个研究的终点事件数少，激素治疗的潜在不良反应没有被统一系统地收集，因此糖皮质激素在 IgA 肾病者中的疗效和安全性仍然缺乏确定性。

目前 KDIGO 指南中关于糖皮质激素在 IgA 肾病的应用，建议糖皮质激素仅应用于高危患者，即经最佳支持治疗 3～6 个月后尿蛋白仍大于 1g/d，且 GFR 保持 50mL/min 的患者，接受 6 个月的糖皮质激素治疗，且密切监测接受长期治疗患者可能发生有害事件的风险。目前无明显证据应用更强或更复杂的静脉内激素治疗比单纯口服治疗作用更好，单纯口服泼尼松治疗一般起始剂量为 0.8～1mg/(kg · d)，持续 2 个月，然后以每个月 0.2mg/(kg · d)减量，总疗程 6～8 个月。然而，没有证据建议 GFR＜50mL/min 的患者使用糖皮质激素。此外，还有两种情况通常被认为是糖皮质激素治疗的适应证，一种是临床表现为肾病综合征和肾活检提示微小病变合并 IgA 肾病(这一类型目前认为是肾小球微小病变合并肾小球系膜区 IgA 沉积)，治疗原则按照肾小球微小病变处理；另一种是新月性 IgA 肾病(血管炎性 IgA 新月体)治疗原则参照 ANCA 相关血管炎新月体治疗。

目前两项大规模的对于进展性 IgA 肾病在支持治疗的基础上糖皮质激素和免疫抑制剂治疗 IgA 肾病的 RCT 正在开展，一项已经完成的是德国的多中心随机对照研究 STOP-IgAN，研究结果显示与常规支持治疗相比，免疫抑制治疗(糖皮质激素或糖皮质激素与环磷酰胺/硫唑嘌呤联合)无论蛋白尿的减少还是肾功能的稳定均没有发现有益的疗效，而在明显增加了不良事件风险；另一项是北京大学肾脏疾病研究所和澳大利亚乔治国际健康研究所合作进行的 TESTING 研究，该研究为国际多中心、随机、双盲、安慰剂对照临床试验，评估在足量 RAS 阻断剂及常规治疗上，口服糖皮质激素与安慰剂相比对于 IgA 肾病患者的长期疗效和安全性。已经发表的中期研究结果发现糖皮质激素治疗组有高达 14.7%的患者发生严重不良反应，较对照组高 4.63 倍(RR 4.63，95% CI：1.63～13.2)，但研究也同时发现使用糖皮质激素治疗可减少三分之二的肾脏终点事件的风险(HR 0.37，95% CI：0.17～0.85)，肾脏长期获益还在继续随访。此两项研究的完成，对于具有高危进展因素的 IgA 肾病患者糖皮质激素/免疫抑制治疗的收益及风险提供了有力证据，因此也提出目前 KDICO 指南关于糖皮质激素治疗 IgA 肾病的建议，需要一个更为安全有效的方案，这也是目前正在进行的低剂量研究的真正意义和价值。

(2)环磷酰胺和硫唑嘌呤：关于环磷酰胺与华法林和双嘧达莫联用的两个 RCT 研究的结果不一致，两者均适度减少蛋白尿，但只有一个结果为肾功能保持稳定。有研究显示环磷酰胺和硫唑嘌呤依次与泼尼松联用于预后差的患者，虽然血压控制不佳，但可以维持肾功能稳定，但该研究的局限性为在缺少激素治疗组作为对照，而且随访期间血压控制高于目前指南推荐的标准。考虑到环磷酰胺的生殖毒性一般较少在年轻 IgAN 患者应用。近来研究将硫唑嘌呤与激素联用于有蛋白尿而 GFR＞50mL/min 的 IgAN 患者，结果提示没有更加有利的效果，反而增加了不良反应。2012 年 KDIGO 指南不推荐环磷酰胺和硫唑嘌呤应用于中度危险患者，只有存在新月体 IgA 肾病(也称为血管炎性 IgA 肾病)的病例才有用环磷酰胺的指征。

(3)霉酚酸酯(MMF)：MMF 在 IgA 肾病患者的治疗作用目前也存在争议。两个应用于白种人的实验没有发现 MMF 有明显的获益，在中国 IgA 肾病患者中开展的两项 RCT 研究，一项研究显示在 RAS 阻断剂有效控制血压的情况下，MMF 能够有效地降低患者尿蛋白，这组患者在随后长达 6 年的队列随访显示仍有明显的肾功能保护作用：另一项研究在病理类型较重的 IgA 肾病患者中 MMF 的治疗较泼尼松能更有效地降低尿蛋白。然而，同期在白种人中进行的另外两项类似的 RCT 结果则显示接受 MMF 治疗的患者血肌酐、肌酐清除率、尿蛋白与对照组无差异。因此 MMF 是否存在种族差异或者药物代谢动力学的差异需进一步探讨。在一项 MMF 应用于中国 IgA 肾病的研究中，共有 32 名 IgAN 患者接受 MMF 和糖皮质激素联合治疗，其中 4 个死于肺孢子虫肺炎。因此，2012 年 KDIGO 指南不推荐 MMF 应用于中等危险的 IgAN 患者。

(4)环孢霉素：较早的环孢霉素 A 的 RCT 研究显示，尿蛋白＞1.5g/d，肾功能基本正常的 IgA 肾病患者环孢霉素 A 治疗 12 周，随访 1 年发现患者尿蛋白明显下降，而肾功能却出现了短暂的下降，停药后尿蛋白和肾功能均恢复。该研究尽管将血清环孢霉素 A 浓度控制在治疗范围之内，但仍表现出对肾功能明显损害的作用，因此不推荐使用。

（三）快速进展的 IgA 肾病

肾功能恶化迅速的新月体性 IgAN 在 IgAN 患者中并不常见，临床表现为急进性肾小球肾炎（RPCN），肾活检病理表现为超过 50%以上的肾小球有新月体形成，往往短期内迅速进展至终末期肾脏病（ESKD），是 IgA 肾病中进展最快、预后最差的类型，是 IgA 肾病中临床表现最严重的类型，是肾脏内科的危重急症。根据风险-效益比主张强化免疫抑制治疗，即大剂量口服或者静脉糖皮质激素联合口服或静脉环磷酰胺治疗，类似于其他新月体性肾小球肾炎，但疗效不尽满意，约一半以上患者在 12 个月内发展为 ESRD。血浆置换在新月体 IgA 肾病中的疗效目前仅有很少的病例报告。新近来自北京大学第一医院的回顾性队列研究，分析了 12 例重症新月体 IgA 肾病患者（平均血肌酐＞600μmol/L）血浆置换的疗效，采用倾向性评分的方法匹配血浆置换组与对照组患者的基线临床和病理资料（性别、年龄、基线血肌酐及新月体比例等）及接受激素和免疫抑制剂的治疗，平均随访 15.6 个月（范围 6～51 个月），经过血浆置换治疗后的 6/12 患者未透析，而仅接受常规免疫抑制治疗的对照组所有的患者（12/12）均进入终末期肾病，生存分析发现血浆置换治疗组患者的肾脏存活率明显高于对照组，血浆置换后肾功能缓解的患者随访期间血肌酐和蛋白尿也维持在稳定水平。这一结果提示血浆置换对于重型新月体 IgA 肾病具有改善肾脏预后的疗效，作为一种的新的治疗策略值得进一步进行大样本前瞻性研究予以证实。

（四）IgA 肾病的其他治疗方法

1.IgA 肾病患者的扁桃体切除

当扁桃体炎为血尿发作的诱发感染时，切除扁桃体可以减少血尿发作的频率。日本的一个长期回顾性分析发现扁桃体切除可减少肾衰竭的发生风险，但德国、意大利或中国的研究不支持这一点。因为 IgAN 肉眼血尿的自然病程就是肉眼血尿随时间发作频率增加，需要更多随机对照研究来明确扁桃体切除的治疗效果。扁桃体炎诱发肉眼血尿继而引起 AKI 复发的患者，扁桃体切除术可能有效，但也不推荐所有患者均实施扁桃体切除术。近期来自日本的一项多中心 RCT 显示扁桃体切除联合激素冲击治疗与单纯激素冲击治疗相比，在改善血尿和提高临床缓解率（血尿和或蛋白尿消失）方面并无显著性差异。KDIGO 指南不建议对于 IgA 肾病患者进行扁桃体切除治疗。

2.抗凝和抗血小板治疗

有研究认为对于慢性肾功能不全的患者应给予抗凝，抗血小板聚集治疗。然而由于样本量小，观察时间短，而且研究中大多同时合并其他治疗，因此并不能得出抗血小板药物的单独疗效，影响证据的可靠性，仍需进一步扩大样本予以验证。目前 KDIGO 指南不建议使用抗血小板药物治疗 IgA 肾病。

（五）移植肾复发的治疗

目前没有数据说明新型免疫抑制剂可以改善 IgA 再次沉积的发生或预防疾病复发。但有一些数据表明长期激素治疗可以改善移植肾结局，而许多临床医师对这类患者仅仅给予支持治疗。虽然伴有器官功能急剧恶化的新月体性 IgAN 再发时按初发新月体性 IgAN 治疗措施处理后成功案例稀疏，但仍推荐该治疗方法。

第三节　狼疮性肾炎

狼疮性肾炎(LN)是一种自身免疫相关性肾小球肾炎,是系统性红斑狼疮(SLE)常见和严重并发症。按照美国风湿病学会(ACR)2012 年最新定义,LN 是指 SLE 患者合并蛋白尿持续>0.5g/d 或尿蛋白/尿肌酐比值(UPCR)>0.5 或尿蛋白+++以上或管型尿、尿白细胞≥5 个/高倍视野(无尿路感染情况下)。LN 发病率在不同年龄、性别、种族和地理区域存在差异。其发病高峰年龄是 15～45 岁,以育龄女性为主,男女比约 1∶10。我国一项大样本调查(>3 万人)显示 SLE 患病率为 70/10 万人,女性高达 113/10 万人,但在儿童和老年人中这种性别差异不明显。儿童和男性的狼疮病情更严重,老年人狼疮病情则相对较轻。

一、发病机制

遗传因素与 LN 的发生密切相关,已有研究表明,人白细胞抗原 HLA-DR2 和 HIA-DR-3、信号转导激活转录因子 4(STAT4)中 rs1188934、rs7574865、rs7568275、rs7582694 等位点及 ITGAM、IRF5 等基因多态性均参与 LN 发生,并与其病理改变类型有关。

自身抗体对其发病至关重要,包括抗双链 DNA 抗体(dsDNA)、Sm 抗体、抗 C1q 抗体和抗核小体抗体等。其中,dsDNA 对 LN 的发病尤为重要,dsDNA 可与肾脏固有抗原或直接与肾小球基底膜(GBM)结合或作用于染色质或通过与核小体交联等途径,促发炎症反应和细胞损伤。另外,补体也与 LN 发生和进展有关,研究发现,补体抑制剂如补体因子 H 或 DAF 缺乏可促进 LN 进展,而重组蛋白抑制剂治疗,如 CR2 Crry、cr2-daf 等可改善 LN。

新近发现,T 细胞亚群可能与 LN 进展有关。在人肾组织中发现了 T 辅助细胞 17(Th17),可局部产生白介素-17,募集和激活中性粒细胞和单核细胞。另有研究表明,SLE 患者粒细胞增加,中性粒细胞网(NETs)异常,产生自身抗原和诱导树突细胞生成 1FN-α;该现象在 LN 患者肾活检组织中证实。

二、临床表现

(一)肾脏

LN 肾脏累及与肾小球组织学改变相关,可表现为单纯性血尿或蛋白尿,血尿、蛋白尿伴水肿和(或)高血压,即肾炎样表现;也可表现为大量蛋白尿、低蛋白血症、水肿,即肾病综合征样表现;甚至可有急进性肾炎样表现,表现为大量血尿、蛋白尿伴肾功能急剧减退;也可呈现小管间质病变,而肾小管酸中毒较为少见。部分 LN 肾炎患者可发展至慢性肾衰竭,见表 6-3-1。

表 6-3-1　狼疮性肾炎表现

表现	发生率(%)
蛋白尿	100
肾病综合征	45～65

续表

表现	发生率(%)
血尿	
镜下血尿	80
红细胞管型	10
肉眼血尿	1～2
细胞管型	30
肾功能减退	40～80
急进性肾小球肾炎	10～20
急性肾衰竭	1～2
高血压	15～50
高钾血症	15

(二)肾外表现

SLE病情活跃时常出现乏力、低热、食欲减退和消瘦等非特异性症状,可伴有脱发、口腔或鼻黏膜溃疡、关节痛和非变形性关节炎、皮肤改变如光过敏、雷诺现象、面部蝶形红斑等,15%患者可出现皮肤网状青斑;血液系统损害常见,表现为自身免疫性溶血贫血、血小板和白细胞减少及血栓形成。累及神经系统时可表现为头痛、抽搐、神经麻痹、昏迷或精神病。此外,40%患者尚可出现胸膜炎、心包炎等浆膜腔炎;1/4患者可出现脾脏和淋巴结肿大;易合并抗磷脂综合征,导致流产和血栓形成。

三、病理

(一)肾小球病变

LN病理改变主要参照国际肾脏病学会(ISN)/肾脏病理学会(RPS)标准,分为6型。

免疫荧光(IF)通常以IgC沉积为主,早期出现C4、C1q和C3沉积。IgG、IgA和IgM、C1q、C3染色均阳性,称之为“满堂亮”,强烈提示LN。C1q强阳性也往往提示LN。Fib(纤维素)通常沉积于肾小球毛细血管袢,特别是在新月体形成区。电镜下免疫沉积物分布与免疫荧光一致。电子致密物沉积可形成直径10～15nm指纹状结构(由曲线状微管或纤维结构组成)及直径24nm的管状包涵体。

(二)肾小管间质和血管病变

约50% LN患者,可见免疫复合物沿小管基底膜沉积,肾间质$CD4^+$和$CD8^+$ T淋巴细胞和单核细胞浸润。慢性肾间质浸润病变减少,表现为纤维化。肾间质炎症和纤维化程度与肾功能障碍和高血压有关。少数LN患者可无肾小球病变仅表现为小管间质性肾炎。LN患者可出现血管病变,表现为免疫复合物沉积在血管壁或出现纤维素非炎症性坏死、血栓性微血管病。

(三)LN 病理活动和慢性化指数

通过肾脏病理,常可提示 LN 活跃或慢性化病变,LN 活动指数和慢性指数量化表详见表 6-3-2。

表 6-3-2 国际肾脏病学会/肾脏病理学会(ISN/RPS)2003 年 LN 分型

分型	病理学改变
Ⅰ	轻微系膜性 LN
	LM 下肾小球正常,IF 和 EM 示系膜区免疫复合物沉积
Ⅱ	系膜增生性 LN
	系膜细胞增生伴系膜区免疫复合物沉积
Ⅲ	局灶性 LN
	Ⅲ(A)单纯活动性病变:局灶增生性 LN
	Ⅲ(A/C)活动性和慢性病变:局灶增生和硬化性 LN
	Ⅲ(C)慢性非活动性病变:局灶硬化性 LN
Ⅳ	弥漫性 LN
	Ⅳ-S(A)或Ⅳ-G(A)单纯活动性病变:弥漫节段性或弥漫球性增生性 LN
	Ⅳ-S(A/C)或Ⅳ-G(A/C)活动性和慢性病变:弥漫节段性或弥漫球性增生和硬化性 LN
	Ⅳ-S(C)或Ⅳ-G(C)慢性非活动性病变伴硬化:弥漫节段性或弥漫球性硬化性 LN
Ⅴ	膜性 LN
Ⅵ	严重硬化型 LN
	≥90%的肾小球球性硬化,无活动性病变

四、免疫检测

ANA 是一个高敏感性指标,90%以上未治疗患者阳性,但缺乏特异性,并且一些 LN 可呈现 ANA 阴性。抗 dsDNA 抗体特异性高,高达 90%但敏感性低于 ANA,未治疗 LN 患者只有 75%阳性,其滴度与 SLE 活动程度有关。仅 25%～30% LN 患者出现 Sm 抗体阳性,但其特异性强,高达 95%。近年一些新的 LN 生物标志物被不断发现,如抗核糖体抗体、抗 C1q、抗 C3b、抗心磷脂抗体、抗内皮细胞抗体、抗核糖核蛋白、抗肾小球基质抗体等。并且发现,C1q 抗体可能比抗 dsDNA 抗体更能反映 LN 活动程度,可用于随访观察和判断预后。

五、诊断和鉴别诊断

(一)诊断

目前主要采用 ACR 诊断标准,符合 4 项或 4 项以上条件,狼疮诊断的敏感性和特异性达 96%,详见表 6-3-3。年轻女性患者有典型临床表现和血清标志物阳性易于诊断 LN,但少数患者表现可不典型,有些疾病如纤维肌痛症、Sjogren 综合征、血栓性微血管病变、原发性抗磷脂综合征、皮肌炎和系统性硬化症酷似 SLE。而 SLE 既可累及多系统，也可局限于某个器官。因此，在诊断时应综合考虑，综合鉴别。

表 6-3-3　ACR 修订的 SLE 诊断标准

当符合以下条件中 4 项及以上的标准时，SLE 诊断的敏感性和特异性可达 96% 以上
1.颧部红斑
2.盘状红斑
3.光敏感
4.口腔溃疡
5.非侵蚀性关节炎
6.浆膜炎
7.肾脏病变（蛋白尿或细胞管型）
8.神经系统异常（非药物或代谢性紊乱所致的抽搐或精神病）
9.血液系统异常（溶血性贫血、白细胞减少、淋巴细胞减少、血小板减少）
10.免疫学异常（抗 ds-DNA 抗体、抗 Sm 抗体或抗磷脂抗体阳性）
11.免疫荧光抗核抗体阳性

（二）鉴别诊断

1.类结缔组织病

类结缔组织病是患者存在自身免疫性疾病，但其临床与实验室特点又不能归为某一特定的疾病类型。本病患常具有几种自身免疫性疾病的临床特征如重叠综合征，如混合性结缔组织病[同时有 SLE、硬皮病和肌炎的临床特点伴高滴度抗核糖蛋白（抗-RNP）抗体]等。有人认为，类结缔组织病是某一种自身免疫性疾病不同病程中的相应表现。对于患者应定期随访、观察并及时做出正确的诊断。

2.风湿性关节炎

风湿性关节炎肾损伤患者以关节侵蚀性损害为特点。肾组织活检病理以系膜增生性肾小球肾炎多见。而 SLE 以非侵蚀性关节炎、肾小球大量免疫复合物沉积（常呈“满堂亮”）、血清 ANA、抗-dsDNA 及抗-Sm 抗体阳性。

3.原发性肾小球肾炎

LN 早期可以单纯肾脏损害为表现，可无明显其他系统受累。血清自身抗体也可以阴性，常导致误诊。特别是 LN 中的Ⅴ型，常误诊为“膜性肾病”或少数被误诊为“膜增生性肾炎”。定期监测自身抗体、补体等血清学指标的变化可资鉴别。

4.其他

以肾病综合征起病而无明显系统性红斑狼疮表现者，应排除原发性肾病综合征；伴有肺出血者应与小血管炎及抗基底膜肾炎鉴别，相关的血清学及自身抗体检测鉴别不难。

六、治疗

狼疮肾炎的治疗应包括免疫抑制治疗和针对相关表现和并发症的支持治疗。

免疫抑制治疗的强度应根据临床表现、血清学检查结果及肾脏病变的组织学活动度确定。对系膜型和增生型狼疮肾炎，免疫抑制治疗的强度与病变的严重程度一致。因此Ⅲ型和Ⅳ型狼疮肾炎的免疫抑制治疗强于Ⅱ型狼疮肾炎的免疫抑制治疗，但是在疾病发展过程中Ⅱ型狼疮肾炎也可进展到Ⅲ型或Ⅳ型。对于单纯的膜型狼疮肾炎，何种治疗最佳，仍存在较大的争议。由于单纯的膜型狼疮可表现出不同程度的蛋白尿，但发生肾衰的危险相对较小，而免疫抑制药物的不良反应较大，因而出现了不同的治疗方案，目前尚没有比较公认的最佳方案。当局灶或弥漫增生型狼疮肾炎与膜型同时存在时，对患者的治疗应依据增生病变的情况。

除免疫抑制治疗的效果外，仍然有一些因素对肾脏的最终预后产生重要的影响，包括治疗前后肾实质损伤的不可逆的程度、血压控制的好坏和肾脏病变复发的情况。所以评价一个免疫抑制治疗方案的效果应该包括两方面，活动期的诱导缓解率和对肾功能远期预后的影响。

支持治疗包括严格控制高血压和高脂血症。高血压是狼疮肾炎非活动期肾功能恶化和肾储备能力丧失的一个重要因素，同时高血压和高血脂又是心脑血管并发症的关键因素。随着医学的发展，死于狼疮活动的越来越少，血管疾病已成为系统性红斑狼疮病史较长的患者的主要并发症。ACEI 和 ARB 在狼疮肾炎中的肾保护作用有待证实，但是越来越多的医生把这类药物用于狼疮肾炎的治疗。

同时对肾外表现应予以重视，如狼疮脑需要强化免疫抑制治疗。

狼疮静止超过 6～9 个月，而且肾功能正常，才可考虑妊娠。

（一）免疫抑制剂

狼疮肾炎常用的免疫抑制治疗方案包括糖皮质激素（如泼尼松龙，以下简称“激素”）联合各种细胞毒性药物或其他免疫抑制剂，如环磷酰胺、硫唑嘌呤或霉酚酸酯；此外还有钙调磷酸酶抑制剂，如环孢素，嘧啶合成的抑制剂来氟米特等。糖皮质激素是高效的免疫抑制剂，是治疗狼疮肾炎的基本药物。患者病情严重或激素减量时还需要加用细胞毒药物或其他免疫抑制剂。

环磷酰胺的一些不良反应，如性腺毒性和出血性膀胱炎，与治疗剂量和疗程相关。因此不宜无节制的延长环磷酰胺的治疗。硫唑嘌呤耐受性较好，可与激素联用或激素减量时使用。霉酚酸酯抑制次黄嘌呤单核苷酸脱氢酶，该酶是单核细胞和淋巴细胞内嘌呤核苷酸从头合成的限速酶，可特异性地抑制淋巴细胞的增生，因此它的耐受性很好。越来越多的数据显示霉酚酸酯在诱导治疗和维持治疗阶段都很有效，可减少或避免环磷酰胺的不良反应。近年来，霉酚酸酯所致严重感染的不良反应已引起广泛关注。环孢素除免疫抑制作用外，还有抗蛋白尿的作用，因此对持续性蛋白尿，并且对其他药物无反应的患者（例如膜型狼疮肾炎），环孢素可能有效，但是环孢素的肾毒性令人担忧。虽然急性的环孢素肾中毒与过高的血药浓度相关且大部分可恢复，慢性的环孢素肾中毒却可以缓慢进展而没有临床表现，直到有明显的肾实质的损伤才被发现。各种免疫抑制剂的药效和不良反应见表 6-3-4。

表 6-3-4　治疗狼疮肾炎的免疫抑制剂的作用及主要不良反应

免疫抑制剂	作用	主要不良反应
泼尼松龙	高效	免疫力低下，高血压，糖尿病，高血脂，库兴综合征，骨质疏松.股骨头缺血性坏死，消化性溃疡，情绪易波动，青光眼，肌病，体重增加
环磷酰胺	高效	免疫力低下，脱发，肝功能损伤，骨髓抑制，性腺毒性，出血性膀胱炎，致畸，肿瘤发生率增加
硫唑嘌呤	有效，耐受性好	免疫力下降，骨髓抑制，胃肠道不适，肝功能异常
霉酚酸酯	高效，耐受性好	免疫力低下，胃肠道不适，贫血，严重感染
环孢素	对蛋白尿较有效	免疫力低下，高血压，肾毒性，神经毒性，上肢震颤，牙龈增生，高血钾，高脂血症

（二）其他治疗方法

既往的研究显示，血浆置换对于接受泼尼松和口服环磷酰胺治疗的弥漫增生型狼疮肾炎的患者没有额外的益处。然而，对于其他严重的并发症，如狼疮脑或血栓性微血管病，可考虑应用。有一些报道认为使用特殊的免疫吸附（例如用蛋白 A 柱）或静脉注射免疫球蛋白有效，后者更适用于合并感染的患者。然而，一些病例中观察到在使用静脉的免疫球蛋白后，疾病有一过性的加重表现。目前正在研究中的新治疗方法包括：阻断协同刺激信号（如 $CTLA_4$-Ig，anti-CD40 配体），诱导 B 淋巴细胞免疫耐受（如 LJP394）及补体成分和细胞因子的特异性抗体。

1.系膜增生型狼疮肾炎的治疗

蛋白尿明显的患者，可以给予中等量糖皮质激素的治疗（如泼尼松龙 30～40mg/天）。激素减量可根据临床和血清学活动情况。对治疗无反应的患者可进展为更为严重的临床类型。

2.轻度局灶增殖性狼疮性肾炎的治疗

可给予中等剂量的糖皮质激素（如泼尼松龙 30mg/d），可同时联合应用硫唑嘌呤或激素减量时加用硫唑嘌呤。如果患者有严重的临床表现，如肾病综合征范围的蛋白尿或肾功能损伤，应注意肾活检取样的偏差，如果血清学提示疾病很活动，提示患者可能是更为严重的增生性狼疮肾炎。

3.重度局灶或弥漫增生性狼疮肾炎的治疗

依据 WHO 分型标准，Ⅲ型和Ⅳ型狼疮肾炎属于同一类型的不同阶段，如果不经治疗，都易迅速进展为慢性肾衰竭。因此重度Ⅲ型狼疮肾炎和Ⅳ型狼疮肾炎的治疗类似。然而有研究发现Ⅲ型狼疮肾炎缓解率和肾脏的长期预后可能比Ⅳ型狼疮肾炎差。这两种类型的狼疮肾炎在发病机制方面是否有差异，仍需要进一步研究。

重度增生型狼疮肾炎的治疗可分成两个部分，诱导缓解阶段和维持阶段。诱导缓解阶段持续 4～6 个月，应联合应用“激素”和细胞毒类药物，使炎症状态尽快缓解，尽可能减少肾实质受损。随着疾病活动的缓解，维持阶段糖皮质激素开始减量，作用相对较弱，但毒性相对较小的药物可代替强效但毒性高的免疫抑制剂。维持使用免疫抑制剂的目标是防止疾病的复发、防止肾功能进展性损伤，同时尽量减少药物的不良反应。

诱导缓解阶段最常用的方案是泼尼松龙联合环磷酰胺。

环磷酰胺可静脉注射或口服。“激素”联合环磷酰胺治疗较单独使用“激素”能更好地保护肾功能，获得更长期的缓解。NIH 的系列研究表明每月静脉使用环磷酰胺比每日口服环磷酰胺不良反应小，这些早期研究中环磷酰胺的使用时间长达 1 年。随后的研究表明甲泼尼龙联合环磷酰胺冲击治疗比单独用甲泼尼龙的临床预后更好。此外，延长静脉使用环磷酰胺的时间(每月冲击治疗一次，使用 6 个月，然后每 3 个月冲击一次，使用 2 年)，与仅在治疗的前 6 个月使用冲击治疗相比，疾病复发率减少，但是较前者性腺功能损害的发生率要高。近来，欧洲有关狼疮肾炎的实验显示低剂量的环磷酰胺冲击治疗(500mg，每 2 周一次，共使用 6 次)，然后使用硫唑嘌呤维持治疗，治疗效果同 NIH 的治疗方案，但感染发生率低。我们的观察显示，先使用泼尼松龙联合环磷酰胺 6 个月，然后使用低剂量的泼尼松龙联合硫唑嘌呤维持治疗，可获得 77%的缓解率，而且环磷酰胺口服 6 个月不会引起严重的不良反应或严重的毒性反应如出血性膀胱炎。有研究显示泼尼松联合静脉用环磷酰胺，2 年的缓解率是 78%；环磷酰胺冲击治疗或甲泼尼龙冲击治疗或两者合用完全缓解率大约是 50%。一项回顾性研究观察了 43 个狼疮患者，分别静脉和口服使用环磷酰胺，在 2 年的观察过程中，两组的肾脏预后相似、缓解率分别是 73%和 90%。尽管各组患者的临床特点和缓解的标准不同，但是就严重不良反应的发生率来说，环磷酰胺使用持续的时间比使用途径更重要。

有研究对使用“激素”联合静脉环磷酰胺治疗的患者进行 36 个月的观察，20%～30%的患者出现血肌酐倍增、117 个月时 21.4%的患者死亡或发展为终末期肾衰，另外 11.7%的患者进展为慢性肾衰竭。有一组对白种患者 2.6 年的观察，使用泼尼松联合口服 8 周的环磷酰胺，12.8%的患者发展为尿毒症、8.1%的人有慢肾衰。另一项研究显示，增生型或膜型狼疮肾炎单用“激素”治疗或“激素”联合另一个免疫抑制剂治疗，追踪 16 年后，慢肾衰的累积发生率为 24%。一项对 21 位中国人的研究共观察 24 个月，经过序贯免疫抑制治疗，有 9.5%的患者治疗失败或血肌酐倍增。我们早期的研究显示序贯免疫抑制治疗的短期预后好，追踪 35 个月肾功能维持稳定。新的随访观察的结果显示肾脏的长期预后同样很好，观察 66 个患者超过 7 年的时间，大部分患者肾功能长期维持稳定、没有患者发展为终末期肾衰和死亡、6.1%的患者逐渐出现肾功能损伤、4.6%的患者在追踪过程中出现血肌酐倍增。

除诱导治疗阶段疾病缓解情况，许多其他因素可影响肾脏的长期预后，包括肾实质损伤不可逆的程度、缓解速度、患者对药物治疗的依从性、血压控制情况、对治疗反应和肾脏纤维化趋势方面的种族差异等。各种研究报告的预后差异较大可能有几种原因，如取材标本的大小是否可反映病变全貌、治疗前的临床特点、种族、免疫抑制剂治疗方案。另外，“激素”的初始剂量、减量速度在不同研究中存在差异，不良反应的严重程度也有不同。到目前为止的研究发现，严重的增生性狼疮肾炎患者肾脏预后差的因素包括：诊断时肾脏的慢性化评分高、已存在肾功能损伤、治疗后未能完全缓解，治疗后血清肌酐超过 2.0mg/dL。也有研究发现与白种人相比，非洲裔的患者治疗后缓解率低。我们注意到确诊时活动度的评分和长期的肾脏预后之间没有关系，其他的研究者也在静脉应用环磷酰胺的患者中有相似的发现，说明发病时病变的可逆性和缓解程度并不能作为评判肾脏预后的重要指标。我们进一步研究了对最终肾功能有明显影响的可能因素，结果显示开始治疗后一年血清肌酐水平和肌酐清除率分别是最终肾功能的独立预测因素。除此之外，治疗前慢性化指数也是最终肌酐清除率的独立预测指标。上述研究均说明肾实质的毁损程度对长期预后有重要意义，因此尽快获得诱导缓解对保护健存肾单位是十分重要的。

缩短环磷酰胺使用的时间可预防如出血性膀胱炎、永久闭经等严重并发症。我们最近的研究显示霉酚酸酯和环磷酰胺的治疗效果相同，但不良反应较轻。国内的多中心临床观察也证实了霉酚酸酯在弥漫增殖性狼疮肾炎诱导缓解治疗中的疗效及安全性。进一步通过重复肾活检阐明霉酚酸酯是通过下调黏附分子减少单核巨噬细胞和淋巴细胞浸润、抑制细胞增生，从而减轻活动性炎症病变。其对肌成纤维细胞和 TGF-β1 的表达影响不显著，慢性纤维化病变无显著减少。但如能在疾病早期病变活动性较强时应用，尽可能地减轻急性炎症，慢性病变的进展可能会得到较大程度的抑制。我们的前瞻、随机对照研究发现接受序贯免疫抑制治疗的患者与接受泼尼松龙联合霉酚酸酯治疗的患者相比有相似的缓解率，长期追踪发现，肾功能相仿，而新的治疗方法发生严重感染、脱发、白细胞下降的不良反应明显减少。最初人们关心霉酚酸酯是否会使早期复发率增加，但在大样本的观察中没有发现。考虑到长期使用霉酚酸酯的安全性，应该观察减慢霉酚酸酯的减药速度和延长使用时间，是否可以改善长期预后。近期有关非洲裔和西班牙裔的狼疮肾炎患者的研究亦显示，在维持治疗阶段，泼尼松联合霉酚酸酯治疗优于泼尼松联合每 3 个月静脉用环磷酰胺或泼尼松联合硫唑嘌呤。霉酚酸酯治疗组比环磷酰胺治疗组死亡率少，肾衰竭少，复发少。随着霉酚酸酯合理应用剂量和应用时间的进一步明确，我们有理由相信它将来有可能代替环磷酰胺，在大部分增生型狼疮肾炎的患者，用于诱导治疗和维持治疗。针对弥漫增殖性狼疮肾炎的诱导治疗，目前国内正在进行一项多中心、前瞻、对照研究，观察另一个新型免疫抑制剂-嘧啶合成的抑制剂来氟米特的疗效及安全性。初步结果发现其与每月静脉点滴环磷酰胺疗效相似，但安全性还有待进一步总结。

4.膜型狼疮肾炎的治疗

系统性红斑狼疮接受肾活检的病例中 25%为膜型狼疮肾炎。单纯膜型狼疮（WHO Va 和 Vb 型）通常表现为蛋白尿，狼疮活动的血清学指标不明显。其发生肾衰竭的危险性相对较低。但是同时合并毛细血管内增生和（或）襻坏死（WHO Vc 和 Vd）的病例进展快，发生肾衰竭的风险高，狼疮活动的血清学指标明显。因此，增生型和膜型狼疮肾炎共同发生（WHO Vc 和 Vd 型）时，应给予中度到强化的免疫抑制治疗，通常用“激素”联合细胞毒类药物治疗。但是，对于单纯膜型狼疮肾炎，治疗方案争议较大，尚无最佳治疗方案。对这类患者可单独给予“激素”治疗或“激素”联合细胞毒性药物或“激素”联合环孢素或非免疫抑制剂治疗（针对只有轻度蛋白尿的病例）。不同的研究者都发现，单独使用“激素”较“激素”联合其他细胞毒类药物如苯丁酸氮芥、环磷酰胺或环孢素预后差。最近的一项研究显示，使用泼尼松龙联合硫唑嘌呤治疗膜型狼疮肾炎，67%的病例蛋白尿缓解，58%的病例肾病综合征缓解。治疗方面的巨大差异与下列因素有关：①单纯膜型狼疮的自然病程相对良性，10 年的肾脏生存率 75%～90%。②对免疫抑制治疗的反应差异大，膜型的缓解率比增生型低。医生需要衡量免疫抑制治疗的益处和不良反应。如果患者仅有轻微的蛋白尿，一些免疫抑制剂显得毒性过大，不宜使用。但是 50%～75%的单纯膜型狼疮患者有严重的蛋白尿，水肿，低白蛋白血症，高脂血症和高凝状态。持续的肾病综合征患者其血管并发症发生率高，血管并发症与狼疮患者的高死亡率和高病死率相关，对这些患者的治疗除了应注意长期肾功能的保护，还应尽量减少尿蛋白，对这些患者应给予积极的治疗，因为只有不到 1/3 的膜型狼疮肾炎对单独应用糖皮质激素有反应，因此临床表现较重的患者可加用细胞毒类药物钙调磷酸酶抑制剂如环孢素。

我们对一组由膜型狼疮肾炎引起的肾病综合征的患者（20 例）进行了前瞻性研究，观察序贯免疫抑制治疗的有效性和耐受性。起始治疗包括口服泼尼松龙（0.8mg/kg · d）联合口服环磷酰胺（2～2.5mg/kg · d）。泼尼松龙 6 个月内逐渐减量到 10mg/d，而口服硫唑嘌呤（2mg/kg · d）代替环磷酰胺进行维持治疗。12 个月内，55％的患者完全缓解，35％的患者部分缓解，2 位患者对治疗无反应。平均观察 74 个月，肾功能保持稳定，8 例患者复发。治疗的头 12 个月内的早期并发症包括带状疱疹（40％），轻微的呼吸道或泌尿道感染（25％），轻微的白细胞减少（15％）和一过性的闭经（14.3％）。未发现出血性膀胱炎，永久闭经，血管并发症和死亡。因此，对于有严重蛋白尿的单纯膜型狼疮肾炎的患者，可考虑这种序贯治疗。

七、狼疮肾炎的复发和长期治疗

狼疮肾炎治疗的最终目标是防止狼疮肾炎复发，保护肾功能，尽可能减少并发症，促进患者的恢复。目前的数据表明维持治疗阶段大部分患者能很好地耐受低剂量的泼尼松龙单独使用或泼尼松龙联合硫唑嘌呤或泼尼松龙联合霉酚酸酯。我们发现仅 4.5％的患者在维持治疗期间需要提前停药。肾脏长期预后不良的因素包括治疗前血肌酐水平升高，病理发现新月体，治疗后血肌酐升高，大量蛋白尿，高血压，慢性化评分高，男性，非洲裔和社会经济地位低下者。在追踪的过程中要监测复发的指标。如果患者的血清学指标活动度升高，需要更密切的监测。目前，对于血清学异常，但未出现临床症状时是否需要增加免疫抑制剂的剂量仍存在争议。对不同患者应根据其自身情况考虑，特别应考虑既往复发史和疾病的发展过程。

我们对一组经过序贯免疫抑制治疗的中国人追踪观察了 7 年，复发率 39.1％，与另一组接受静脉环磷酰胺诱导治疗患者的复发率相近，但是后一组患者复发的时间相对较迟，缓解期的中位数 79 个月，这与持续 3 年的环磷酰胺维持治疗有关。另有一项研究报道，一组患者经静脉环磷酰胺冲击治疗或甲泼尼龙冲击治疗或两者联用的患者，总复发率 45％。这两项研究均发现经过治疗不能完全缓解的患者狼疮的复发率高。虽然狼疮肾炎的多次复发，易引起肾衰竭，但是在我们的系列研究中无论是易复发者或不易复发者，在随诊观察中，肾功能均能维持稳定。这种表面的矛盾现象可能与复发的严重程度和复发后再次缓解的速度有关。另一项近期的研究对比两组患者，先用泼尼松联合环磷酰胺诱导治疗，缓解后一组泼尼松联合霉酚酸酯维持治疗，另一组用泼尼松联合每 3 个月静脉环磷酰胺或泼尼松联合硫唑嘌呤治疗，两组相比霉酚酸酯组复发率低，提示霉酚酸酯联合低剂量的泼尼松可用于早期维持治疗阶段。霉酚酸酯的减量方法和最佳使用时间仍需研究。

高血压和高血脂是狼疮肾炎患者常见的并发症，分别达 1/3 和 1/5。高胆固醇血症常见于持续性蛋白尿的患者。因为这些并发症可加速狼疮患者动脉硬化，增加冠状动脉疾病的发生率，从而增加病死率和死亡率，因此需要严格的预防和治疗。根据报道，狼疮肾炎 48％的死亡由心血管事件引发。对狼疮肾炎，ACEI 和 ARB 除降血压外，是否可保护肾功能或减少尿蛋白尚不清楚。长期随访的狼疮肾炎患者，还需监测骨质疏松情况，注意结核等条件致病菌感染监测发生恶性肿瘤的情况（特别是环磷酰胺用量大的患者）。另外，缓解期的患者是否可以妊娠及妊娠的最佳时间需要仔细考虑。

第四节　肾结核

肾结核在泌尿生殖系结核中占有重要地位。泌尿生殖系其他器官结核，大多继发于肾结核。因此，既要把泌尿生殖系结核作为全身结核病的一部分，也要把泌尿生殖系某一器官结核作为整个泌尿系统结核病的一部分。结核杆菌侵入肾脏，首先在双肾毛细血管丛形成病灶，但不产生临床症状，多数病灶由于机体抵抗力增强而痊愈，此时称为病理性肾结核。

一、流行病学

结核病（TB）是一个重大的全球卫生问题。根据最近的一份世界卫生组织报告，在 2011 年，约有 900 万的新发结核病例，此外有 140 万人死于结核。从 1999—2020 年，如果控制措施没有改善，那么将会出现约 10 亿例新发病例。在发达国家，结核病通常发生于老年人和拥有高患病率国家的移民。人类免疫缺陷病毒（HIV）感染的患者结核的感染率为普通人的 100 倍，且结核是其最常见的机会性感染。在慢性肾脏疾病（CKD）患者中结核也很常见，尤其是当合并有解剖学异常或免疫抑制的情况时。有报道称，在一些流行地区，高达 9％的血液透析患者、9％的肾移植接受者及 12％的肾病综合征儿童患有结核病。对于非 HIV 感染的活动性结核患者中，约 5％可发生泌尿生殖器结核。它主要继发于有症状或无症状的基础的肺部病变。肾脏结核病的发生也可能是粟粒性肺结核（败血症型）并发症。

近年来，耐多药（MDR）结核病和广泛耐药（XDR）结核病的发病率有所上升。根据世界卫生组织估计，2001 年有 630000 例耐多药结核病患者。这种现象给消灭结核病带来了困难。

二、病因

结核菌为非孢子类严格需氧杆菌，它可在革兰染色中呈现弱阳性，并且能抗酸和抗乙醇脱色。分枝杆菌的脂质壳（“血脂屏障”）含有能够抗蛋白水解作用和吸收吞噬溶酶体作用的分枝菌酸。此外，分枝杆菌含有胞壁酸二肽，能够刺激 T 细胞反应，诱发特征性肉芽肿。其细胞壁糖脂类能够抑制巨噬细胞的功能。惰性脂质和表面蛋白的外周保护使得分枝杆菌能够生存于吞噬细胞内并且长期潜伏。

大多数结核包括生殖泌尿系结核是由结核分枝杆菌引起的，而其他分枝杆菌可能很少引起临床疾病，结核分枝杆菌包括鸟分枝杆菌、堪萨斯分枝杆菌、牛分枝杆菌、偶发分枝杆菌和斯氏分枝杆菌。

三、发病机制

肺结核的临床及病理表现取决于病原体的毒性和宿主免疫反应的有效性。宿主反应可能导致感染完全被抑制或不同程度的疾病。应变差异也决定受感染者是否发展为原发性结核病、TB再激活或保持慢性无症状感染。低血清25羟维生素D水平可能会损害细胞免疫,并提高隐匿性结核病活化的风险。当1～5μm大小的感染液滴沉积在呼吸道、扁桃体窝或胃肠道,包含非特异的、无症状肉芽肿的病灶开始形成。结核菌可从原发灶引流到区域淋巴结,引起扩散,导致原发综合征。原发综合征常无症状并且有自限性。

区域淋巴结的杆菌也可以通过胸导管进入血液,导致其扩散到机体各种地方,包括肾皮质。结核杆菌引起的炎症反应,可导致肉芽肿形成,这些肉芽肿可能修复形成瘢痕或多年保持休眠状态或破裂进入肾单位的近曲小管。在肾单位杆菌被困在亨利袢平面,并在此繁殖。肾髓质中相对较差的血流量、高渗性和高氨浓度可降低免疫反应,有助于髓质肉芽肿形成。这些含有巨噬细胞的肉芽肿(结核球),可能发生凝固性坏死,形成干酪样物质,并可偶尔破裂进入肾盂肾盏。

肾髓质是临床肾结核最常见的部位,通常累及单侧。当这种干酪病灶破裂进入集合系统,会形成空洞和溃疡,导致受累的肾乳头可能脱落、坏死。肾脏发生纤维化和瘢痕愈合时,导致肾脏狭窄和梗阻。由于核蛋白解体释放磷酸根离子及细胞膜损伤释放钙离子累积,细胞内出现钙化。这些病损可能含有活的分枝杆菌,这种营养不良性病变应考虑活动性疾病而不是一种愈合的表现。营养不良性结构损伤钙化可能导致无功能肾,也叫作“油灰肾”或“水泥肾”。结核病可能会蔓延到相邻的结构,输尿管炎较为常见,并可导致狭窄性和梗阻性尿路病。

生殖道的并发症也很常见。70%～80%的有泌尿道结核的男性伴有前列腺炎、附睾炎、精囊炎、睾丸炎或寒性脓肿。对于女性,生殖道并发症并不常见;但如果存在的话,通常表现为输卵管炎,常于诊断不孕症时确诊。肾移植也可以将结核病传播给受体。

四、临床表现

尿路结核可无症状或可表现为其他疾病。患者可也可出现全身症状或与下尿路、腹部或生殖器有关的症状。大多数患者年龄在20～40岁,其中男性和女性比例为2∶1。因为活动性泌尿生殖系统结核常在原发感染后5～15年内出现,故在儿童中比较少见。结核病的危险因素包括密切与痰涂片阳性患者的个体接触、流浪者、免疫抑制、感染HIV或获得性免疫缺陷综合征(艾滋病)、糖尿病、慢性肾脏病、维生素D缺乏和其他消耗性疾病。

大致25%的患者没有临床或实验室异常的证据,而是在诊断其他疾病、手术过程中或在尸检的调查研究时发现结核。另外,25%有无症状的尿检异常,通常表现为持续性无症状的脓尿或血尿。对于持续性脓尿的患者,常规的尿培养细菌不增长,且尿液通常呈酸性,因此被称为无菌酸性脓尿。对于有症状的患者而言,超过75%的结核患者发生下尿路症状,如尿频、尿急、排尿困难、夜尿增多、脓尿和血尿。尿频是早期症状,常由膀胱炎症导致。而夜尿症则由尿浓缩机制的缺陷引起。

反复发作的无痛性肉眼血尿常提示泌尿系结核的可能。然而需要注意的是，肾小球疾病如 IgA 肾病也可出现该症状。泌尿系结核的肉眼血尿是由于溃疡病变出血、尿路上皮炎症或空腔附近的血管破裂而引起的。当泌尿系结核伴有结石、血块、乳头脱落或其他原因导致的急性梗阻时，可能出现绞痛。

在疾病晚期，膀胱容量减少的相关症状如尿频、尿急会出现。也可能伴有不完全排空、易感染和继发性膀胱输尿管反流（VUR）。在慢性输尿管梗阻中，肾肿大、肾周感染或肾紧缩都会导致腰部钝痛。严重的耻骨上疼痛、背痛及排尿困难提示急性结核性膀胱炎。由于纤维化和膀胱壁收缩是愈合过程的一部分，结核性膀胱炎患者在抗结核治疗后可出现尿频、尿急恶化，这并非治疗无效。脓尿发作也是肾结核的表现之一，它提示继发细菌感染或破溃的干酪病灶进入集合系统。适当抗结核治疗后仍存在持续性脓尿则提示需要对泌尿系结核进行评估。高达 50%的长期肾结核患者可出现轻度肾小管性蛋白尿（1g/24h）。约 15%的肾结核患者的蛋白尿＞1g/24h，一些患者可发展成由淀粉样变引起的肾病综合征。肾结核患者发生系膜增生性肾小球肾炎也有报道，但较为罕见。

贫血在非粟粒型结核的患者中低于 20%，但贫血在 CKD 患者的发生频率较高。少数患者有肾性尿崩症。肾小管性酸中毒也可能发生。继发于梗阻性尿路病的肾小管间质病变可引起低肾素醛固酮减少症。肾功能通常是正常的，但如果双肾被广泛破坏时可引起 CKD 持续进展。

一些有泌尿系结核的患者表现为肾小球过滤率降低、脓尿、镜下血尿和蛋白尿，但尿培养结核杆菌多次为阴性。这些患者对抗结核化疗联合糖皮质激素的治疗很敏感。泌尿系结核患者的肾脏大小正常但表现出弥漫性间质性肾炎，在 75%的活检样本中含有带结核杆菌的干酪性肉芽肿。高血压在肾结核中并不常见，但在炎性病灶附近的血管内膜增生可导致局部缺血和肾素释放。当患者有无功能肾时，肾切除可改善高血压。7%～18%泌尿系结核患者伴有肾结石，而 20%～50%的患者中可有大肠杆菌继发感染。

男性泌尿系结核的生殖器受累较为常见。附睾炎可出现阴囊不适、出现包块或冷脓肿破溃，这些都会导致后阴囊窦不愈合。输精管的增厚可能造成“串珠”改变。前列腺结核可出现轻微的泌尿系症状和会阴部疼痛。患者的前列腺可能是硬的或宽松的。阴茎和尿道结核可出现狭窄、瘘管、溃疡或丘疹坏死性皮肤病变。血精、精液量减少和不孕等也是生殖系统受累的表现。结核分枝杆菌可对性伴侣直接传播。

女性中肾结核患者中只有 5%有生殖器结核。在女性生殖器受累的主要表现是输卵管炎造成的不孕症。炎症也可能引起继发性闭经、阴道出血和盆腔疼痛。

不到 20%的患者有全身症状，如发热、消瘦、盗汗、乏力和厌食，并提示在其他器官有活动性感染或泌尿系统的继发性细菌感染。在所有有症状的患者中，必须进行详细的检查，以确定肺、淋巴结或骨骼结核病。超过一半的病例中，胸片可显示是否有活动或治愈的结核病变。

五、病理学

泌尿系结核可能表现为粟粒性或溃疡性空洞状的病理过程。粟粒性结核病形式较为罕见，主要出现在免疫受抑制的个体中。肾脏的大体形态富有特征性，皮层布满黄白色针头大小的质硬结节，在显微镜显示为几个合并的肉芽肿，中央呈干酪样坏死。

在更为常见的溃疡性空洞样变中，肾脏最初外观正常的或在肾表面出现黄色结节。在切面中，在肾锥体或髓腔中可以看到肉芽肿和溃疡。较大的空腔容器也可能充满干酪样物质，并与集合系统相通。其他检查结果包括肾盏漏斗区的多发溃疡、与肾盏扩张有关的肾积水、伴尿道溃疡或狭窄的肾积水和肾盂积脓和肾周脓肿。膀胱可出现溃疡、严重纤维化和挛缩。

在疾病早期，显微镜下可观察到吞噬细菌的中性粒细胞浸润。随后的组织学改变取决于病原体的毒性和细胞介导的免疫功能。通过有效的细胞介导的反应，结核病灶可形成结核肉芽肿，它由上皮样细胞、朗格汉斯细胞包绕吞噬结核杆菌的巨噬细胞组成。在有效性较差的免疫应答中，常可伴有干酪样坏死，其特点是无定形、由奶酪状嗜酸性物质取代正常的组织结构。干酪样坏死病灶常提示结核病灶是活动性的。随后干酪样坏死病灶可能钙化。营养不良性钙化提示活动性结核，而非愈合的一种表现。

肾脏也可因淀粉样变性或弥漫性增生性肾小球肾炎导致扩大。在结核性间质性肾炎中，在正常大小和尿培养阴性的肾脏间质中也可伴有肉芽肿。

六、诊断

近期暴露于结核感染、老年人、免疫力低下个体和其他部位结核患者都是具有患泌尿系结核的高危因素。目前在50%的泌尿系结核患者有无菌性白细胞尿，故有无菌性白细胞尿也可怀疑。T结核菌素试验（结核菌素试验）可用于证明结核菌感染（或卡介苗前免疫），但不一定为结核病。阳性反应仅提示事先接触抗原，而不表示活动性感染。在结核病流行国家，无免疫抑制状态下测试阴性有助于排除结核感染。CKD4 或 CKD5 的患者，尤其是在营养不良的状态下，可以表现为无反应性，出现假阴性结果。结核特异的酶联免疫吸附（ELISPOT）检测有助于快速确诊，在大多数国家正逐步取代结核菌素试验。

尿培养结核杆菌是泌尿系结核的确诊实验。连续 3～5 天完全排空的晨尿样本在两个标准的固体分枝杆菌培养基（以鸡蛋为基础的 IJ 培养基和 Middlebrook 7H10 琼脂培养基）培养 6～12 周。这些透明的媒介使菌落在早期肉眼可见。药敏试验可用于选择最佳化疗药物，但其需要额外的 6～12 周时间。用抗酸染色尿抗酸杆菌直接的诊断是不可靠的，因为一种腐生生物——耻垢分枝杆菌，容易被误认为是结核杆菌。

结核病的快速诊断方法日渐增多。利用辐射培养基对抗酸杆菌进行分离，在 9 天内可获得阳性生长。可溶性抗原荧光抗体血清学试验和聚合酶链反应（PCR）可用于结核病的早期诊断。ELISPOT 检测可以作为体外诊断测试和测定 T 细胞特异的结核分枝杆菌抗原。测试结果不受前结核菌素试验或低 CD4 细胞计数的影响。另一个简单可靠的测试是使用全血，通过接触过结核杆菌抗原的白细胞释放的干扰素测定来检测的，其优势是可在 24 小时内获得结果。采用侧流测定尿中脂肪阿拉伯甘露聚糖（LAM）是一种简单、快速的测试，并可用于晚期 HIV 感染且 CD 计数少于 200 个细胞/微升的结核病患者，该测试可在 30 分钟内取得结果。WTO 认可的一种基于卡盘的、快速、可靠的自动化测试（XP ERT MTB/RIF）可用于确定结核分枝杆菌的基因组中的靶核酸序列。该检测可通过 PCR 识别结核分枝杆菌的特异性 DNA 序列和利福平抵抗性，其结果可在 2 小时内产生。超声引导针吸细胞学检查在尿培养阳性的肉芽肿性病变患者可作为诊断工具。组织学诊断是通过干酪样坏死、上皮组织细胞松散的聚集体和朗汉斯巨细胞组成的病理三联征识别的。一旦做出泌尿生殖系结核的诊断，影像学检查评估疾病严重程度是必不可少的。中、晚期肾结核广泛的营养不良性钙化的可称为"积云钙化"。在 60%～70%的患者中，胸部及脊柱 X 线平片显示活动或治愈的结核病变。排泄性尿路造影异常可见于 70%～90%的患者。肾盂顶端受累导致的痉挛、不完全充填、畸形、漏斗部狭窄、多发输尿管狭窄、肾积水，输尿管积水或不显影肾都可能存在。肾盂最初表现为扩张，最终可被消除，并导致畸形的外观表现：肾盂上提。不规则或多发狭窄导致串珠状或螺旋状的输尿管或肾盂积水外观。而后输尿管全程可增厚和变直，呈"腊肠状""串珠状"改变。膀胱可表现得不规则、发生纤维化及膀胱输尿管反流。顺行或逆行肾盂造影可确定输尿管狭窄的数量、长度和位置，并协助越过狭窄段输尿管行支架置入术。高分辨率超声排除阻塞和进一步研究实质中的肉芽肿、小脓肿、增厚的膀胱黏膜和钙化很有效果。高分辨率超声最早发现是黏膜增厚和肾盏变形。

计算机断层扫描（CT）是识别肾实质瘢痕、钙化和空洞性病变的最敏感的方法。皮质变薄是一种常见的 CT 发现，可能是局灶性的或广泛性的。在全身麻醉下膀胱镜检查有助于显示黏膜病变、高尔夫球洞形输尿管口或膏状的干酪样物质病变。由于结核病传播的风险，在疾病的急性期应避免活检。

七、鉴别诊断

结核病的临床表现和许多疾病相似。慢性非特异性泌尿系感染可能与肾结核相混淆，由于 20%的肾结核病例伴有继发的细菌感染，两者可能会进一步混淆。对普通抗生素治疗无效的尿路感染患者应引起怀疑是否存在泌尿系结核感染。在结核流行地区，导致反复无痛性血尿的疾病，如 IgA 肾病、血吸虫病及间质性膀胱炎可能被误诊为结核。对于间质性膀胱炎，类似于结核性膀胱炎的下尿路症状可能出现，但尿检不显示肉眼脓尿，且抗酸杆菌培养阴性。在放射学检查中，慢性肾盂肾炎、肾乳头坏死、髓质海绵肾、肾盏憩室、肾细胞癌、黄色肉芽肿肾盂肾炎和多个小的肾结石需要与泌尿系结核区分。在一些假结核性肾盂肾炎的报道中，在肾实质能发现类似结核病的干酪性肉芽肿，但在肾组织和尿培养没有检测到分枝杆菌和其他微生物。

八、治疗

肾结核在治疗上必须重视全身治疗并结合局部肾脏病变情况全面考虑，以选择最恰当的治疗方法才能收到比较满意的效果。

（一）一般治疗

包括适当的休息和医疗体育活动以及充分的营养，除需手术治疗者外，一般可在门诊治疗和观察。

(二)抗结核化学药物治疗(简称化疗)

在链霉素等抗结核药发现之前,临床上一旦肾结核之诊断确立,其唯一的治疗方法就是肾切除。随着高效、低毒而价廉的多种抗结核药物的临床应用,对肾结核的疗效有很大提高,甚至对于较严重的病例,抗结核药物治疗后仍可获得意想不到的临床及X线的显著改善。目前肾结核已很少需要外科手术治疗。抗结核药物治疗的基本条件为病肾功能尚好和尿液引流无梗阻。抗结核药物治疗后肾结核死亡率为1%～4%,未手术、未治疗者5年生存率不足30%。

1.抗结核药物治疗适应证

①临床前期肾结核。②局限在一组大肾盏以内的单侧或双侧肾结核。③合并肾外活动性结核,暂不宜手术者。④孤立肾肾结核。⑤双侧肾结核,属晚期不宜手术者。⑥合并有严重疾病不宜手术者。⑦配合手术治疗,作为术前和术后用药。

2.抗结核药物治疗的原则

早期、联合用药、适量、规律和全程使用敏感药物,彻底治疗。最常见的治疗失败的原因是治疗不充分。

3.常见抗结核药物

由于各种抗结核药物有其药理特点,药物应用的要求和注意点也各有不同。现简要介绍常用的抗结核药物如下:

(1)异烟肼:其作用主要是抑制结核菌脱氧核糖核酸(DNA)的合成,并阻碍细菌细胞壁的合成。具有杀菌力强、可以口服、不良反应少及价廉等优点。口服后吸收快,渗入组织,杀灭细胞内外的代谢活跃的结核杆菌,70%从肾排泄。常用剂量为每日300mg,一次口服。本药常规剂量很少发生不良反应,偶见周围神经炎(维生素B_6不足所致)、中枢神经系统兴奋或抑制、肝脏损害(血清丙氨基转氨酶升高)等。使用一般剂量异烟肼时,无必要加用维生素B_6,以免影响异烟肼的疗效。

(2)利福平:是利福霉素的半合成衍生物,是广谱抗生素。其作用机制在于抑制菌体的RNA聚合酶,阻碍其mRNA合成。利福平对细胞内外代谢旺盛及偶尔繁殖的结核菌(A、B、C菌群)均有作用,常与异烟肼联合应用。空腹口服450～600mg,每日1次。本药不良反应轻微,偶有消化道不适、流感样症状、短暂性肝功能损害、血小板减少和间质性肾炎。长效利福霉素类衍生物利福喷丁(DL473)在人体内半衰期长,每周口服一次,疗效与每日服用利福平相仿。螺旋哌啶利福霉素(利福布丁)对某些已对其他抗结核药物失效的菌株(如鸟复合分枝杆菌)的作用较利福平强。

(3)吡嗪酰胺:能杀灭巨噬细胞内、酸性环境中的结核杆菌。剂量:每日1.5g,分3次口服。主要毒性为肝损害(黄疸和转氨酶升高),应每2周检查1次肝功能,偶见高尿酸血症、关节痛、胃肠不适等不良反应。

(4)链霉素:为广谱氨基苷类抗生素,对结核杆菌有杀菌作用,能干扰结核菌的酶活性,阻碍蛋白合成。对细胞内的结核杆菌作用较小,在pH7.7～7.8时作用最强,低于5.5～6.0时作用明显减弱,如同时服用碳酸氢钠碱化尿液可增强其疗效。剂量:每日肌内注射1g(50岁以上或肾功能减退者可用0.5～0.75g)。间歇疗法为每周2次,每次肌内注射1g。妊娠妇女慎用。

注射链霉素后可出现口周麻木,如不严重可继续应用,常在使用中逐渐消失。主要的不良反应是对第8对脑神经前庭支的影响,表现为眩晕、耳鸣、耳聋,严重者应及时停药,肾功能严重减损者不宜使用。少数病例可出现过敏性休克。其他氨基苷类抗生素,如卡那霉素、卷曲霉素、紫霉素等虽亦有抗结核作用,但效果均不及链霉素,不良反应相仿。

(5)乙胺丁醇:对结核杆菌有抑菌作用,与其他抗结核药物联用时,可延缓细菌对其他药物产生耐药性。该药吸收及组织渗透性好,对干酪纤维病灶也能透入。剂量:25mg/kg,每日1次口服,8周后改为15mg/kg,不良反应甚少为其优点,偶有胃肠不适。毒性反应的发生率与剂量有关。剂量过大时可引起球后视神经炎、视力减退、视野缩小、中心盲点等,一旦停药多能恢复。在治疗过程中应定期检查视力与辨色力。

(6)对氨基水杨酸钠:为抑菌药,能加强链霉素及异烟肼的抗结核作用,可延缓对其他药物发生耐药性。其抗菌作用可能在结核菌叶酸的合成过程中与对氨苯甲酸(PABA)竞争,影响结核杆菌的代谢。服药后1～2小时血浆浓度可达高峰,4～6小时后血中仅存微量。剂量:成人每日8～12g,分3～4次口服。不良反应主要为食欲减退、恶心、呕吐、腹泻等。本药饭后服用可减轻胃肠道反应,亦可每日12g加于5%～10%葡萄糖液500mL中避光静脉滴注,1个月后仍改为口服。

(7)环丝氨酸:抗菌谱较广,只对人类结核病有效。对异烟肼、链霉素、对氨柳酸耐药的结核杆菌用环丝氨酸有效。其作用相当于对氨柳酸,较链霉素差。口服剂量每日不超过500mg,分2次口服,一般与异烟肼、链霉素合用。不良反应较严重,主要影响中枢神经系统,如头晕、抑郁、惊厥、癫痫样发作等。若出现反应应减量。在可能发生中毒时,加用苯巴比妥或苯妥英钠。

4.抗结核药物的选择

病灶中的菌群常包括数种生长速度不同的结核菌。A群:生长繁殖旺盛,在细胞外,致病力强,传染性大,多在疾病的早期活动性病灶内、空洞壁内或空洞内,易被抗结核药物所杀灭,尤以异烟肼效果最好,起主要杀菌作用,链霉素及利福平亦有效,但不及前者。B群:为细胞内菌,存在于巨噬细胞内,细菌得到酸性细胞质的保护能够生长,但繁殖缓慢。吡嗪酰胺在pH<5.5时,杀菌效果最好。利福平次之。C群:为偶尔繁殖菌,存在于干酪坏死灶内,生长环境对细菌不利,结核菌常呈休眠状态,仅偶尔发生短暂的生长繁殖,仅对少数药物如利福平敏感。B群与C群菌为顽固菌,常为日后复发的根源,仅暂时休眠,可能存活数月、数年,亦称"持续存活菌"。D群:为休眠菌,病灶中有少量结核菌完全处于休眠状态,无致病力及传染性,对人体无害。任何药物对其无作用,多数自然死亡或被吞噬杀灭,很少复发。上述按细菌生长繁殖分组对药物选择有一定指导意义。

由于抗结核药种类繁多,最理想的应该是对结核杆菌敏感,在血液中达到足以制菌或杀菌的浓度,并能为机体所忍受。现在对各种抗结核药的深入研究疗效观察,认为异烟肼、利福平、吡嗪酰胺及链霉素是抗结核的第一线药物。异烟肼杀结核杆菌能力强,对细胞内外繁殖的结核杆菌均有杀灭作用,并能透进干酪性病灶及巨噬细胞内。利福平能在短期内杀灭分裂中的结核杆菌,并能进入肾空洞及巨噬细胞内。吡嗪酰胺在酸性环境中有更强的杀菌作用,能透入巨噬细胞内,而巨噬细胞内的pH低,正是吡嗪酰胺发挥杀菌作用的场所。链霉素对分裂旺盛的结核杆菌有很好的杀灭作用，它能透进结核脓腔。目前认为最有效的抗结核治疗药物为：异烟肼、利福平和吡嗪酰胺。常用的杀菌剂有：异烟肼、利福平、链霉素和吡嗪酰胺，抑菌剂为乙胺丁醇。喹诺酮类抗菌药亦可作为备用药物。

5.常用的治疗方案有以下几种

(1)经典疗法：国内外大都采用长程疗法，持续服用18～24个月。最少要在1年以上。多采用3种抗结核药物治疗6个月后，再联用2种抗结核药1年，总疗程18个月。公认此法的疗效可靠，复发机会少。即先用异烟肼、利福平和吡嗪酰胺6个月，以后用异烟肼和利福平继续至疗程结束。而有学者认为由利福平和乙胺丁醇组成的“两期疗法方案”为：前期开始强化阶段1～3个月，应用异烟肼、利福平及乙胺丁醇或链霉素三种抗结核药联合服用，后期为继续阶段每4～12个月异烟肼及利福平或乙胺丁醇两种抗结核药联合服用，如此使用，其疗效可显著提高，即使给药期在12个月以内亦可取得很好的疗效。长程疗法的主要缺点是服药时间过长，致使患者不能坚持规则服用药物，常有漏服、加服、乱服等现象，致使细菌出现耐药，药物疗效降低，尿结核杆菌持续阳性或结核控制后又有复发。

(2)短程疗法：至少需要应用两个杀菌药，如异烟肼、利福平、吡嗪酰胺，再加上一种半杀菌药，如链霉素等。其目的是尽快杀灭结核病灶中的结核杆菌，使病变组织修复取得持久的临床治愈。Gow的短程疗法为4个月，初两个月为吡嗪酰胺25mg/(kg·d)(每日最大剂量为2g)，异烟肼300mg/d，利福平450mg/d，如肾脏和膀胱病变严重则可加用链霉素肌内注射，每日1g；后两个月为异烟肼600mg，每周3次，利福平900mg，每周3次。有学者应用的短程疗法为9个月方案，第1个月为异烟肼300mg，利福平600mg，为每日1次；以后8个月给异烟肼900mg和利福平600mg，每周2次，可取得很好效果。短程疗法的优点是：治疗时间较长程疗法缩短一半或更多时间，减少用药总量，减少慢性药物中毒机会，节约费用，易取得患者合作，可规律服药。

(3)非复杂性尿路结核很可能是由对药物敏感的结核菌引起，下列方案治疗效果好：开始2个月，每天用利福平、异烟肼和吡嗪酰胺；接下来4个月，每天用利福平和异烟肼。这种疗法对女性患者特别有效。而涉及有关前列腺里隐蔽病灶的男性患者，我们推荐这种疗法加用3～6个月。如果不能耐受吡嗪酰胺，我们推荐女性患者用利福平和异烟肼治疗9个月，男性患者则再加用3～6个月。

(4)有肾脏干酪样破坏或男性明显的生殖系结核患者，推荐延长异烟肼和利福平的用药时间，至少用两种杀菌剂最少12～18个月。

(5)任何可能是耐药性结核菌感染的患者应该接受由异烟肼、利福平和吡嗪酰胺(保证至少使用两种杀菌剂)构成的治疗，加上下列药物中的一种：乙胺丁醇、氧氟沙星或链霉素。一旦得到药敏结果，就要相应的调整方案。如果情况允许使用两种杀菌剂，我们推荐对耐药患者使用最少12个月的治疗。如果只允许使用一种杀菌剂加乙胺丁醇，则推荐使用最少24个月的治疗。

(6)艾滋病患者结核感染治疗的初步经验表明9～12个月的治疗可能是足够的，尤其是早期2个月用异烟肼、利福平和吡嗪酰胺。然而，这个有免疫损害患者复发的可能性是必须考虑的。对艾滋病病变期患者，要考虑更长疗程的治疗或重新治疗。

(7)由于不良反应而不能耐受三种主要杀菌剂中至少两种的患者，一种杀菌剂加上一种抑菌剂(如乙胺丁醇)应使用24个月。

由于结核杆菌在接触抗结核药后其生长受到抑制，其生长期延缓，因此，抗结核药的应用可根据这些特点间歇用药，将给药时间间歇在1天以上，也可取得与连续长程疗法相同的效果。国内一般在最初3个月内按长程疗法用药，以后再改用间歇用药治疗，但药物的用量与长程疗法相同，因此不良反应较少，疗效也较好。

6.随访

所有初发的病例必须进行抗微生物敏感试验(因为近年来耐药结核病不断增加)，治疗效果不佳者也应做药敏试验，是否治愈需以培养结果为依据。治疗中每月查尿常规和尿结核杆菌培养，以此调节剂量和选用药物。每3个月做1次B超或IVP,以便及时发现在治疗过程中发生尿路梗阻所造成的“治愈”。尿路梗阻需外科治疗以挽救肾功能。化疗结束后患者仍需强调继续长期随访观察，每半年做尿常规、尿结核菌培养3次及B超或IVP检查至少3～5年，有肾钙化者应追踪至钙化灶和肾功能稳定。如有复发，要按药敏给予抗结核治疗。

7.治愈和停药标准

在化疗过程中，必须密切注意病情变化，定期进行各种有关检查，若病变已经达到愈合，则可考虑停止用药。治愈标准为:尿常规正常6个月，IVP提示病变稳定超过1年，多次尿结核杆菌培养阴性(连续半年结核杆菌阴转)。目前认为可以停药的标准如下:①尿路刺激征完全消失。②全身情况明显改善，血沉、体温正常。③反复多次尿液常规检查正常。④尿沉渣抗酸杆菌检查长期多次阴性。⑤尿结核菌培养、尿豚鼠接种均为阴性。⑥无肾外活动性结核病灶。⑦IVP检查提示病灶稳定或已愈合。

(三)外科治疗

虽然目前抗结核药物治疗可以使大部分肾结核患者得以控制、治愈，但仍有部分患者对化疗无效，仍需进行手术治疗。有学者报告经过9个月的抗结核治疗，仍有52%的外科标本有新鲜结核病灶。一般认为，有下列情况者应考虑手术治疗:①一侧肾病变严重，估计化疗不能消灭结核菌和恢复肾功能，而对侧肾功能无明显损害者。②进行性输尿管狭窄，造成尿路梗阻者。③肾血管受侵蚀，导致严重尿路出血者。④结核性闭合性脓腔或有顽固性瘘管者。肾切除术前抗结核药应强化化疗4～8周;保留肾组织的手术和修复重建术术前抗结核药化疗需3～6个月。术后需继续使用抗结核药至少1年，以巩固疗效。

1.全肾切除术

适应证为:①单侧肾结核病灶破坏范围较大，在50%以上。②全肾结核性破坏，肾功能已丧失。③结核性脓肾。④双侧肾结核，一侧严重破坏，对侧病变较轻时，可切除病重侧肾。⑤自截钙化肾。⑥肾结核合并大出血。⑦肾结核伴有肾盂输尿管梗阻，继发感染。⑧肾结核合并难以控制的高血压。⑨结核杆菌耐药，药物治疗效果不佳。

2.肾部分切除术

由于抗结核药治疗往往收到良好效果，因此部分肾切除术较少进行。适应证为:①局限在肾一极的1～2个小肾盏的破坏性病变，经长期的抗结核药物治疗而未能奏效。②1～2个小肾盏结核，漏斗部有狭窄引流不畅者。③双侧肾结核破坏均轻而长期药物治疗无效。④局限性钙化灶经 6 周药物治疗后无明显改进，钙化灶逐渐扩大，可能破坏整个肾脏。如果孤立的有功能的肾脏需做部分肾切除术时，则至少应保留 2/3 的肾组织，以免术后引起肾功能不全。

3.肾病灶清除术

主要用于治疗闭合性结核性脓肿。目前随着影像学技术的改进，一般不需要进行手术治疗，可在 B 超引导下行脓肿穿刺术吸出脓液，腔内再用抗结核药。

参考文献

[1]田淇第，陈爱武，张其昌.消化系统慢性病诊断与治疗[M].郑州：河南科学技术出版社，2021.
[2]王吉耀，葛均波，邹和健.实用内科学[M].北京：人民卫生出版社，2021.
[3]王建祥.血液系统疾病诊疗规范[M].北京：中国协和医科大学出版社，2020.
[4]毕丽岩.呼吸内科学高级医师进阶[M].北京：中国协和医科大学出版社，2020.
[5]王朝晖.消化内科急危重症救治手册[M].郑州：河南科学技术出版社，2019.
[6]林曙光.心脏病学进展 2019[M].北京：科学出版社，2019.
[7]叶本兰.循环系统[M].厦门：厦门大学出版社，2019.
[8]葛均波，万唯一.现代心脏病学进展 2018[M].北京：科学出版社，2018.
[9]谭松.消化系统疾病临床诊断与治疗[M].昆明：云南科技出版社，2018.
[10]沈悌，赵永强.血液病诊断及疗效标准[M].北京：科学出版社，2018.
[11]刘又宁.呼吸内科学高级教程[M].北京：中华医学电子音像出版社，2016.
[12]陈灏珠.实用心脏病学[M].上海：上海科学技术出版社，2016.
[13]徐长福，魏强.泌尿系统[M].北京：人民卫生出版社，2015.
[14]李卓江.内科临床思维[M].贵阳：贵州科技出版社，2015.
[15]田德安.消化疾病诊疗指南[M].北京：科学出版社，2013.